D1722326

Robert Bosch Stiftung (Hrsg.):
Reihe Pflegewissenschaft

Irmgard Bauer

Die Privatsphäre
der Patienten

Verlag Hans Huber
Bern · Göttingen · Toronto · Seattle

Anschrift der Autorin:

Dr. Irmgard Bauer
Dept. of Nursing Sciences
James Cook University of North Queensland
Townsville Qld. 4811
Australien

Die Deutsche Bibliothek – CIP-Einheitsaufnahme

Bauer, Irmgard:
Die Privatsphäre der Patienten / Irmgard Bauer. Bern;
Göttingen; Toronto; Seattle: Huber, 1996
  (Reihe Pflegewissenschaft)
  ISBN 3-456-82686-9

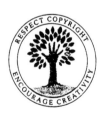

© 1996 Verlag Hans Huber, Bern
Satz: Media Satz AG, Grenchen
Druck: AZ Druckhaus, Kempten
Printed in Germany

Inhalt

Teil 3:
Die Umfrage

Teil 4:
Die Privatsphäre im Krankenhaus

Teil 5:
Eine allgemeine Theorie der Privatsphäre

Für meinen Großvater, Karl Mayer, der mich gelehrt hat, daß Fragen den Fortschritt der Menschheit fördern und Wissen unsere Welt formt. Unsere Zeit zusammen war viel zu kurz.

Vorwort

Wurzeln vieler Forschungsprojekte liegen in der Biographie des jeweiligen Forschers (Lofland und Lofland, 1984). Außerdem spielen persönliche Erfahrung, Einstellungen und Vorurteile eine wichtige Rolle bei der Interpretation der untersuchten Phänomene (Denzin, 1989). Der Einfluß des persönlichen Hintergrundes kann und muß natürlich auch auf alle anderen Stufen einer Studie ausgedehnt werden, und hier besonders auf alle Schritte, die eine selektive Entscheidung erfordern. Um dem Leser den Kontext dieser Studie darzustellen, sollen hier kurz einige Aspekte angeführt werden, die mich zur Wahl dieses Forschungsthemas veranlaßten:

Ich begann meine Pflegeausbildung in Deutschland in den frühen siebziger Jahren, geprägt von der traditionellen, auf dem biomedizinischen Modell basierenden Ansicht vom Menschen. Die Begriffe «ganzheitlich» oder «patientenzentriert» verirrten sich selten in das damalige Pflegevokabular. Da war es schon außerordentlich, daß der Punkt «Berücksichtigen der Privatsphäre des Patienten» in die Beschreibung von Pflegetätigkeiten eingefügt wurde. In der Praxis bedeutete dies, nicht die Wandschirme zu vergessen, wenn die Unterrichtsschwestern uns Schüler auf der Station besuchten. Den Rest der Zeit waren die Wandschirme weggepackt im am weitesten entfernten Raum auf der Station. Die einzige andere Maßnahme, die die Privatsphäre der Patienten schützen sollte, bestand, soweit ich mich erinnere, darin, den Patienten beim Waschen nicht völlig abzudecken. «Die Ärmel aufrollen» und «mit der Arbeit fertig werden» hatte einen viel höheren Stellenwert als das Berücksichtigen der persönlichen Gesichtspunkte der Menschen, die die Existenz unseres Berufsstandes erst ermöglichten. Als Krankenschwester und Stationsleitung beobachtete ich über die Jahre, daß Wandschirme immer unbeliebter wurden – nicht bei den Patienten, aber beim Pflegepersonal, weil die Gestelle so sperrig, schwer und unflexibel waren. Schließlich verschwanden sie fast ganz von der Bildfläche. Als junge Unterrichtsschwester fügte ich beflissen «Berücksichtigung der Privatsphäre des Patienten» den von den Schülern durchzuführenden Tätigkeiten hinzu.

Ich weiß nicht mehr, inwieweit Tradition eine Rolle spielte, daß ich den Punkt erwähnte, aber ich vertraute darauf, daß die Schüler erwachsen genug waren und schon wußten, wie sie diese Aufgabe in die Praxis umzusetzen hatten.

Selbst eine Person mit ausgeprägtem Sinn für Privatsphäre und Territorium, fand ich es zunächst verwunderlich, dann besorgniserregend, wie sehr die traditionelle Rolle der Krankenschwester es einem erlaubte, eigene Bedürfnisse und

Rechte nicht auch im gleichen Maße den Patienten zuzugestehen. Menzies' (1970) Verteidigungsmechanismen kommen einem in den Sinn.

Begegnungen mit anderen Kulturen ließen mich neue Varianten des Konzepts «Privatsphäre» entdecken und mein eigenes Bedürfnis danach um so deutlicher werden. Ich arbeitete z.b. einige Jahre in einem arabischen Land, wo zwar öffentliches und privates Leben getrennt ist und letzteres ausschließlich innerhalb der eigenen vier Wände stattfindet. Innerhalb des eigenen Heims allerdings war nicht sehr viel Privatsphäre (so wie sie von einem westlichen Beobachter verstanden wird) für den einzelnen übrig. Geselligkeit wurde einem auch nur vorübergehenden Alleinsein vorgezogen. Auch dort gab es Privatsphäre, ihr Umfang, ihr Stellenwert und die Maßnahmen zu ihrer Sicherstellung sahen jedoch anders aus. Ausgiebige Reisen in andere Teile der Welt erlaubten mir, die vielfältige Bedeutung von Privatsphäre in unterschiedlichen Gesellschaften kennenzulernen.

Nach etlichen Jahren außerhalb Deutschlands kehrte ich an ein deutsches Krankenhaus zurück, um Daten für ein anderes Forschungsprojekt zu sammeln. Losgelöst von der deutschen Pflegeroutine erschienen die Dinge plötzlich in einem ganz anderen Licht. Vorgänge, die die Privatsphäre von Patienten in der einen oder anderen Weise verletzten, verärgerten mich nun besonders. Ich wußte, daß ich dies nicht mehr einfach hinnehmen würde und fragte mich oft, wie die betroffenen Patienten die Situation empfanden. Mich innerlich bei meinen früheren Patienten für unbewußte «Fehltritte» entschuldigend, beschloß ich herauszufinden, was Patienten zu den oft mit der Notwendigkeit der Situation begründeten Verletzungen ihrer Privatsphäre zu sagen haben.

Dieses Buch beruht auf der englischen Promotionsarbeit zum Thema. In erster Linie ist es geschrieben für Pflegepersonen in allen erdenklichen Gebieten der Krankenpflege und anderen Pflegeberufen. Es sollte auch von Interesse sein für Angehörige anderer Gesundheitsberufe wie Ärzte, Physiotherapeuten, Personal in Labor und Röntgenabteilungen usw., kurz für alle, denen Menschen in einer persönlich oft schwierigen Zeit anvertraut sind in Krankenhaus, Klinik und Praxis. Schüler und Studenten der Gesundheitsberufe sollten reichlich Denkanstöße für Diskussionen in der Ausbildung finden. Leider bleiben viele Fragen im Moment noch unbeantwortet. Dieses Buch ist aber auch geschrieben für eine allgemeine Leserschaft, wenngleich einige Abschnitte als sehr wissenschaftlich und abstrakt empfunden werden können. Manches wird Lesern mit Krankenhauserfahrung bekannt vorkommen. Andere − potentielle Patienten − werden den Einblick in die Erfahrungen tatsächlicher Patienten hoffentlich interessant und aufschlußreich finden.

Eine Studie dieser Art kann nicht durchgeführt und erfolgreich abgeschlossen werden ohne die Hilfe und Unterstützung anderer. An dieser Stelle möchte ich allen Patienten danken, die sich die Zeit genommen haben, ihre Erfahrungen mit mir zu teilen. Sie müssen ungenannt bleiben, um ihre Anonymität zu wahren, doch ohne sie wäre das Projekt nie über die Planungsstufe hinausgewachsen. In diesem Zusammenhang muß auch die überaus großzügige und freundliche Aufnahme durch das Krankenhausdirektorium und die Pflegepersonen auf den in die Studie aufgenommenen Stationen erwähnt werden. Sie haben meinen Aufenthalt bereichert und unvergeßlich gemacht. Alte, erprobte und neu hinzugewonnene Freunde haben mich in verschiedenster Art und Weise großzügig unterstützt. Ihnen allen bin ich zu großem Dank verpflichtet. An der University of Wales College of Medicine, Cardiff, Großbritannien, verstand mein Doktorvater Professor Dr. Bryn Davis in dankenswerter Weise mein Bedürfnis nach einer «langen Leine» und verlor nie die Geduld, wenn sich die Gedanken überschlugen. Lehrkräfte und Mitstudenten an der School of Nursing Studies wurden nie müde, sich die jeweils aktuelle Version meiner Ideen anzuhören. Dr. Robert Newcombe von der Abteilung für medizinische Statistik warf Licht auf den zuweilen dunklen statistischen Hintergrund. Die hilfreichen Geister des Computer Advisory Service verhinderten mehrmals einen Nervenzusammenbruch. Ein ganz besonderer Dank geht an die Angestellten der Bibliothek der University of Wales College of Medicine, die mein zweites Zuhause wurde, für ihr geduldiges Aufspüren von schwerzugänglichem Material, das Erfüllen von zahlreichen Sonderwünschen und Hilfe, die weit über die normalen Leistungen hinausging. Finanzielle Beiträge von der Agnes-Karll-Stiftung für Pflegeforschung, Offenbach, und gegen Ende des Studiums der Robert Bosch Stiftung, Stuttgart, waren sehr geschätzt.

November 1995, Townsville, North Queensland, Australien   Irmgard Bauer

Einführung

Das Verhältnis zwischen der geforderten Autonomie und Selbstbestimmung der Patienten und der tatsächlichen Erfahrung einer Hospitalisation war immer getrübt und ist es noch heute. Jahrhundertelang beruhte die westliche Medizin und in ihrem Gefolge die Krankenpflege auf dem biomedizinischen Modell, das sich auf physische Aspekte konzentriert und – wenn möglich – die Heilung entpersonalisierter Patienten zum Ziele hat. Während der letzten Jahrzehnte beeinflußten neue oder wiederentdeckte philosophische Strömungen wenigstens die Krankenpflege. Hier sind besonders zu nennen der Holismus (Ganzheitlichkeit), der das Individuum als Einheit von Körper und Seele versteht, und der Humanismus mit seiner Betonung der Qualität der Existenz (Einzigartigkeit des Individuums, Autonomie, Freiheit der Wahl). Die Krankenpflege als Disziplin war besonders aufnahmebereit für diese Veränderungen, da sie sich als Advokat des Menschen «Patient» betrachtet und nicht als Advokat eines schlecht funktionierenden Organs. Der Berufsstand nahm sich der Autonomie der Patienten an, ihrer Selbstbestimmung, Würde und der Bedeutung ihrer Gefühle und Erfahrungen. Das Phänomen der Privatsphäre als Grundbedürfnis des Menschen hatte im traditionellen Modell keinen Platz, was sich am Mangel an entsprechender Literatur zeigt. Wenn jedoch die Schlagwörter «ganzheitlich» und «patientenzentriert» ernstgenommen werden sollen, schien es höchste Zeit, dieses Thema näher zu untersuchen. Um dies zu tun, war es notwendig, meine eigenen Vorstellungen und Ansichten (so weit wie möglich) auf die Seite zu stellen und das Problem aus der Sicht der Patienten zu sehen. Es war von Anfang an klar, daß dieses Thema aus einer phänomenologischen Betrachtungsweise heraus untersucht werden mußte, weil das Verstehen der Wahrnehmung derjenigen, die es anging, der springende Punkt war. Ich hatte diesen Ansatz bereits in einer anderen Studie angewandt (Bauer, 1991).

Bei der Untersuchung der Literatur war das erste, was mich erstaunte, daß es keine präzise Definition von Privatsphäre gab. Auch war es bald klar, daß nicht nur die Privatsphäre, sondern auch verwandte Bereiche, die im Krankenhausbereich wichtig schienen, wie z.B. Territorialität und persönlicher Raum, behandelt werden mußten. Das Thema erwies sich als so umfassend, daß Gebiete wie Datenschutz und Informations-Technologien, Vertraulichkeit und Schweigepflicht, ethische und rechtliche Aspekte überhaupt nicht behandelt werden oder nur kurz erwähnt sind.

Wenige Forschungsprojekte haben die Privatsphäre und/oder verwandte Bereiche aus dem Blickwinkel des Patienten untersucht, besonders im Hinblick auf Akutkrankenhäuser. Im deutschen Kontext konnte keine einzige Studie gefunden werden. Die in dieser Arbeit erwähnte Literatur ist fast ausschließlich englischsprachig; dies soll aber kein Grund sein, deutschen Lesern im allgemeinen und Pflegepersonen im besonderen die Ergebnisse dieses Projekts vorzuenthalten. Eine Reihe interessanter Fragen entstanden aus der Untersuchung der Literatur (Teil 1). Der Zweck der Studie insgesamt ist eine strukturelle Beschreibung der Erfahrung «Privatsphäre im Krankenhaus», wie sie von den Patienten erlebt wird. Ziel der Studie war es:

1. mit halbstrukturierten Interviews zu untersuchen, wie die Patienten ihre Privatsphäre erfahren, insbesondere die Preisgabe der Identität, die körperliche Entblößung, ihre Territorialität und ihren persönlichen Raum;

2. mit Likert-Skala-Fragebögen festzustellen, ob Trends, die in den Interviews deutlich wurden, auch in einer größeren Stichprobe gefunden werden können;

3. die Ereignisse, die die Privatsphäre verletzen, nach ihrem Schweregrad zu ordnen.

Für diese Studie wurde «Privatsphäre» definiert als «die Freiheit zu bestimmen, wann, unter welchen Umständen und in welchem Ausmaß private Information weitergegeben oder zurückgehalten wird». Diese Definition war absichtlich breit, um eher einen Fokus der Studie zu definieren als ihre Grenzen. «Patienten» waren definiert als Erwachsene, die wenigstens drei Tage im Krankenhaus waren, und die sich in der Lage befanden, die Fragen zu verstehen und eine eigene Meinung zu äußern.

Die Studie fand in einem 500-Betten-Akutkrankenhaus mit großem ländlichem Einzugsgebiet im Südosten der Bundesrepublik Deutschland statt. Das Krankenhaus bestand aus alten Gebäudeteilen aus den Jahren zwischen 1928 und 1965 und einem Neubau, der 1987 eröffnet wurde. Zwei internistische und zwei chirurgische Stationen wurden gewählt, weil dies die am häufigsten vorkommenden Stationen in Krankenhäusern sind. Die onkologische Station wurde dazugenommen, da sie die Eigenschaften einer internistischen Station aufwies.

Die Autorin lernte das Krankenhaus kennen, als sie an der Krankenpflegeschule einen Vortrag hielt. Die Erlaubnis zur Datensammlung wurde schriftlich eingeholt und Anfang 1991 gegeben. Die Studie wurde der Krankenhausleitung, den ausgewählten Stationen und der Krankenpflegeschule vorgestellt. Informationsbriefe für die Patienten wurden entworfen, die das Projekt vorstellten und Freiwilligkeit der Teilnahme, die Vertraulichkeit der Daten und die Unabhängigkeit der Forscherin von Krankenhaus betonten.

Der erste Teil des Buches besteht aus dem theoretischen Hintergrund der Arbeit und behandelt die Privatsphäre und verwandte Themen. Er gibt auch eine Zusammenfassung von Studien zum Thema im Krankenhausbereich. Im zweiten und dritten Teil werden die Ergebnisse der Untersuchungen dargestellt und interpretiert, wobei zu Beginn jeweils auf die Methodik und ihre theoretische Begründung eingegangen wird. Der vierte und fünfte Teil sollen die Grundlage bereiten für eine mögliche zukünftige Theorie der Privatsphäre im Krankenhaus. Im Nachwort wird das Projekt evaluiert, was vor allem für jene Leser von Interesse sein wird, die eine ähnliche Studie planen.

Teil 1:
Theoretischer Hintergrund

1. Privatsphäre

Das Problem der Definition

Es dürfte nicht oft passieren, daß über ein Thema geschrieben wird, das kaum zufriedenstellend definiert ist, zumindest nicht von denjenigen, die sich mit dem Thema auf wissenschaftlicher, rechtlicher, psychologischer oder soziologischer Basis beschäftigen. Normalbürger scheinen mit dem Begriff «Privatsphäre» weniger Probleme zu haben, wie Younger (1972) vermutet.

Velecky (1978) unterstreicht die Schwierigkeit einer erschöpfenden Definition der Privatsphäre und stimmt in diesem Punkt mit Younger überein. Letzterer nennt zwei Gründe, warum die Bedeutung des Wortes «Privatsphäre» nicht zufriedenstellend definiert oder umschrieben werden kann. Der erste Grund sei sein emotionaler Inhalt, der in sich selbst irrational sei, der zweite seine Abhängigkeit von Normen und Konventionen, die sich ständig verändern. Younger schlägt verschiedene Definitionen vor, alle sind jedoch in Wirklichkeit Definitionen des Rechts auf Privatsphäre. In seiner Kritik am Younger-Bericht betont MacCormick (1974) «den einfachen analytischen und praktischen Unterschied zwischen einer Definition von x und einer Definition des Rechts auf x, was auch immer x sein mag» (S.76). Andere Beispiele dieser Ungenauigkeit sind Creightons (1985) Recht auf Privatsphäre als «das Recht, alleine gelassen zu werden oder das Recht, frei zu sein von ungewollter Publicity, Bloßstellung oder Überwachung» (S.15) und Ernst und Schwartz' (1962) «Recht, in Ruhe gelassen zu werden».

Trotz dieser Schwierigkeiten stellten verschiedene Autoren ein Konzept der Privatsphäre vor. Cantrell (1978) und Gifford (1987) schlagen eine Unterscheidung von Privatsphäre vor in Bezug auf die Person und ihrer sozialen Interaktion sowie in Bezug auf die Information über diese Person. Diese Interpretation scheint gerechtfertigt, weil die meisten Definitionsversuche, wenn auch nicht ausdrücklich, beide Aspekte berücksichtigen. Eine Auswahl derartiger Definitionen soll hier vorgestellt werden.

Altman (1975) gibt eine der wohl umfassendsten Definitionen, wenn er behauptet, Privatsphäre sei die «selektive Kontrolle des Zugangs zum Selbst oder einer Gruppe» (S.18), was die Entscheidung des Einzelnen betont, den Zugang entweder zu verweigern oder zu gewähren. Nach Robinson (1979) ist Privatsphäre oft beschrieben als

«Zurückziehen, als kontrolliertes Öffnen und Schließen anderen gegenüber und die Freiheit der Wahl bezüglich der persönlichen Zugänglichkeit» (S.20).

21

Andere Definitionen sind:

> «ein Zustand eines Individuums, in dem es frei ist von Interventionen anderer bezüglich seines intimen persönlichen Interesses» (The Report on the Law of Privacy, New South Wales, 1973, zitiert in Ashenhurst, 1978)

> «das Gefühl, daß andere ausgeschlossen sein sollten von etwas, das einen betrifft, und auch das Anerkennen, daß andere das gleiche Recht haben» (Bates, 1964)

Westin (1967) schien mehr das Preisgeben von Daten zu betonen, wenn er Privatsphäre «den Anspruch von Einzelnen, Gruppen oder Institutionen, zu bestimmen, wer und in welchem Ausmaß Informationen über sie verbreitet werden» nennt (S. 7). Velecky (1978) kritisiert diese Ansicht als zu eng und bevorzugte das Konzept des «Alleinseins». Auf der anderen Seite kann man in Frage stellen, ob diese Definition weit genug ist, um jeden Aspekt einzuschließen, besonders, wenn Konzepte von personenzentrierter Privatsphäre und informationszentrierter Privatsphäre sowieso schon so schwer zu definieren sind.

Dies bringt uns zurück zu Gifford (1978) und seiner Aussage, daß «jeder Versuch, Privatsphäre präzise zu definieren, die Gefahr in sich birgt, daß wichtige Aspekte ausgeschlossen werden, großzügige Definitionen jedoch bedeutungslos werden können» (S. 199).

Die Subjektivität der Privatsphäre

Bates (1964) interpretiert Privatsphäre als eine auf sich selbst bezogene subjektive Erfahrung. Er vergleicht das Selbst mit einem Haus, die Zimmer repräsentieren verschiedene Gesichtspunkte der Selbstdarstellung. Er schlägt auch drei verschiedene Strukturierungen der Privatsphäre einer Person vor:

1. Privatsphäre besteht aus vielen inhaltlich unterschiedlichen Bereichen. «Zweifellos unterscheiden sich Menschen außerordentlich darin, welche Bedeutung diese spezifischen Bereiche für sie haben und auch wie intensiv ihre Gefühle für den jeweiligen Bereich sind» (S. 430).

2. Privatsphäre ist in dem Grad strukturiert, in dem bestimmte Personen vom Zugang zu Informationen über jemanden ausgeschlossen sind.

3. Privatsphäre ist strukturiert je nach der jeweiligen Situation, z.B. professionelle Privatsphäre.

Bates' Konzept repräsentiert eine phänomenologische Perspektive. Dies ist auch der Grund, warum die erlebte Welt, die Menschen privat nennen, sich nicht innerhalb kurzer Zeit ändert, da sich auch das Selbst nicht schnell radikalen Veränderungen unterwirft.

Stufen der Privatsphäre

In seinem häufig zitierten Buch «Privatsphäre und Freiheit» definiert Westin (1967) vier unterschiedliche Stufen individueller Privatsphäre. Die erste Stufe ist *Abgeschiedenheit* (solitude) und stellt die gängige Vorstellung von Privatsphäre dar. Sie beschreibt die Trennung des Individuums von der Gruppe und die Freiheit von jeglicher Beobachtung. Abgeschiedenheit ist die Vollendung von Privatsphäre, die eine Person erreichen kann. Man muß jedoch darauf hinweisen, daß dieser Zustand freiwillig sein muß im Gegensatz zu Isolation, die aufgezwungen ist (Ingham, 1978). Die zweite Stufe, *Intimität* (intimacy), bezieht sich auf die Zurückgezogenheit von Paaren oder kleinen Gruppen, entweder um größtmögliche persönliche Verbundenheit oder bestmögliche Arbeitsbedingungen zu erreichen. Diese Intimität kann in positiven Beziehungen oder in aufreibenden Feindseligkeiten enden (Freud, 1960), sie ist jedoch unerläßlich, um das fundamentale Bedürfnis nach menschlichem Kontakt zu befriedigen. *Anonymität* (anonymity) wird der Zustand genannt, in dem ein Individuum sich in einem öffentlichen Bereich aufhält und frei ist von persönlicher Identifikation oder Überwachung. Ein weiterer Aspekt ist die anonyme Veröffentlichung von Ideen. Die vierte Stufe dient der Schaffung von psychologischen Barrieren und wird *Diskretion* (reserve) genannt. Dies ist eine freiwillige Einschränkung der Kommunikation mit anderen.

Die genannten Stufen unterscheiden sich beträchtlich, aber die gemeinsame Eigenschaft ist die freie Wahl einer Person oder Gruppe zwischen Aufdeckung oder Geheimhaltung von Information. Sogar dann, wenn die Privatsphäre verletzt wird, besteht das subjektive Gefühl einer gesicherten Privatsphäre weiter, solange das Individuum nichts von der Verletzung weiß (Ingham, 1978), was sich leicht mit der von Bates hervorgehobenen Bedeutung des Selbst in Verbindung bringen läßt. Dieser Ansicht war auch McCloskey (1971), der zwischen negativer Freiheit und Verletzung der Privatsphäre unterschied und argumentierte, daß die Privatsphäre einer Person völlig unterminiert werden kann ohne deren Wissen und deshalb ohne Beeinträchtigung der Freiheit der Gedanken oder Taten.

Funktionen der Privatsphäre

Es heißt, der Mensch ist ein soziales Wesen, und doch strebt er ständig danach, einen gewissen Grad an Privatsphäre zu erreichen. Wenn er dieses Bedürfnis nicht erfüllen kann, können schwerwiegende Störungen auftreten. Daraus stellt sich die Frage nach den Funktionen der Privatsphäre. Wieder ist es Westin (1967), der vier Funktionen identifiziert, die sich jedoch nicht völlig voneinander trennen lassen, sondern sich überschneiden und fließend ineinander übergehen:

1. Persönliche Autonomie: Diese Funktion bezieht sich auf den Glauben an die Einzigartigkeit des Menschen und seinen Wert als Individuum. Das Bedürfnis, nicht von anderen dominiert zu werden, wird durch die Individualität aufrechterhalten. Einige Autoren wie Goffman (1959) beschreiben zwischenmenschliche Beziehungen im Hinblick auf Zonen, Kreise oder Regionen der Privatsphäre um das Selbst im Zentrum. In diesem zentralen Bereich befinden sich alle Geheimnisse und Gedanken, die nicht üblicherweise mit anderen geteilt werden. Ein Eindringen in diese innere Region würde die schwerwiegendste Bedrohung der individuellen Autonomie darstellen. Ingham (1978) behauptete, daß das Gefühl persönlicher Autonomie verstärkt wird durch das Besetzen eines bestimmten Raumes für sich selbst. Die unterschiedlichen Grade der Aufdeckung stimmen mit Goffmans (1959) «Verhalten hinter der Bühne» (backstage behaviour) überein. Dieses Verhalten ist nicht für die Öffentlichkeit bestimmt.

2. Emotionale Befreiung: Genormtes Verhalten erlaubt keine öffentlichen Gefühlsextreme. Privatsphäre kann ein Lindern der Spannung möglich machen, die durch das Innehaben verschiedener Rollen in der Gesellschaft erzeugt wird. «Privatsphäre funktioniert als eine Art Puffer zwischen sozialem Druck auf den Einzelnen und seiner Reaktion darauf» (Bates, 1964: 433). Sie dient auch als Sicherheitsventil, um emotionellen Druck abzulassen, und erlaubt nonkonformes Verhalten.

3. Selbstevaluierung: Diese Funktion beschreibt den Prozeß der Verarbeitung von Erfahrungen und des Erhaltens bedeutungsvoller Perspektiven. «Nach schmerzlichem Kontakt mit der Welt kann Privatsphäre erforderlich sein, um das Selbstwertgefühl wieder aufzubauen» (Bates, 1964:433). Sie erlaubt auch, Abstand zu gewinnen und kreativ zu denken.

4. Eingeschränkte und geschützte Kommunikation: Diese Funktion dient zunächst als eine Möglichkeit, Vertrauliches nur solchen vertrauenswürdigen Personen mitzuteilen, von denen man erwarten kann, daß sie keine Informationen an Unbefugte weitergeben. Dies bezieht sich auch auf die Kommunikation bestimmter Berufsgruppen wie Ärzte, Anwälte usw., wo der Klient sich auf Vertraulichkeit verlassen kann. Sie setzt weiterhin Grenzen geistiger Distanz in zwischenmenschlichen Beziehungen, die sich von überaus intim bis höchst formell erstreckt.

Im Gegensatz zu Westins Konzept konzentrieren sich die Funktionen der Privatsphäre nach Altman (1975, 1977) mehr auf die Fähigkeit einer Person oder Gruppe, wechselseitig aufeinander einzuwirken. Er nennt als Ziel der Privatsphäre (a) das Beherrschen sozialer Interaktion, (b) das Erstellen von Plänen und Strategien für diese Interaktion, und (c) die Entwicklung und Erhaltung von Selbstidentität (1977:68) und erklärt:

«Mechanismen der Privatsphäre definieren die Grenzen des Selbst. Wenn eine Person die Durchlässigkeit dieser Grenzen unter Kontrolle hat, entwickelt sich ein Gefühl der Individualität. Aber es ist nicht nur das Ein- oder Ausschließen anderer, das entscheidend ist für die Selbstdarstellung; es ist die Fähigkeit, Kontakt einzugehen, wenn es gewünscht wird. Wenn ich kontrollieren kann, was ich bin und was nicht, wenn ich definieren kann, was ich bin und was nicht, und wenn ich Grenzen und Ausmaß meiner Kontrolle einhalte, dann habe ich die wesentlichen Schritte unternommen in Richtung Verstehen und Bestimmen, was ich bin. Demnach helfen mir Mechanismen der Privatsphäre, mich selbst zu bestimmen. Außerdem dienen die peripheren Funktionen, auf die sich die Kontrolle richtet, nämlich die Regulierung zwischenmenschlicher Beziehungen, letztendlich dem Ziel der Selbstidentität» (Altman, 1975:50).

Altmans Modell der Regulierung der Privatsphäre, das an anderer Stelle vorgestellt wird, ist von diesen drei Funktionen abgeleitet. Schwartz (1968) interpretiert Privatsphäre als eine höchst institutionalisierte Art des Sichzurückziehens. Er betonte die gruppenerhaltende Funktion der Privatsphäre, die das Leben mit zeitweilig unerträglichen Personen leichter macht, und er behauptete, daß «Mitglieder einer stabilen Sozialstruktur fühlen, daß diese Struktur nicht durch das Aufrechterhalten von Grenzen gefährdet wird» (S. 742).

Theorien der Privatsphäre

Selektive Kontrolle des Zugangs zum Selbst (Altman, 1975)

Nach Altman ist Privatsphäre ein dreidimensionaler Prozeß bestehend aus (1) einem Grenzkontrollprozeß, in dem dynamische und dialektische Interaktion mit anderen stattfindet, (2) einem Optimierungsprozeß, bei dem das Individuum den erwünschten Grad an Privatsphäre erreicht, d. h. nicht zu viel und nicht zu wenig, und (3) einem multimechanistischen Prozeß, in dem zahlreiche Methoden zur Regulierung der Privatsphäre zur Verfügung stehen.

Multidimensionale Entwicklungstheorie (Laufer und Wolfe, 1977)

Laufer und Wolfe erweiterten das oben genannte Konzept, indem sie die Faktoren Lebenszyklus, Kultur und Zeit einschlossen. Sie zeigten, wie sich das Empfinden von Privatsphäre während des gesamten Lebens einer Person und unter unterschiedlichen kulturellen Bedingungen ändert.

Modell umweltbedingten Verhaltens (Archea, 1977)

Da es oft das Umfeld ist, das Privatsphäre möglich macht oder auch nicht, muß es laut Archea in jedes Modell integriert werden. Er sieht die Umgebung nicht

– wie andere Autoren, z.B. Altman – als eine Reihe von normativen oder symbolischen Assoziationen, sondern als physikalische Gegebenheit.

Hierarchie von Bedürfnissen nach Privatsphäre (Sundstrom, Herbert und Brown, 1982)

Nachdem Sundstrom die Privatsphäre in Büros studiert hatte, stellte er fest, daß die Bedürfnisse nach Privatsphäre auf hierarchische Weise organisiert sind, d.h. auf niedriger gewerteten Arbeitsstufen waren die Bedürfnisse anders als bei prestigeträchtigen Positionen. Es stellt sich hier jedoch die Frage, ob die persönlichen Bedürfnisse nach Privatsphäre tatsächlich mit den vermuteten hierarchischen Bedürfnissen übereinstimmen.

Wie alle diese Theorien zeigen, scheint es kein umfassendes Modell der Privatsphäre zu geben. Dies wird einen aber auch kaum verwundern angesichts der Tatsache, daß es keine umfassende Definition von Privatsphäre gibt.

Beeinflussende Faktoren

Verschiedene Faktoren beeinflussen das Empfinden von und das Bedürfnis nach Privatsphäre. Einige dieser Aspekte sind hier kurz aufgezeigt:

Persönliche und situationsbedingte Faktoren

Erziehung, Persönlichkeit und auch soziale Interaktion beeinflussen die erwünschte oder tatsächlich vorhandene Privatsphäre. Ein interessanter Aspekt wurde von Ingham (1978) entwickelt. Er betont Macht und Freundschaft als zwei der wichtigsten Dimensionen zwischenmenschlicher Beziehungen, die die Privatsphäre beeinflussen.

Wenn Macht die Beziehung diktiert, fließt Information nur in eine Richtung, ebenso geschieht die Verletzung der Privatsphäre nur in eine Richtung. Geschlossene Anstalten mögen hier als gutes Beispiel dienen (Goffman, 1961). In manchen Bereichen ist die Verletzung der Privatsphäre auf der Basis von Macht akzeptiert, z.B. durch Polizisten. Basiert die Beziehung auf Freundschaft, wird Information allmählich freiwillig weitergegeben. «Die Zielperson ist natürlich eine wichtige Determinante des Grades der Selbstoffenbarung, wie es auch das Ausmaß ist, in dem die andere Person zur Selbstoffenbarung bereit ist» (Ingham, 1978:54).

Politik

Eine Beziehung besteht zwischen politischem System und dem Konzept der Privatsphäre, was leicht bei einem Vergleich zwischen totalitären und demokratischen Systemen demonstriert werden kann. In einem totalitären Staat hat das Regime einen hohen Grad an Geheimhaltung inne, während Personen und Gruppen ständiger Überwachung und Aufdeckung ausgesetzt sind (Westin, 1967). Daß die Vereinten Nationen und der Europarat das Recht auf Privatsphäre als ein Menschenrecht aufgenommen haben, zeigt «die Notwendigkeit, den Bürger vor dem Eingriff in zivile Freiheiten durch seine Regierung, und nicht so sehr durch seine Mitbürger zu schützen» (Younger, 1972:5). In einer demokratischen Gesellschaft ist die Regierung der Kontrolle zugänglich, während die Privatsphäre von Personen und Gruppen hochgeschätzt wird.

Kultur

Studien verschiedener Kulturen haben das Verständnis für die Bedeutung kultureller Werte für das Verhalten einer Person erhöht. Die Frage war, ob alle Kulturen den selben Grad an Privatsphäre benötigen. Auf den ersten Blick scheint es, daß die tatsächlich vorhandene Privatsphäre außerordentlich variiert. Lee (1959) studierte verschiedene Kulturen wie die Tikopie in Polynesien oder die Wintu in Nordamerika und zeigte die verschiedenen Praktiken auf, die eingesetzt wurden, um die erwünschte Privatsphäre zu erhalten. Mehr über kulturelle Aspekte bezüglich der Regulierung der Privatsphäre kann bei Roberts und Gregor (1971) nachgelesen werden. Altman und Chemers (1980) untersuchten regulierendes Verhalten nach anderen Gesichtspunkten. Ein Kriterium war, ob eine Gesellschaft viel oder wenig Privatsphäre zu haben schien. Sie beschreiben Kulturen mit offensichtlich begrenzter Zugänglichkeit durch andere, und, im Gegensatz dazu, Gesellschaften, die überhaupt keine Privatsphäre zu haben schienen. Die Autorin selbst lebte etliche Jahre in einem arabischen Land, das eher das erste Beispiel repräsentiert, und verbrachte kurze Zeit bei den BaMbuti-Pygmäen im Ituri Forest in Zaïre, wo, für den westlichen Beobachter, privates und öffentliches Leben gleich zu sein scheinen. Ausgedehnte Studien zeigten jedoch, daß alle diese Gesellschaften das gleiche Bedürfnis nach Privatsphäre haben, sie aber verschiedene Methoden anwenden, um sie zu schützen. Kennen wir diese Unterschiede nicht, kann dies zu peinlichen Mißverständnissen führen. Die meisten dieser Studien wurden in nichtwestlichen Gesellschaften durchgeführt. Hall (1966) untersuchte einen Aspekt der Privatsphäre, nämlich den persönlichen Raum, auch in westlichen Kulturen. Seine Ergebnisse werden etwas später besprochen werden. Als Antwort auf die Frage, ob Privatsphäre kulturspezifisch oder universal ist, kam Altman (1977) zu dem Schluß, daß es sich auf der einen Seite um einen «kulturell universalen Prozeß

handelt, der dynamische, dialektische und optimisierende Faktoren beinhaltet»,
auf der anderen Seite um einen «kulturspezifischen Prozeß, was die Mechanismen angeht, die soziale Interaktion regeln» (S. 66).

Regulierung der Privatsphäre

Wie die Literatur zeigt, ist das Konzept der Privatsphäre eng mit der Person und
deren individuellen Bedürfnissen verbunden. Für Etzioni (1968) bedeutet
Bedürfnis schlicht, daß «einer Person eine bestimmte Art von Erfahrung nur auf
Kosten innerpersönlicher Spannung verweigert werden kann» (S. 871). Ein
bestimmter Grad an Privatsphäre kann für eine Person zu viel, für eine andere
zu wenig sein.

Es gibt viele Formen der Verletzung der Privatsphäre, sei es das physische
Eindringen in den persönlichen Raum, ungewollte Publicity, Preisgeben priva-
ter Information, ob schwerwiegend oder subtil, bis hin zum Lesen einer Zeitung
über jemandes Schulter (Young, 1978). Das Eindringen in die Privatsphäre
kann ungewollt, aber auch absichtlich geschehen, letzteres «eine keineswegs selten auftretende Form der Aggression» (Bates, 1964:432). Es gibt jedoch auch
eine gerechtfertigte Form des Eindringens in die Privatsphäre, nämlich dann,
wenn sie für eine berufliche Beziehung wesentlich ist. Dies bezieht sich auf Prie-
ster, Anwälte, im medizinischen Bereich auf Pflegepersonen, Ärzte, Sozial-
arbeiter usw. Die berufsethischen Richtlinien dieser Berufe betonen, daß

> «das Eindringen in die Privatsphäre einer Person die Verpflichtung beinhaltet, keinerlei
> Informationen zu verbreiten, da dies die Privatsphäre weiter verringern würde und deshalb
> eine potentielle Gefahr für das Individuum darstellt» (Bates, 1964:432).

Der Mensch muß Umfang und Grad der Verletzung seiner Privatsphäre kontrollieren und das für ihn rechte Maß suchen. Zu viel oder zu wenig kann zu
einer Unausgeglichenheit und damit zu schwerwiegenden Problemen führen.
Die Ursachen von zu wenig Privatsphäre können wirtschaftliche, politische,
soziale kulturelle oder durch die Umgebung beeinflußte Faktoren sein. Dies
bedeutet, daß man sich die Funktionen der Privatsphäre nicht zunutze machen
kann und somit leicht in Streßsituationen gerät. Zu viel Privatsphäre kann auf-
kommen durch soziale oder physische Gegebenheiten, die außerhalb der
Kontrolle einer Person liegen oder durch das Unvermögen eines Individuums,
mit dem täglichen Leben erfolgreich fertigzuwerden. Zu viel Privatsphäre kann
reduzierte Kommunikation verursachen bzw. reflektieren und führt somit zur
Nichterfüllung von Bedürfnissen, die nur in zwischenmenschlichen Beziehungen
erfüllt werden können (Bates, 1964; Westin, 1967). Der Mensch muß deshalb
stets den Ausgleich zwischen den gegensätzlichen Bedürfnissen nach Abgeschiedenheit und nach Gemeinschaft suchen.

Um diesen Ausgleich zu schaffen, werden verschiedene Verhaltensmechanismen eingeschaltet. Das umfassendste Modell zur Regulierung der Privatsphäre wurde von Altman (1975, 1977) entwickelt:

Dialektisches Modell zur Regulierung der Privatsphäre

Altmans Modell der Regulierung der Privatsphäre basiert auf seiner dreiteiligen Theorie von Grenzkontrolle, Optimierung und Multimechanismen. Er identifizierte vier Verhaltensweisen, die einzeln oder in Kombination auftreten: (1) verbales Verhalten, (2) nonverbales Verhalten, (3) auf das Umfeld bezogenes Verhalten, und (4) kulturelle Praktiken.

1. Verbales Verhalten: Der Inhalt verbaler Kommunikation, aber auch paraverbale Hinweise wie Stimmstärke, Betonung usw. übermitteln, ob eine Person Zugang gestattet oder nicht.

2. Nonverbales Verhalten: Ein festgesetzter persönlicher Raum und/oder Körpersprache werden eingesetzt, um die gewünschte Privatsphäre zu erhalten.

3. Auf das Umfeld bezogenes Verhalten: Kleidung ist ein Weg, Grenzen festzulegen. Freizeitkleidung erlaubt leichten Zugang zu anderen, Uniformen oder formelle Kleidung halten andere mehr auf Distanz. Unsere Umgebung kann so gestaltet werden, daß sie unser Zurverfügungstehen anderen gegenüber deutlich macht. Der persönliche Raum, jener unsichtbare Bereich um eine Person, dient ebenfalls der Regulierung unserer Privatsphäre. Dieser Aspekt wird an anderer Stelle näher erläutert. Goffman (1961) zeigt, wie Bewohner geschlossener Anstalten nicht in der Lage sind bzw. daran gehindert werden, auf ihre Umgebung bezogene Mechanismen zur Aufrechterhaltung ihrer Privatsphäre einzusetzen, indem sie Anstaltskleidung tragen müssen bzw. an feste architektonische Gegebenheiten gebunden sind.

4. Kulturelle Praktiken: Praktiken, basierend auf kulturellen Normen, Regeln und Gebräuchen, sind der vierte Aspekt zur Regulierung der Privatsphäre.

Der große Kreis in *Abbildung 1* repräsentiert eine Person. Die Grenzen sind manchmal geschlossen und manchmal offen und durchgängig, dargestellt durch die unterbrochene Linie. Die vier oben genannten Mechanismen sind durch vier kleine Kreise dargestellt, wieder in durchbrochenen Linien, um den Öffnungs/Schließungsprozeß zu verdeutlichen. Jeder Kreis ist in einen offenen (o) und einen geschlossenen (g) Bereich aufgeteilt, die sich ständig ändernde Zugänglichkeit ist entsprechend dem Konzept der Dialektik dargestellt. Die vier Mechanismen können unterschiedlicher Größe sein, je nach unmittelbarer Notwendigkeit von Regulierung und Zweckmäßigkeit.

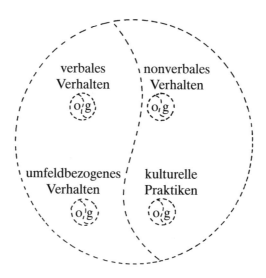

Abbildung 1: Dialektisches Modell zur Regulierung der Privatsphäre (nach Altman, 1980).

Altmans Modell scheint alle wichtigen Regulationsmechanismen abzudecken. Was jedoch nicht widerspruchslos hingenommen werden sollte, ist die Trennung kultureller Praktiken vom restlichen Verhalten. Man kann mit Sicherheit behaupten, daß kulturelle Praktiken weitgehend aus verbalem, nonverbalem und auf das Umfeld bezogenem Verhalten bestehen. Es scheint sinnvoller, Kultur als die allumfassende Basis für die genannten Verhaltensformen zu sehen.

Forschung zum Thema Privatsphäre

Berücksichtigt man den affektiven Inhalt des Themas, so ist es kein Wunder, daß es nur wenige Studien über die Privatsphäre gibt. Bis jetzt ist noch kein umfassendes Instrument entwickelt worden, das Privatsphäre in irgendeiner Form erfaßt. Ingham (1978) nannte einige Gründe, warum es nur wenige Arbeiten zum Thema gibt, von denen die ersten drei Punkte sicher noch gültig sind:

1. Das Untersuchen eines persönlichen Bereiches, der seinem ganzen Wesen nach einer Überwachung nicht zugänglich ist, stellt ein logisches Problem dar. «Um Privatsphäre in Feldstudien zu untersuchen, ist der Forscher ja fast gezwungen, die Privatsphäre einer Person zu verletzen» (Gifford, 1987:201).

2. Die Datensammlung hängt ab von Ehrlichkeit. Der Forscher muß sicher sein, daß seine Ergebnisse nicht gefährdet werden durch Antworten, die zwar nicht der Wahrheit entsprechen aber gesellschaftlich akzeptabel sind.

3. Ethische Gesichtspunkte sind ein anderer Grund, eine Studie entweder überhaupt nicht durchzuführen oder kein vertrauliches Material zu verwenden. Wegen der zuweilen auftretenden Probleme des Datenschutzes kann ein wachsender Widerstand der Bevölkerung, an Studien teilzunehmen, festgestellt werden (Fields, 1977). Eine Reihe von Autoren betonten die ethischen Probleme der Forschung. Zwei seien hier genannt:

«Wenn der qualitative Forscher in die private Welt und die Erfahrungen einer Person eintaucht, manchmal starke emotionale Reaktionen auslösend, manchmal Gedanken verfolgend, die anders nie an die Öffentlichkeit gelangt wären, dann ist das Berücksichtigen der üblichen ethischen Grundsätze sicher nicht genug» (Cowles, 1988:163).

«Ethik hat mit der Sensitivität den Rechten anderer gegenüber zu tun. Ethisch sein schränkt die Möglichkeiten ein, die wir haben, um die Wahrheit zu suchen. Ethik bedeutet, daß, während Wahrheit gut ist, Respekt vor den menschlichen Würde noch besser ist, sogar dann, wenn, im extremen Fall, der Respekt vor der menschlichen Würde uns in einem Aspekt der menschlichen Natur unwissend läßt» (Cavan, 1977:810).

4. Der beachtliche Einfluß der verhaltenspsychologischen Tradition auf die moderne Psychologie und die Dominanz quantitativer Forschungsmethoden sind nicht geeignet, Tabubereiche zu untersuchen. Hier muß man jedoch dagegenhalten, daß diese Einschränkung nicht länger der Fall ist, weil qualitative Methoden mittlerweile eine etablierte Möglichkeit darstellen, sensible Themen zu untersuchen.

5. Privatsphäre ist in gewisser Weise ein Nichtverhalten von anscheinend inaktiver, nichtgerichteter Natur und deshalb nicht direkt beobachtbar.

2. Territorialität

Ein Gesichtspunkt, der mit Privatsphäre eng verknüpft ist, ist das Konzept der Territorialität. Abgeleitet von ihrer Erforschung im Tierreich wurde menschliche Territorialität seit den 20er Jahren untersucht (Altman, 1975; Reid, 1976). Vergleicht man die Definition einiger Autoren (z.B. Goffman, 1963; Lyman und Scott, 1967; Sundstrom und Altman, 1974), so machen eine Reihe von Gemeinsamkeiten die Komplexität des Themas deutlich:

1. Kontrolle und Besitz eines Gebietes oder Gegenstandes besteht auf temporärer oder permanenter Basis.

2. Die Größe des Gebietes oder Gegenstandes ist unerheblich.

3. Besitzer kann eine Person oder eine Gruppe sein.

4. Territorialität dient verschiedenen Funktionen.

5. Territorien sind oft personalisiert oder markiert.

6. Eine Verletzung der Grenzen des Territoriums kann Verteidigung zur Folge haben (Altman und Chemers, 1980: 121).

Es gibt verschiedene Theorien der Territorialität, einige basieren auf einem Konzept der genetischen Vererbung, andere bevorzugen das Lernen als Determinante des Verhaltens, wieder andere Gehirnstrukturen oder Konfliktsituationen. Diese Theorien sind jedoch kontrovers, spekulativ und beruhen selten auf Forschungsergebnissen (Gifford, 1987). Die Faktoren, die die Territorialität beeinflussen, sind denen der Privatsphäre ähnlich, insbesondere die persönlichen Faktoren (Männer besetzen ein größeres Gebiet als Frauen), die soziale Situation und der kulturelle Hintergrund.

Da territoriale Vorkommnisse auf verschiedene Aspekte bezogen werden können, schlägt Altman (1975) drei unterschiedliche Arten von Territorien vor, die in gewisser Weise auf die soziologische Klassifikation von Gruppen bezogen werden können:

1. Primärterritorien: «Primärterritorien werden ausschließlich von Individuen oder Gruppen besessen und benützt, sie sind als solche von anderen klar unterscheidbar, sie werden ständig kontrolliert und sie haben zentrale Bedeutung für das tägliche Leben der Besitzer» (S. 112). Beispiele sind das Bett, das Schlafzimmer, das Haus, das Grundstück einer Person bis hin zum Staatsgebiet einer Nation. Primärterritorien sind gewöhnlich unter der völligen Kontrolle der Besitzer, im Falle eines unerwünschten Eindringens werden

ernstzunehmende Verteidigungsmechanismen in Gang gesetzt. Man kann davon ausgehen, daß die Unfähigkeit, ein Primärterritorium (oder persönliches Territorium, wie Goffman, 1961, es nennt) in angemessener Weise zu kontrollieren, zu einer Verschlechterung des psychischen Wohlbefindens führt. Die Beziehung zwischen der Kontrolle über Primärterritorien und dem sozialen Verhalten wurde von Altman und Haythorn (1967) demonstriert.

2. Sekundärterritorien: Diese sind weniger exklusiv und weniger unter der Kontrolle ihrer Besitzer. Beispiele sind eine Wohnstraße, ein Gesellschaftsklub oder verschiedene Gebiete einer Stadt, die von verschiedenen ethnischen Gruppen bewohnt werden. Sie sind für die Öffentlichkeit zugänglich, trotzdem jedoch in gewisser Weise kontrolliert. Goffman (1961) verwendet den Begriff «Gruppenterritorien»; er stimmte mit Altman darin überein, daß sie zwischen Primärterritorien und öffentlichen Territorien angesiedelt werden müssen.

3. Öffentliche Territorien: Öffentliche Territorien wie Parks, Sitzplätze im Bus, Strände, Tische im Restaurant oder eine Einkaufsstraße können von jedem auf zeitlich begrenzter Basis genutzt werden, vorausgesetzt, daß bestimmte soziale Regeln eingehalten werden. Goffman (1971) beschreibt acht Formen von öffentlichen Territorien oder «freien Plätzen», von denen drei hier vorgestellt werden sollen: Kabinen sind öffentliche Räume, die temporär besetzt werden können, z.B. Telefonzellen. Ein Platz in der Reihe, wie z.B. an Supermarktkassen oder an Kinotüren, sichert den Zugang zu dem, was dieser Ort anzubieten hat. Nutzraum ist der Bereich vor einer Person oder um sie herum, der temporär als unter ihrer Kontrolle anerkannt wird, z.B. das Sichtfeld einer Person, die ein Gemälde in einem Museum betrachtet.

Lymans und Scotts (1967) «Heimterritorien» entsprechen den Sekundärterritorien, wie auch ihre «Interaktionsterritorien», die jeden Bereich repräsentieren, wo gesellige Zusamenkünfte auftreten können. Die Autoren ersetzen Altmans Primärterritorien nur teilweise durch ein viel engeres «Körperterritorium», das den anatomischen Raum des Körpers sowie den Raum, den er besetzt, mit einschließt.

Funktionen territorialen Verhaltens

Zwei Funktionen menschlicher Territorialität können aufgezeigt werden: (1) das Umgehen mit der persönlichen Identität, und (2) die Regulierung sozialer Systeme (Altman und Chemers, 1980). Die erste Funktion hilft, die Grenzen zwischen der Person und anderen darzustellen, indem ein Territorium personalisiert wird, z.B. durch Dekoration. Diese differenziert einen von den anderen, gibt dem Bereich eine persönliche Note und erlaubt eine Selbstpräsentation anderen gegenüber. Die zweite Funktion reguliert «den sozialen Prozeß einschließlich der Kontrolle über verschiedene Ressourcen» (S. 137) und erlaubt es, mit dem täglichen Leben in einer Weise fortzufahren, die nötig ist für das physische und psychische Überleben. Die Verbindung zwischen funktionierendem sozialen System und effektivem Territorialverhalten ist in verschiedenen Studien dargestellt (Altman und Haythorn, 1967; Sundstrom und Altman, 1974).

Territorialverhalten und Grenzregelungen

Um die oben genannten Funktionen sicherzustellen, wird ein bestimmtes Verhalten eingesetzt. Eine Möglichkeit besteht darin, territoriale Grenzen zu markieren (Goffman, 1971). Menschen verwenden geographische Indikatoren wie künstliche Vorrichtungen oder Symbole. Mauern, Zäune, Hecken, Namensschilder sind geeignete Methoden. Aber auch in öffentlichen Territorien kommt das Markieren eines zeitweilig besetzten Gebietes vor, wie z.B. Bücher auf einem Tisch in der Bibliothek oder ein Mantel über einem bevorzugten Sitzplatz. Das Vorhandensein einer Grenze ist oft durch die Inanspruchnahme eines Platzes ersichtlich. Die einfache Anwesenheit von Benutzern hindert andere daran, einzudringen und den gleichen Platz zu besetzen. Parkbänke, auf denen bereits eine Person sitzt, werden erst dann von einer zweiten besetzt, wenn keine leeren Bänke mehr zur Verfügung stehen. Interessant ist in diesem Zusammenhang, daß menschliches Territorialverhalten eine Rolle spielt, wenn architektonische Veränderungen zur Kontrolle von Kriminalität eingesetzt werden (Merry, 1981). Sebba und Churchman (1983) weisen mit Recht darauf hin, daß Territorialverhalten meist mit negativen Begriffen wie Verteidigung, Warnung, Verletzung oder Eindringen in Verbindung gebracht werden. Nur selten werden positive Aspekte wie Gastfreundlichkeit erwähnt.

Forschung über menschliche Territorialität

Relativ wenig Untersuchungen wurden in diesem Bereich unternommen. Hauptsächlich drei methodologische Arbeitsweisen werden für das Studium der Territorialität verwandt. Die Beobachtung von Verhalten im natürlichen Umfeld führt zu reichhaltigen Daten, angewandt z.B. von Sundstrom und Altman (1974). Es existieren auch experimentelle Studien. Da man aber davon ausgehen muß, daß es einige Zeit dauert, bis sich ein Territorialverhalten entwickelt, müssen Testpersonen wenigstens einige Tage in einem Labor verbringen (siehe Altmans und Haythorns Studie). Methoden des Selbstberichts, wie Fragebögen und Interviews, sind eine dritte Möglichkeit, verwendet z.B. von Sebba und Churchman (1983).

3. Persönlicher Raum

Bei dem persönlichen Raum handelt es sich um den Bereich um eine Person, der je nach Erfordernis eingesetzt wird, um andere auf gebührender Distanz zu halten, eine «Körper-Pufferzone» (Horowitz, 1965). Sommer (1969) schreibt:

> «der persönliche Raum bezieht sich auf einen Bereich mit einer unsichtbaren Grenze, der den Körper einer Person umschließt und in dem keine Eindringlinge erwünscht sind. Wie die Stachelschweine in Schopenhauers Fabel sind Menschen sich gerne nahe genug, um Wärme und Kameradschaft zu erleben, aber weit genug auseinander, um sich nicht gegenseitig zu stechen. Der persönliche Raum ist nicht unbedingt kugelförmig, noch dehnt er sich in jede Richtung gleich aus» (S. 26).

Eine andere Definition kommt von Goffman (1971), der behauptete, daß der persönliche Raum «der Raum ist, der ein Individuum umgibt und innerhalb dessen eine eindringende Person als Belästigung empfunden wird, was zu Unbehagen und manchmal zu Rückzug führt» (S. 29 – 30).

Das Konzept des persönlichen Raumes ist eng mit dem Konzept der Territorialität verbunden. Es bestehen jedoch wesentliche Unterschiede (Sommer, 1959). Der persönliche Raum ist beweglich im Gegensatz zum relativ unbeweglichen Territorium. Grenzen von Territorien sich gewöhnlich markiert und darum sichtbar, Grenzen des persönlichen Raums sind immer unsichtbar. Der menschliche Körper stellt mehr oder weniger das Zentrum des persönlichen Raums dar, nicht aber eines Territoriums.

Theoretische Betrachtungsweisen

Es gibt verschiedene Theorien zum persönlichen Raum. Die weitaus dominierende Stellungnahme stammt von Hall (1966), einem Anthropologen. Er wies auf den Gebrauch von räumlichen Zonen als einem Mittel der nonverbalen Kommunikation hin (siehe auch sein Buch «The Silent Language», 1959) und prägte den Begriff «Proxemics», die Lehre von der Verwendung von Raum als dem Träger menschlicher Kommunikation. Er behauptet, daß interpersonelle Distanz den betreffenden Individuen und Außenseitern Aufschluß über die Art der Beziehung zwischen den Individuen gibt. Aufgrund seiner Untersuchungen beschreibt Hall vier Zonen, die verschiedene Beziehungen zwischen Individuen aufzeigen. Jede ist nochmals in einen nahen und einen entfernten Bereich aufgeteilt.

1. Intime Zone (0 bis 45 cm): Diese Distanz erlaubt Aktivitäten mit möglichem Körperkontakt. Personen, die auf dieser Distanz miteinander verkehren,

haben gewöhnlich eine gute Beziehung zueinander. Interaktionen mit Personen, auf die dieses Kriterium nicht zutrifft, werden als unangemessen empfunden und verursachen Spannung und Streß.

2. Persönliche Zone (45 bis 120 cm): Diese Distanz reicht von einem nahen Bereich, in den Personen Zutritt haben, mit denen man auf vertrautem Fuße steht, bis zu einem weiteren Bereich für Freunde und Bekannte. Der Annahme Altmans und Chemers (1980), daß der persönliche Raum mit der persönlichen Distanz gleichzusetzen ist, muß sicher widersprochen werden. Der persönliche Raum repräsentiert sicher mehrere Zonen, auch wenn sie sich in unterschiedlichen Graden überschneiden. Interessant ist, daß Menschen auf größere Distanz gehen, wenn sie mit Personen mit Abnormalitäten konfrontiert werden, sei es eine körperliche oder eine geistige Behinderung oder eine sozial unerwünschte Abweichung von der Norm (Altman, 1975).

3. Soziale Distanz (1,2 bis 3,5 m): Diese Distanz erlaubt eine Kommunikation mit Fremden oder das Abwickeln von Geschäften, wenn jemand mit anderen in Kontakt treten will, jedoch nicht auf vertraulicher Basis.

4. Öffentliche Distanz (3,5 bis 7 m und mehr): Diese Distanz wird selten für die Kommunikation zwischen zwei Individuen gewählt, eher von einem Redner und seinen Zuhörern. Diese Distanz wird auch eingehalten, wenn man auf eine Person von hohem Status trifft.

Halls Daten wurden gesammelt durch Interviews und Beobachtung von gesunden Erwachsenen der Mittelklasse im Nordosten der Vereinigten Staaten, aus einer Kultur, die eher Körperkontakt vermeidet. Heute, fast 30 Jahre später, dürften amerikanische Testpersonen ein etwas anderes Verhalten zeigen, da sich Zeiten und Normen ändern. Eine Anzahl von Studien bestätigte jedoch, daß Halls Modell auch auf andere Kulturen zutrifft, obwohl sich die Größe der Zonen zum Teil außerordentlich unterscheidet (Altman, 1975).

Einflüsse auf den persönlichen Raum

Altman (1975) stellte eine große Anzahl von Studien zum persönlichen Raum zusammen und identifizierte drei Kategorien von beeinflussenden Faktoren:

1. Zunächst werden *individuelle Faktoren* wie Alter, Rasse (Winogrond, 1981), Erziehung, Geschlecht und Persönlichkeit genannt. In Cavallin und Houstons Studie (1980) bevorzugten aggressive männliche Testpersonen eine größere Distanz bei Begegnungen von Angesicht zu Angesicht als die normale Bevölkerung. Ein wesentlicher Faktor ist der kulturelle Hintergrund einer Person. Hall (1966) weist auf den Einsatz des persönlichen Raums als Mittel der Kommunikation in verschiedenen Kulturen hin (Amerikaner, Engländer, Franzosen, Japaner und Araber) und teilte diese in Kontakt und Non-

Kontaktkulturen ein. Er beschreibt z.B. die Deutschen als territorialer als Amerikaner und als Leute, die geschlossene Türen ernstnehmen. Obwohl diese allgemeine Idee in verschiedenen Studien verteidigt wurde, gibt es auch etliche transkulturelle Untersuchungen, die eine derartige Verallgemeinerung nicht zulassen. Die meisten dieser Studien verwendeten allerdings Methoden, die nicht als objektiv betrachtet werden können (Evans und Howard, 1973).

2. *Zwischenmenschliche Faktoren* werden repräsentiert durch die soziale Beziehung zwischen Individuen. Basierend auf Studien, die die Abhängigkeit der Interaktionsdistanz vom Grad der Vertrautheit bestätigen (z.B. Little, 1965), entwickelten Sundstrom und Altman (1976) ihr «Modell des persönlichen Raums und der zwischenmenschlichen Beziehungen». Es konzentriert sich auf die drei Situationen (a) Interaktion zwischen Freunden und Verwandten, (b) Interaktion zwischen Fremden, (c) Situationen, in denen zwei Fremde keine Interaktion erwarten, sowie auf die verschiedenen Grade von angenehmen und unangenehmen Distanzen in diesen Situationen.

3. *Situationsbezogene Faktoren* beziehen sich auf den Einfluß der Umgebung auf die Regelung von Grenzen.

Verletzung des persönlichen Raums

Eine Fülle von Studien belegt die Reaktion einer Person auf Invasionen des persönlichen Raums durch andere; wenig Forschung wurde allerdings betrieben im Hinblick auf die persönlich erlebte Erfahrung des «Opfers». Nach Sundstrom und Altman (1976) tritt räumliche Invasion dann auf, «wenn eine Person die Normen der zwischenmenschlichen Distanz verletzt, indem sie einem Individuum zu nahe kommt und dieses eine Interaktion mit dem potentiellen Angreifer weder erwartet noch wünscht» (S. 55). Das Opfer zeigt Zeichen von Unbehagen, Verlegenheit, Ruhelosigkeit und reagiert typischerweise mit Abwenden, Rückzug, Wegsehen oder Flucht. Vom psychologischen Standpunkt aus gesehen beraubt eine zu geringe Distanz eine Person des Gefühls der Autonomie und Selbstbestimmung (Ingham, 1978). Das Eindringen in den persönlichen Raum kann nur dann toleriert werden, wenn es durch Menschenansammlung, z.B. in überfüllten Aufzügen oder Bussen, geschieht und unbeabsichtigt ist. Absichtliche Invasion jedoch wird als ernstes aggressives Verhalten gewertet.

Studien über die Invasion des persönlichen Raums behandeln Themen wie Verhaltensweisen (Felipe und Sommer, 1966), galvanische Hautreaktion (McBride, King und James, 1965), Blutdruck (Hackworth, 1976), Streß (Long, 1984), Prüfungsangst (McElroy und Middlemist, 1983) oder Ärger (O'Neal, Brunault, Marquis und Carifio, 1979).

Forschungsmethoden zur Untersuchung des persönlichen Raums

Die Literatur gibt Hinweise auf drei generelle Methoden: Simulation, Experiment und Feldstudie.

Simulationstechnik

Reelle Situationen werden auf Modellbasis nachgeahmt. Filzfiguren, Symbole, Zeichnungen oder Puppen repräsentieren Menschen und werden in Beziehung zueinander gesetzt je nach der Auffassung einer Testperson von zwischenmenschlicher Distanz. Eine Simulationstechnik ist die Comfortable Interpersonal Distance Scale (CID), entwickelt von Duke und Novicki (1972). Testpersonen stellen sich selbst vor als im Zentrum eines Diagrammes plaziert, das acht Radien aufweist. Sie markieren auf jedem Radius die Distanz, bei der sie glauben, wie würden sich unbehaglich fühlen, wenn jemand auf sie zugehen würde. Simulationstechniken sind einfach anzuwenden und können kontrolliert werden. Ihre Validität ist jedoch fraglich. Sie verlassen sich auf das Erinnerungsvermögen einer Testperson und ihre Fähigkeit, tatsächliche Distanz in Modelldistanz zu transformieren. Außerdem ist der unbewußte Aspekt des räumlichen Verhaltens nicht abgedeckt.

Experimente

Bekannt ist die sogenannte «Stop-Distanz-Methode», bei der der tatsächliche Distanzierungsprozeß mit Testpersonen in einem künstlichen Umfeld geschieht. Diese Methoden sind ebenfalls leicht durchzuführen und haben nicht das Problem der Transformierung wie die Simulationstechniken. Den Testpersonen ist allerdings der Grund der Studie bewußt, was ein anderes Verhalten als im normalen Leben nach sich ziehen kann.

Feldstudien

Hier wird der persönliche Raum in realistischer Umgebung wie in Bibliotheken oder Klassenzimmern studiert durch unauffällige Beobachtung der natürlich auftretenden interpersonellen Distanzierung. Sommers Studie aus dem Jahre 1959 scheint eine der ersten Arbeiten dieser Art zu sein. Abgesehen vom ethischen Aspekt muß man sich hier mit vielen unkontrollierbaren Variablen auseinandersetzen, und jeder Versuch einer Messung wirft große Probleme auf.

Alle diese Methoden sind jedoch danach ausgerichtet, Verhalten zu beobachten, und nicht darauf, Erfahrungen und Empfindungen von Menschen bezüglich ihrer Körpergrenzen zu verstehen. Der persönliche Raum ist ein wichtiger Verhaltensmechanismus, um soziale Interaktion zu regulieren. In dem Maße wie die Bevölkerungsdichte wächst, wird der zur Verfügung stehende Raum immer weniger und Invasionen des persönlichen Raumes werden unausweichlich. Dies führt uns unmittelbar zu einem anderen Aspekt, der mit Territorialität verbunden ist, nämlich dem des «Crowding», das im nächsten Abschnitt beschrieben wird.

4. Crowding

Crowding ist eng mit Territorialität und persönlichem Raum verbunden. Es muß hier als psychologisches Konzept gesehen werden und hat nichts mit der schlicht physikalischen Bedeutung von Dichte zu tun, die einfach eine Anzahl von Personen pro Rauminhalt ist (Stokols, 1972; zitiert in Altman, 1975). Crowding ist zu verstehen als persönliche subjektive Reaktion und als zwischenmenschlicher Prozeß. Altman (1975) behauptet, daß

«Crowding entsteht, wenn Mechanismen zur Erhaltung der Privatsphäre versagen und eine Person oder Gruppe mehr Interaktion ausgesetzt wird als erwünscht; d.h. die vorhandene Privatsphäre ist geringer als die erwünschte Privatsphäre» (S. 146).

Wenn mehr sozialer Kontakt eintritt als gewollt war, so kann man annehmen, daß die Grenzkontrollmechanismen versagt haben (siehe Altmans Modell zur Regulierung der Privatsphäre). Der persönliche Raum ist verletzt, dies wiederum führt zu physischem oder psychischem Streß. Das Empfinden von Crowding hängt wie alle anderen beschriebenen Konzepte von persönlichen, sozialen und situationsbezogenen Faktoren ab.

Es gibt außerordentlich umfassende wissenschaftliche Erkenntnisse über Crowding. Korrelativsoziologische und experimentellpsychologische Studien bestätigten den Zusammenhang zwischen Crowding und verschiedenen sozialen und persönlichen Problemen. Beispiele liefern Zusammenstellungen von Altman (1975) und Gifford (1987). Gesundheitliche Probleme wie Auswirkungen auf kardiale Funktionen, Schweißausbrüche und Streß wurden im Labor und in Feldstudien beobachtet. «Wenn hohe Dichte irgendwelche positiven physiologischen Effekte haben sollte…, so hat man sie bis jetzt noch nicht aufgezeigt» (Gifford, 1987:192).

Kulturelle Aspekte im Umgang mit der Anwesenheit von Mitmenschen wurden bereits erwähnt. In Studien über Reaktionen auf Crowding wurden aggressives Verhalten oder Rückzug beobachtet. Letzterer äußerte sich vor allem in Wegsehen, reduzierten verbalen Äußerungen und dem Signalisieren des Unwillens zur Kommunikation. Man kann jedoch die Aussage zu Aggression oder Rückzug nicht verallgemeinern. Eine Reihe von Faktoren legt fest, welches Verhalten letzten Endes gezeigt wird (Altman, 1975).

5. Verlegenheit, Peinlichkeit, Scham

Verlegenheit ist ein höchst unbehagliches negatives Gefühl (Edelmann, 1981), das von leichtem Ärger bis zu lähmendem Schock reichen kann (Apsler, 1975). Der Begriff wird häufig synonym mit Scham genannt. Buss (1980) und Edelmann (1981) unterscheiden jedoch zwischen beiden Konzepten und betonen, daß Scham ein andauerndes persönliches Gefühl verursacht durch eine moralische Last ist, während Verlegenheit eher eine momentane Erfahrung ist, ausgelöst durch eine unvorteilhafte Selbstdarstellung. Es ist das Image in der Öffentlichkeit, um das sich die betreffende Person Gedanken macht. Verhalten, das sich nicht nach sozialen Regeln richtet, führt mit großer Wahrscheinlichkeit zu Verlegenheit (Edelmann, 1985). Diese öffentliche Selbstdisziplinierung muß bereits von Kindern erlernt werden. Deshalb überrascht es kaum, daß Kinder etwa ab dem Alter von fünf Jahren Zeichen von Verlegenheit zeigen (Buss, Iscoe und Buss, 1979). Wegen der eingesetzten Forschungsmethoden sind die Ergebnisse mit Vorbehalt zu betrachten, aber sie stützen nichtsdestoweniger die Aussage, daß Verlegenheit auftritt, wenn das soziale Selbst in Mißkredit gerät (Goffman, 1959). Immer ist die Kenntnisnahme der anderen von dem Vorfall eingeschlossen. Edelmann (1981) definiert drei allgemeine Gesichtspunkte von peinlichen Situationen:

1. Überschreiten einer sozialen Regel,

2. unglückliche Selbstdarstellung, und

3. Verlust des Selbstbewußtseins vor anderen.

Buss (1980) nennt eine Reihe von unmittelbaren Ursachen von Verlegenheit.

Die Ursache, die für diese Studie von Bedeutung ist, ist die Verletzung der Privatsphäre durch Aufdeckung von Körper oder Körperteilen und durch Berührung und Nähe durch eine Person, die in die intime Zone (Hall, 1966) eindringt, Situationen, die im Krankenhaus ständig auftreten. Lange (1970) diskutiert dieses Thema unter dem Begriff Scham und betonte die Erfahrung von Patienten, die ins Krankenhaus kommen und feststellen, daß Privatsphäre nicht selbstverständlich ist. Es ist die Aufgabe des Pflegepersonals, Verhalten von verlegenen Patienten als solches zu erkennen. Es gibt verschiedene Studien zu den Reaktionen auf peinliche Situationen (z. B. Apsler, 1975), weitere Beispiele liefert Edelmann (1985). Edelmann und Hampson (1979) beobachteten drei typische Verhaltensweisen:

1. Reduzierung des Blickkontakts,

2. Zunahme der Körperbewegungen und

3. Sprachstörungen; alle drei sind uns durch die obigen Ausführungen über den persönlichen Raum vertraut.

Wie immer man die Reaktion auf die Verletzung der Privatsphäre und das Bloßstellen des Selbst nennen will, Verlegenheit oder Scham, es scheint sich für die betreffende Person um ein außerordentlich belastendes Erlebnis zu handeln, das, wenn immer möglich, verhindert werden sollte.

6. Privatsphäre in Langzeiteinrichtungen

Die Fähigkeit, den erwünschten Grad an Privatsphäre aufrechtzuerhalten, ist ein wichtiger Aspekt im menschlichen Leben. In diesem und dem folgenden Abschnitt werden die Konzepte Privatsphäre, Territorialität und persönlicher Raum auf das Krankenhaus angewendet. Krankenhäuser sind die physikalische Umgebung für verschiedene Gruppen von Menschen, manche bleiben für eine längere Zeit als Empfänger bestimmter Dienstleistungen, andere können nach Hause gehen, wenn sie ihren Arbeitstag hinter sich gebracht haben. Für alle jedoch ist es eine Umgebung, die sich völlig von der zu Hause unterscheidet. Kerr (1985) z. B. untersuchte Raumnutzung, Privatsphäre und Territorialität von Pflegepersonal. Unter Berücksichtigung des Themas dieser Studie wird im weiteren Verlauf Literatur zur Privatsphäre von Patienten untersucht, mit einer kurzen Besprechung der Privatsphäre von Besuchern, zum einen wegen ihrer Beziehung zu den besuchten Patienten und zum anderen wegen ihrer Rolle als potentielle Patienten.

Psychiatrische Einrichtungen

Psychiatrische Institutionen werden am häufigsten mit der Frage nach Privatsphäre in Verbindung gebracht. Durch Goffman (1961) auf das Thema aufmerksam gemacht, untersuchten viele Autoren den Grad von Selbstbestimmung und Privatsphäre solcher Patienten.

Privatsphäre in der Welt der Bewohner

In seinem berühmten Buch «Asylum» berichtet Goffman (1961) von seinen Beobachtungen in einem psychiatrischen Krankenhaus. Die Patienten litten unter einem fast absoluten Verlust an Privatsphäre und Autonomie. Persönliche Gegenstände wurden entfernt, Inspektionen und Leibesvisitationen wurden nach Gutdünken des Personals durchgeführt. Sanitäre Einrichtungen waren ohne Türen, und da es keine privaten Bereiche gab, in die man sich zurückziehen konnte, bestand eine konstante Überwachung. Rosenhan (1973) mit sieben anderen Pseudopatienten bestätigte diese Vorgänge.

Territorialität und persönlicher Raum in psychiatrischen Einrichtungen

Es ist seit langem bekannt, daß schizophrene Patienten größere interpersonelle Abstände bevorzugen (Sommer, 1959). Smith (1988) untersuchte Angstzustände, die bei unterschiedlichen Abständen zwischen Patient und Pflegeperson auftraten. Interessanterweise fand sie, daß physische Nähe nur dann Angst auslöste, wenn sie mit persönlichen Fragen kombiniert war. Verbale Verletzung der Privatsphäre löste jedoch Angst aus unabhängig vom physischen Abstand. Zusammenhänge zwischen interpersonellem Abstandhalten und nonverbaler Kommunikation wurden von McGuire und Polsky (1983) untersucht.

Neben dem persönlichen Raum ist das Territorialverhalten psychischer Patienten ein ausgiebig diskutiertes Thema. Esser, Chamberlain, Chapple und Kline (1965) studierten die Beziehung zwischen Dominanz eines Patienten in der Patientenhierarchie und seinem Territorialverhalten und stellten fest, daß «sowohl mangelnde Stabilität eines Patienten in der Hierarchie als auch seine Inbesitznahme von Territorien mit aggressivem Verhalten in Beziehung gebracht werden kann» (S. 43), und sie zeigten, daß nur etwa 50 Prozent der Patienten den ihnen zur Verfügung stehenden Raum nutzten. Boettcher (1985) nennt den Prozeß des Gewährens oder Verweigerns des Zugangs zu räumlichen Ressourcen, die ein menschliches Bedürfnis befriedigen, «Grenzen festlegen». Sie untersuchte Territorialverhalten betagter psychiatrischer Patienten und identifizierte drei Kategorien von Vorkommnissen, die Privatsphäre und Selbstbestimmung der Patienten einschränken:

1. Beschränken von Raum: die Beweglichkeit von Patienten ist in hohem Maß eingeschränkt durch abgesperrte Stationen und abgeschlossene Schlafräume, und der unversperrte Raum steht unter ständiger Kontrolle des Personals;

2. Institutionalisierung der Zeit: Personal setzt die Zeiten fest für Schlafen, Essen, Baden, Absperren der Türen;

3. Kontrolle von Gebrauchsgütern: Kleidung, Geld und Essen wird von Personal ausgegeben.

Unter diesen Umständen kann persönliche Autonomie als eine Funktion der Privatsphäre (Westin, 1967) sicher nicht aufrecht erhalten werden. Cooper (1984) beobachtete ähnliche Vorgänge, besonders das Verteidigen der «eigenen» Sitzgelegenheit, und schlug vor, daß, begründet im Wissen um Territorialität «wann immer möglich der Versuch gemacht werden sollte, individuelle Kontrolle über und Freude an persönlichen Gegenständen oder privatem Lebensraum zu erlauben, egal wie klein oder scheinbar unbedeutend sie sein mögen» (S. 11).

Patientenumfragen

Größere Umfragen in psychiatrischen Krankenhäusern (Raphael und Peers, 1972; Raphael, 1974) versuchten auch den Standpunkt der Patienten zu ihrer Privatsphäre herauszufinden. Seit Goffmans Berichten scheint sich nicht viel verbessert zu haben. Patienten beklagten sich immer noch heftig über das Fehlen eines «eigenen Reiches», Entblößung in Badezimmern und Waschräumen, Toiletten ohne Tür oder Schloß und Waschbecken ohne Vorhänge, obwohl die sanitären Einrichungen generell im Vergleich zu Studien in allgemeinen Krankenhäusern (Raphael und Peers, 1972) weniger kritisiert wurden. Man muß sich fragen, ob der Grund dafür nicht Anpassung und Resignation durch jahrelangen Aufenthalt in einer derartigen Einrichtung ist. Zuweilen ist aber auch nicht klar, ob die Forscher und die Testpersonen das gleiche meinen, wenn sie von Privatsphäre sprechen. Das Bedürfnis nach eigenem Territorium wird in der Nachfrage nach Einzelzimmern ausgedrückt, obwohl Gesselligkeit und der therapeutische Nutzen von Interaktion in größeren Stationen wertvoll sein kann (Shield, Morrison und Hart, 1988).

Reduzierte Privatsphäre wird in psychiatrischen Einrichtungen eingesetzt, um Konformität zu fördern und Verhalten zu kontrollieren (Schultz, 1977). Morgan (1986) beschreibt in ihrem Aufsatz über Würde und Selbstwertgefühl, wie verletzlich Patienten werden, «sobald sie ihre Tageskleidung aus- und Schlafanzüge / Nachthemden angezogen haben» (S. 12) und schlägt vor, Pflegepersonen sollten sich fragen, ob sie diese Situation für sich, Familienangehörige oder Freunde akzeptieren würden. «Ironischerweise verhindern viele psychiatrische Krankenhäuser genau die sozialen Verhaltensweisen, deren Förderung das Ziel der therapeutischen Programme ist» (Holahan und Wandersman, 1987).

Altenheime

Altenheime als eine zweite große Einrichtung für Langzeitbewohner bieten ebenfalls genug Raum, um die Privatsphäre der Bewohner zu untersuchen. Etliche Autoren beschreiben Erfahrungen aus Altenheimen und empfehlen praktische Verbesserungen (Davis, 1984; Elliott, 1982; Tate, 1980; Trierweiler, 1978; Vousden, 1987).

Auf Forschung beruhende Literatur deckt ein weites Spektrum von Themen ab, z.B. die Ansichten von alten Menschen zu Körpergrenzen, persönlichem Raum und Körpergröße (Phillips, 1979), oder die Tatsache, daß territoriales Markieren negativen Verhaltensänderungen, die durch einen Mangel an Privatsphäre hervorgerufen werden können, vorbeugt (Nelson und Paluck, 1989). Roosa (1982) befragte Bewohner zu ihrem Verständnis von Privatsphäre. Zurückgezogenheit war die am meisten gewählte Definition von Privatsphäre mit Selbstevaluation als ihre am meisten geschätzte Funktion. Alter war der wichtigste Indikator für die bevorzugte interpersonelle Distanz in einer Studie mit Frauen im Alter von 55 bis 88 Jahren (Gioiella, 1978), im Gegensatz zu anderen Ergebnissen (Geden und Begeman, 1981; Johnson, 1979), bei denen das Alter keine signifikante Rolle spielte. Gioiella selbst räumt jedoch ein, daß der theoretische Rahmen und die Methode ihrer Studie möglicherweise nicht für die Untersuchung dieses Themas geeignet waren. Indem Johnson (1979) Ängstlichkeit bei 60- bis 95jährigen Bewohnern feststellte, sobald jemand in ihr Territorium eindrang, bestätigte sie Allekians (1973) Ergebnisse. Sie betont, wie auch Allekian, daß die Bewohner am wenigsten ängstlich waren, wenn Pflegepersonen auf ihrem Bett saßen oder das Zimmer ohne Anzuklopfen betraten. Größere Grade von Angst traten auf, wenn Mitbewohner die Eindringlinge waren. Um mehr über den persönlichen Raum betagter Menschen herauszufinden, ließ Louis (1981) Testpersonen aus verschiedenen Richtungen auf andere zugehen bzw. andere Personen näherten sich den Testpersonen aus verschiedenen Richtungen. Interessant war in diesem Zusammenhang, daß das Bedürfnis nach persönlichem Raum zu den Seiten hin größer war als nach vorne, was der allgemeinen Theorie widerspricht, daß Menschen am empfindlichsten auf ein frontales Annähern reagieren. Leider wurden keine Gründe für diese Ergebnisse genannt.

Umfragen in großem Rahmen wurden von Raphael (1979; in sechs Krankenhäusern) und Willcocks, Peace und Kellaher (1987; in 100 Altenheimen) durchgeführt. Verletzung der Privatsphäre sahen die meisten Bewohner in Verbindung mit Körperpflege und Ausscheidung, aber auch, wenn zu viele ein Zimmer teilen mußten oder wenn architektonische Gegebenheiten es unmöglich machten, für einige Zeit allein zu sein. Daß diese Vorwürfe immer noch aktuell sind, zeigt eine Umfrage in 114 registrierten Altenheimen im Großraum London (Counsel und Care, 1991). Das Empfinden für Würde und Privatsphäre wird noch immer verletzt. Es scheint z. B. immer noch üblich zu sein, daß die Bewohner einen Nachtstuhl vor den Augen anderer benutzen müssen.

Die Ähnlichkeit zwischen dem Respekt vor der Privatsphäre in psychiatrischen Institutionen und in Altenheimen ist beunruhigend. Es scheint, als ob Menschen, die augenscheinlich für die Gesellschaft nicht von großem Nutzen sind, automatisch das Recht auf Würde, Respekt, Autonomie und Selbstbestimmung abgesprochen wird.

46

7. Privatsphäre in Akutkrankenhäusern

Während es eine Fülle von Literatur zur Privatsphäre in psychiatrischen Einrichtungen und Altenheimen gibt, kann nur wenig zum gleichen Thema in Akutkrankenhäusern gefunden werden.

Einige anekdotenhafte Artikel beschreiben das Problem allgemein (Davidson, 1990), vor pädiatrischem Hintergrund (Milligan, 1987), in der Notaufnahme (Johnston, 1988), bei der Suche nach Patientenidentifikation in Notfällen (George und Quattrone, 1985), in Aufwachräumen (Minckley, 1968) oder in Verbindung mit schwerstkranken Patienten (Roberts, 1986). Hodgson (1975) untersucht das Thema von einem anderen Standpunkt aus und behauptet, daß es nicht finanzielle Restriktionen, sondern Vorurteile sind, die das Schaffen von mehr Privatsphäre verhindern. Clade (1989) und Globig (1991) erwähnen Privatsphäre kaum zwischen den Zeilen.

Es scheint keine großen Umfragen aus jüngerer Zeit zu geben. In Cartwrights Studie (1964) beschwerten sich nur 13 Prozent der Patienten darüber, daß sie keine Privatsphäre hatten. Zehn Jahre später befragte Raphael (1973) 1348 Patienten in zehn Allgemeinkrankenhäusern. Abgesehen von Bemerkungen, daß Vorhänge nicht richtig schlossen, Betten zu eng standen, unangenehme Gerüche und Geräusche störten und Gespräche während Untersuchungen beschränkt waren, da jeder mithören konnte, beklagten sich 100 Prozent der Patienten über den Mangel an Privatsphäre in den sanitären Einrichtungen. Es wäre interessant, die Antworten der Patienten heute, nach 20 Jahren, herauszufinden.

Nur wenige Forschungsprojekte über die Privatsphäre im Akutkrankenhaus konnten gefunden werden, alle stammen aus den Vereinigten Staaten. Das erste ist Allekians Studie (1973) über das Eindringen in Territorium und persönlichen Raum als angstauslösender Faktor bei Patienten. Sie interviewte 76 Erwachsene in vier Akutkrankenhäusern anhand eines Fragebogens. Einige ihrer Ergebnisse waren z. B., daß das Betreten des Zimmers ohne Anzuklopfen durch eine Pflegeperson kaum Regungen auslöste, während das Durchsuchen persönlicher Gegenstände, das Entfernen von Nachttischen, Öffnen oder Schließen von Fenstern oder Vorhängen, dies alles ohne die Patienten zu fragen, außerordentlich starke Reaktionen auslöste. Das Eindringen in den persönlichen Raum war nicht so angstauslösend wie zunächst angenommen. Eindringen in das Territorium jedoch stieß auf starke Ablehnung. Geden und Begeman (1981) verglichen die Präferenz für einen bestimmten Abstand von anderen von 60 erwachsenen Patienten, die entweder im Krankenhaus oder zu Hause behandelt wurden. Sie untersuchten, ob diese Patienten unterschiedliche Abstände zu Familienmitgliedern, Pflegeperson, Arzt oder Fremdem hielten. Sie verwendeten dazu eine Simulationstechnik und einen offenen Fragebogen. Es stellte sich heraus, daß Alter und Geschlecht keinen Einfluß auf die Abstände hatten, allerdings waren die Abstände im Krankenhaus deutlich geringer als zu Hause. Am interessantesten war, daß der Arzt so nahe wie Familienmitglieder plaziert wurde, die Pflegeperson war deutlich weiter entfernt, der Fremde am weitesten. Kein Unterschied trat auf, als Stratton (1981) diese Studie mit 6- bis 18jährigen Patienten wiederholte. Wegen der verwendeten Simulationstechnik sollten die Ergebnisse aber mit Vorbehalt betrachtet werden. Schuster (1976) untersuchte die Bedeutung von Privatsphäre für Patienten und entwickelte ein «Modell des interpersonellen Distanzhaltens während der Hospitalisierung», das auf den Bedürfnissen Rückzug bzw. Kontaktsuche beruht. Es ist jedoch schwierig, Schusters Argumenten zu folgen wegen einiger Ungereimtheiten in ihrem Bericht, vor allem wegen fehlender Erklärungen von Begriffen und Stufen in der Datenanalyse, Gesichtspunkte, die auch von Brink (1976) kritisiert wurden.

Stationsroutine als Verletzung der Privatsphäre der Patienten

In der Literatur werden viele Routinetätigkeiten als die Privatsphäre verletzend erwähnt. In diesem Abschnitt wird nur Literatur über Akutkrankenhäuser besprochen, zunächst das Eindringen in Territorium und persönlichen Raum des Patienten. Am meisten beschwerten sich Patienten über mangelhaftes Handhaben von Wandschirmen und Vorhängen (Barron, 1990; Bloch, 1970; Cartwright, 1964; Davidson, 1990; Gainsborough, 1970; Oland, 1978; Raphael, 1973). Dies spiegelt natürlich eine britische Ansicht wider, da Vorhänge um die Betten in den meisten Ländern unbekannt sind. Ein anderer wichtiger Aspekt ist das Betreten des Patientenzimmers ohne Anzuklopfen bzw. das Eintreten durch die Vorhänge ohne Warnung (Allekian, 1973; Barron, 1990; Bloch, 1970; Hayter, 1981; Oland, 1978) und das Offenlassen von Türen (Barron, 1990; Bloch 1970), alles Vorgänge, die den freien Zugang zum Patienten deutlich machen, auf den er keinen kontrollierenden Einfluß hat. Oland (1978) betonte, daß «das berufliche Recht auf Zutritt nicht die Notwendigkeit ausschließt, den Patienten vorher um Erlaubnis zu fragen» (S. 122). Ein Bereich kann nur dann als Territorium bezeichnet werden, wenn er klar definiert ist (Sebba und Churchman, 1983) – hier das Patientenzimmer oder der Raum zwischen den Vorhängen. Die emotionelle Belastung des Besitzers eines Territoriums, das ständig von anderen betreten wird, ist leicht verständlich.

Abgesehen vom Eindringen werden auch andere Vorgänge als störend empfunden, z.B. das Entfernen oder Umstellen von Mobiliar, das Öffnen oder

Schließen von Jalousien oder Vorhängen (Allekian, 1973); das Ausleihen eines Rollstuhls für einen anderen Patienten (Levine, 1968); das Umordnen von Gegenständen auf dem Nachttisch sowie das Wegwerfen anscheinend wertloser Artikel (Hayter, 1981; Oland, 1978) oder das Wühlen in persönlichen Gegenständen (Allekian, 1973). Auch die Anzahl der Personen, die an einem Krankenhaustag in das Territorium eindringen, muß als störend gesehen werden (Gainsborough, 1970; Milligan, 1987). Die Häufigkeit der Invasionen gilt jedoch nicht nur für Personen, sondern auch für ausladende medizinische Geräte, die für einen anderen Patienten verwendet werden, oder für die Tatsache, daß Betten zu eng stehen (Raphael, 1973; Roberts, 1986). Der Mangel an ausreichendem abschließbarem Stauraum wurde von Hayter (1981), Meisenhelder (1982) und Roberts (1986) berichtet.

«Menschen übertragen ein wenig von sich selbst auf persönliche Gegenstände», behauptet Bryant (1978:63), und er nimmt an, daß das Verweigern eines rechtmäßigen Aufbewahrungsortes als verletzend empfunden wird. Wieviele Pflegepersonen haben noch nicht persönliche Dinge wie Photos, Geld oder Zahnprothesen gefunden, sorgfältig eingewickelt und versteckt unter Kissen und Leintüchern? Was den persönlichen Raum eines Patienten betrifft, kann angenommen werden, daß ein zu enger Kontakt z.B. zur Pflegeperson, sei es durch Sitzen auf dem Bett, durch Berührung oder durch das Ausführen von Pflegemaßnahmen in intimen Körperbereichen nicht von jedem Patienten als willkommen empfunden wird (Allekian, 1973; Mallon-Palmer, 1980). In dem wohl populärsten deutschsprachigen Krankenpflegebuch (Juchli, 1991) sind der Territorialität von Patienten nur wenige Zeilen gewidmet.

Neben räumlichen Invasionen war die Verletzung der Würde der Patienten ein weiteres wichtiges Thema. Die meisten Artikel erwähnten die Gesichtspunkte Körperpflege und Ausscheidung. Das Entblößen des Körpers während des Waschens und Badens wurde häufig berichtet, ebenso entwürdigende Toiletteneinrichtungen auf der Station oder im Zimmer (z.B. Barron, 1990, Cartwright, 1964; Gainsborough, 1970; Raphael, 1973). Wenig Privatsphäre verbleibt, wenn Patienten persönliche Angaben vor anderen machen müssen oder wenn Gespräche mit Arzt oder Besuchern mitgehört werden können. Eindringliches Fragen erweist sich als höchst unangenehm für einen Patienten, der gezwungen ist, daraufhin Aussagen zu machen (Bloch, 1970). Aasterud (1962) weist darauf hin, daß es auch subtile Verletzungen der Gefühle gibt, wie z.B. «sehr persönliche Fragen, die oft nur aus reiner Neugier gestellt werden, sowie das Beobachten von Gefühlsregungen oder von familiären Notsituationen, die normalerweise nicht für die Augen von Fremden gedacht sind» (S. 54). Eine andere Bedrohung der Privatsphäre von Patienten − und das bezieht sich vor allem auf Menschen, die es gewohnt sind, alleine zu leben − besteht, wenn sie mit zu vielen Fremden in einem Zimmer sein müssen und sie es sich nicht aussuchen können, wer ihre Bettnachbarn sind (Cantrell, 1978; Hodgson, 1971).

Klinischer Unterricht
als Bedrohung der Privatsphäre der Patienten

Eine andere Situation, bei der die Privatsphäre der Patienten bedroht ist, besteht, wenn Schüler und Studenten der Gesundheitsberufe unterrichtet werden unter Verwendung von Patienten als Anschauungsmaterial. Literatur zu klinischem Unterricht erwähnt so gut wie nichts zu diesem Thema. Hinchliff (1989) erwähnt nur das Bedürfnis nach Privatsphäre und schlägt vor, für das Erfragen von vertraulichen Informationen, die für die Pflege wichtig sind, einen anderen Ort aufzusuchen. Man kann sich leicht vorstellen, wie schwierig es sein muß, seine Krankengeschichte vor einer Gruppe von Studenten zu erzählen oder sich Untersuchungen zu unterziehen (z.B. in der Gynäkologie) vor den Augen neugieriger Zuschauer. Es ist aber nicht nur das offensichtliche Zurschaustellen vor Fremden, das einen beunruhigt. Auch wenn dem Patienten Peinlichkeit erspart bleibt und er z.b. in einem kleinen Studio befragt oder gefilmt wird, so kann doch Film oder Tonband vervielfältigt und verteilt werden, ein Vorgang, über den der Patient keine Kontrolle hat (Cantrell, 1978).

Berührung als pflegerische Handlung

Es gibt mittlerweile eine Fülle von Literatur über die Berührung als pflegerische Maßnahme. Fromm-Reichmann (zitiert in De Augustinis, Isani und Kumler, 1963) schrieb, daß das Bedürfnis nach physischem Kontakt angeboren ist und daß ein Mangel daran physische und emotionelle Störungen verursachen kann. Sie betonte die Existenz kultureller Unterschiede und wies darauf hin, daß

«unter den Menschen der mittleren und oberen sozialen Schichten in unserer westlichen Kultur physische Einsamkeit ein besonderes Problem geworden ist, da das Leben von so vielen Tabus beherrscht wird in Bezug auf Berührung oder andere Arten von Bedrohung der physischen Privatsphäre» (S. 275).

Berührung wird in hohem Maß durch die jeweilige Kultur geregelt (Hall und Whyte, 1976). Der Wandel des Einsatzes von Berührung vom Urmenschen zum Menschen in der modernen westlichen Kultur ist bei Burton und Heller (1964) aufgezeigt. Obwohl in westlichen Kulturen Berührung nur sich nahestehenden Personen gestattet ist, scheinen Pflegepersonen von dieser sozialen Regelung durch ihre berufliche Funktion ausgenommen zu sein, um als Mutterersatz zu fungieren und deshalb Personen zu berühren, die völlige Fremde sind (Mercer, 1966).

Berührung ist nach Loscin (1984) ein überaus wichtiger Aspekt der Pflege und trägt viel zum Wohlbefinden des Patienten bei. Sie wird als «therapeutische Berührung» eingesetzt, um traditionelle Behandlung zu ergänzen oder sogar zu ersetzen (Heidt, 1981, 1991).

Es gibt verschiedene Studien zur Berührung in der Pflegeperson-Patient-Beziehung, z.B. über die Anwendung in der Geburtshilfe (Lorensen, 1983), das Vermindern von Angst durch therapeutische Berührung (Heidt, 1991), oder die Wahrnehmung durch Patienten von Berührung durch Pflegepersonal (Mulaik, Megenity, Cannon, Chance, Cannella, Garland und Gilead, 1991). Oliver und Redfern (1991) entwickelten einen Beobachtungsbogen, um Berührung in der Pflegeperson-Patient-Interaktion zu dokumentieren und kategorisieren.

Berührung ist das erste und fundamentalste Mittel der Kommunikation (Barnett, 1972; De Augustinis, Isani und Kumler, 1963; Durr, 1971; Weiss, 1979). Wegen ihrer physischen Intimität handelt es sich hier sowohl um den wirksamsten wie den am sorgfältigsten geschützten und regulierten Kommunikationsweg (Thayer, 1988). Barnet (1972) untersuchte Literatur zum Thema, auch in Verbindung zur Krankenpflege, und bestimmte verschiedene Konzepte der Berührung:

1. Mechanik der Kommunikation,

2. Berührung als Mittel der Kommunikation,

3. Berührung als Grundlage für den Einsatz von Kommunikation,

4. Berührung als Mittel zur Kommunikation von Gefühlen und

5. Berührung als Mittel zur Kommunikation von Ideen.

Zumindest in der Pflegeperson-Patient-Beziehung besteht die Gefahr der Mißinterpretation (Levine, 1968; Loscin, 1984; Mercer, 1966; Oliver und Redfern, 1991). Das Risiko, daß Berührung entweder vom Patienten oder von der Pflegeperson falsch verstanden wurde, lag bei etwa 50 Prozent (De Augustinis et al., 1963). Wenn Berührung als eine Möglichkeit der nonverbalen Kommunikation gesehen wird und ebenso das räumliche Verhalten, muß man sich wundern, warum De Augustinis et al. (1963) den offensichtlichen Zusammenhang zwischen beiden Konzepten nicht erwähnen. Aber auch spätere Autoren (Heidt, 1981, 1991; Lorensen, 1983) verlieren kein Wort darüber. Andere, wie Barnett (1972), Durr (1971), Loscin (1984) und Oliver und Redfern (1991) schließen diesen Aspekt in der einen oder anderen Weise indirekt mit ein.

Zwei Studien jedoch behandeln den Effekt von Berührung auf den persönlichen Raum des Patienten. Lanes deskriptive Studie (1989) war ein Versuch, festzustellen, ob männliche und weibliche erwachsene chirurgische Patienten und Krankenschwestern unterschiedliche Auffassung hatten von der Verletzung von Territorium und persönlichem Raum der Patienten. Sie verwendete einen Fragebogen, der aus Allekians Likert-Skala entwickelt wurde, um die Patientenreaktion zu messen. Männliche Patienten reagierten positiver auf Berührung als weibliche Patienten, ganz im Gegensatz zur Erwartung der Krankenschwestern. Wie auch bei Allekian zeigten weibliche Patienten, daß Berührung keine willkommene Geste war. Eine andere Studie konzentrierte sich auf die Auswirkung von Berührung auf aggressives Verhalten in einem Pflegeheim (Marx, Werner und Cohen Mansfield, 1989). Die Autoren fanden, daß Berührung physisches nonaggressives Verhalten wie wiederholten Manierismus milderte, aggressives Verhalten aber verstärkte, und sie nahmen an, daß diese Patienten Berührung als eine Verletzung ihres persönlichen Raums verstanden.

Es scheint, das Konzept von Territorialität und persönlichem Raum muß mehr berücksichtigt werden, wenn Berührung in einem therapeutischen Umfeld empfohlen wird, solange nicht mehr Studien zu diesem Thema zur Verfügung stehen.

Abhängigkeit der Privatsphäre von der sozialen Schicht

Bryant (1978) vermutet, daß in Privatkrankenhäusern mehr Rücksicht auf die Privatsphäre der Patienten genommen wird als in öffentlichen Krankenhäusern. Es scheint, daß «die Größe des Raums, zu dem eine Person berechtigt ist, oft von ihrer persönlichen Wichtigkeit oder ihrem finanziellen Stand abhängt» (Pluckhan, 1968:393). Tungpalan (1982) teilt diese Ansicht. Bloch (1970) vermutet innerhalb der Gesundheitsberufe «eine Tendenz, die Privatsphäre von Menschen aus sozial niedrigeren Schichten als der eigenen zu verletzen, aber zu zögern, wenn es sich um Angehörige der höheren Schichten handelt» (S. 264) und sie empfahl, mehr Studien zu diesem Aspekt durchzuführen. Für Roberts (1986) geht der Vorteil der sozialen Bedeutsamkeit sogar über den Raum hinaus:

> «Je prominenter ein Patient ist, desto eher hat er Zugang zu einem Territorium, das sich sowohl in Qualität als auch in Quantität von anderen unterscheidet. Abgesehen davon dehnt sich sein Territorium innerhalb des Krankenhauses aus durch Verbindungen mit wichtigen Personen in der Krankenhaus-Hierarchie» (S. 121).

Privatsphäre muß teuer bezahlt werden, aber es ist mehr das Einzelzimmer, das dabei gewünscht wird, nicht so sehr die bevorzugte Behandlung (Davidson, 1990). Ein Patient kann jedoch erwarten, daß mit dem Privatzimmer auch andere Annehmlichkeiten verbunden sind, wie z.B. individuelle Weckzeiten (Bauer, 1991) oder besseres Essen. Ein Grund, warum Menschen Privatbehandlung bevorzugen, die teuer, weil weniger «allgemein» ist, mag die Angst sein, als einzelner im System unterzugehen (Cantrell, 1978). Es wäre interessant, herauszufinden, warum Ärzte und höherrangige Pflegepersonen fast immer Einzelzimmer für sich wünschen. Privatsphäre im Krankenhaus sollte nicht erreicht werden durch das Kaufen eines Zimmers, sondern durch das Berücksichtigen von Privatsphäre bereits bei der Planung von Stationen, eine Verbesserung, die unabhängig ist von den finanziellen Möglichkeiten des einzelnen (Gainsborough, 1970).

Patienten erwarten weniger Privatsphäre im Krankenhaus

Die Entscheidungsfreiheit des Patienten wird in der Krankenpflege oft als unverzichtbar angesehen, «patientenzentrierte» Pflege ist ein beliebtes Schlagwort. Pflege wird jedoch ihrem Wesen nach immer die Privatsphäre beschneiden. Persönliche Grenzen werden immer zu einem gewissen Grad verletzt werden (Schuster, 1976). Sommer und Dewar (1963) behaupten, daß «Krankenschwestern und Ärzte keine Scheu zu haben scheinen, in persönliche Räume einzudringen. Sie scheinen den Körper eines Patienten als Objekt zu betrachten, das keine Aura der Unverletzlichkeit besitzt» (S. 323). Tungpalan (1982) sieht die Dienstkleidung der Pflegepersonen als eine Art Eintrittskarte zur Invasion des Territoriums eines Patienten. In der Tat sind in einigen beruflichen Situationen Verletzungen der Privatsphäre akzeptiert (Ingham, 1978). Aufgrund ihrer Ergebnisse nehmen Allekian (1973) und Johnson (1979) an, daß jemand, der in ein Krankenhaus eingeliefert wird, von vornherein eine gewisse Einbuße an Privatsphäre erwartet und psychisch darauf vorbereitet ist, da er davon ausgehen muß, daß er ohnehin keine Kontrolle über die Tätigkeiten des Personals hat. Diese Erwartung wird deutlich in der Antwort eines Patienten auf die Frage nach seiner Privatsphäre: «Man geht ins Krankenhaus, um gesund zu werden. Man geht nicht ins Krankenhaus, um sich gut zu unterhalten oder um Privatsphäre zu haben» (Cartwright, 1964:60). Durr (1971) liefert ähnliche Beispiele von Patienten, die glaubten, daß die intime Zone (Hall, 1966) durchaus der rechtmäßige Platz für Pflegepersonen sei. Es gibt Vermutungen, daß Patienten diese Art von Invasion bewältigen, indem sie Zeugen dieser Invasionen als «Nichtperson» behandelten (Emerson, 1973; Rosenhan, 1973; Schultz, 1977).

Privatsphäre als kultureller Aspekt in der Krankenpflege

Hall (1966) weist auf die verschiedenen Bedürfnisse nach persönlichem Raum in verschiedenen Kulturen hin, und Altman (1975) baut kulturelle Praktiken in sein Modell zur Regulierung der Privatsphäre ein. Literatur, die in diesem Abschnitt vorgestellt wird, behandelt vorwiegend nordamerikanische und britische Kultur. Obwohl es Gemeinsamkeiten gibt, sind doch z.B. die verschiedenen Vorlieben für die Größe der Patientenzimmer – Einzelzimmer in den USA, große Räume in Großbritannien – erstaunlich. Kultur wurde zu einem immer wichtigeren Aspekt in der Pflege, was zum Entstehen der Begriffe «Ethnonursing» (Leininger, 1985) oder «transkulturelle Pflege» führte. Eine Fülle von Literatur ist z.B. bei Dobson (1991) genannt. Privatsphäre als solche wird jedoch in diesem Zusammenhang nur selten erwähnt. Roosa (1982) vermutet zurückhaltend, daß die Bedeutung von Privatsphäre und das Verhalten zur Sicherung der Privatsphäre vom kulturellen Hintergrund abhängig ist. Nur Giger und Davidhizar (1990) betonen die positive Auswirkung der Empfindsamkeit einer Pflegeperson für die räumlichen Bedürfnisse eines Patienten und stellen fest, daß «das Wissen um interpersonelle Distanz wichtig ist für die Pflegeperson, um kulturell angemessen zu pflegen» (S. 11). Barron (1990) liefert einen interessanten Vergleich der Ansichten von Pflegepersonen zur Schaffung von Privatsphäre sowie der Antworten von Patienten in Schweden und in Großbritannien. Es scheint, als würden sich die Bemühungen der britischen Pflegekräfte fast ausschließlich auf die Vorhänge um die Betten konzentrieren. Trotz der Tatsache, daß Deutsche ein starkes Bedürfnis nach Territorialität und persönlichem Raum haben (Evans und Howard, 1973; Hall, 1966), konnte im internationalen Index nicht ein einziger deutscher Text zur Privatsphäre von Patienten gefunden werden.

«Schwierige» Patienten

Die Einlieferung in ein Krankenhaus ist ein großer Einschnitt im Leben eines Menschen. Er muß die gewohnte Umgebung und die gewohnten Mitmenschen verlassen und eine bestimmte Zeit in einer neuen und gewöhnlich fremdartigen Umgebung mit ungewohnten Menschen, Abläufen, Richtlinien verbringen. Der Tagesablauf in Krankenhäusern ist zum Vorteil der Pflegepersonen und Ärzte ausgerichtet, um ihnen ein reibungsloses Arbeiten zu ermöglichen, nicht zum Wohlbefinden der Patienten (Freidson, 1970). Eine Anpassung von Seiten der Patienten wird erwartet (Boettcher, 1985); eine Erwartung, die außerordentlich gut erfüllt wird durch die Fähigkeit von Patienten, sich an das Krankenhausleben anzupassen, wenn sie krank sind und es notwendig ist (Cantrell, 1978). Es gibt jedoch eine Reihe von Patienten, die sich aus verschiedenen Gründen nicht der Norm entsprechend verhalten. Verschiedene Autoren (Lorber, 1979; Sarosi, 1968; Stockwell, 1984) behandelten das Thema der «guten» und «schlechten» Patienten. In Stockwells Studie bezeichneten 74 Prozent der schriftlichen und 65 Prozent der mündlichen Kommentare Patienten als unbeliebt, weil sie fordernd, jammernd, schlecht gelaunt oder nicht kooperativ waren.

Hält man sich die emotionellen Störungen vor Augen, die auftreten können, wenn der persönlichen Raum verletzt wird, muß man sich fragen, ob es sich nicht um schwierige Patienten, sondern in Wirklichkeit um belästigte Patienten handelt, oder, wie Mallon-Palmer (1980) vermutet:

> «vielleicht ist er [der Patient] nicht <fordernd>, <unkooperativ>, <exzentrisch> oder <schlecht angepaßt>, vielleicht ist es nur ein stummer Protest gegen die Verletzungen seines persönlichen Raums» (S. 37).

Helber (1991) berücksichtigt nicht das Eindringen in den persönlichen Raum als Ursache für «schwierige» Patienten, und verletzte Privatsphäre spielt nur eine untergeordnete Rolle in einer Studie über «schwierige» alte Patienten (English und Morse, 1988). MacGregor (1967) erkennt die kulturelle Variable in der Interpretation von unkooperativem Verhalten, sie bezieht dies aber nicht auf die Themen, mit denen sich die gegenwärtige Studie befaßt. Viguers erkannte bereits 1959, als Untersuchungen des persönlichen Raums gerade erst anfingen, daß der Wechsel der Umgebung, Untersuchungen, Fragen und Maßnahmen die Privatsphäre des Patienten verletzen und psychische Störungen auslösen können. Analysen aus dieser Perspektive (Louis, 1981; Schuster, 1976a, b) betonen die Verbindung zwischen dem Eindringen in den persönlichen Raum eines Patienten und dessen Reaktion. Entsprechende Verhaltensweisen sind z.B. das Schließen der Augen, das Aufbauen von Barrieren, sich zur Wand drehen, Schlaf vortäuschen, wegsehen oder sich wegbewegen, Nichtbeantworten von Fragen, Verweigern von pflegerischen oder ärztlichen Maßnahmen, Beschweren (Hayter, 1981; Roberts, 1986). Patienten jedoch, die das Krankenhaus als das Territorium der Pflegekräfte anerkennen, zeigen «gutes» Verhalten (Tungpalan, 1982). Eine überaus ausführliche Untersuchung der Literatur zum Thema von Kelly und May (1982) erwähnt die Verbindung zwischen Verletzung von Privatsphäre und unerwünschtem Patientenverhalten leider überhaupt nicht.

Interessant ist die Reaktion des Pflegepersonals auf nonkonformes Verhalten. Nach Lorber (1979) wurden in 69 Prozent der Fälle Medikamente eingesetzt, um die Situation in den Griff zu bekommen. Robinson (1979) behauptet, daß «klinisches Personal oft nicht das Bedürfnis nach Privatsphäre anerkennt, bis der Patient in provokatives und manchmal unangemessenes Verhalten eskaliert, um sich Privatsphäre zu schaffen» (S. 20). Gioiella (1978) vertritt die gleiche Meinung in ihrer Studie über den persönlichen Raum alter Menschen, wenn sie annimmt, daß «Angehörige der Gesundheitsberufe eine Vorliebe der älteren Menschen für mehr persönlichen Raum als Rückzug oder Absonderung miß-interpretieren» (S. 43). Nonverbales Verhalten zur Regelung der Privatsphäre (siehe Altman, 1975) wird offensichtlich nicht als solches erkannt. Man muß sich vielmehr fragen, ob überhaupt Kenntnisse über das Territorialverhalten von Patienten vorhanden sind.

Stationsumfeld

Es ist seit langem bekannt, daß eine Beziehung zwischen der Umgebung einer Person und ihrem Wohlbefinden besteht. Der therapeutische Nutzen des Umfeldes wird von Canter und Canter (1979) dargestellt. Es bleibt die Frage, ob das gegenwärtige Stationsumfeld für das Wohlbefinden der Patienten förderlich ist, ob z.B. die Stationsarchitektur geeignet ist, die Privatsphäre eines Patienten zu schützen.

Kulturelle Unterschiede erklären z.B. die Vorliebe von Patienten in den USA für Einzel- oder Doppelzimmer, während britische Patienten offensichtlich die

Geselligkeit in größeren Räumen bevorzugen (Royal Commission on the National Health Service, 1979). Deutsche Patienten scheinen ebenfalls kleinere Zimmer (ein bis drei Betten) zu bevorzugen (Clade, 1989). Ein Krankenhaus muß verschiedenen Funktionen gerecht werden. Wenn in einem anderen Abschnitt gesagt wurde, daß Krankenhausregeln gemacht sind, um dem Personal eine gute Arbeitsorganisation zu ermöglichen, so gilt das gleiche für die Stationsarchitektur. Seelye (1982) vertritt diesen Gesichtspunkt, wenn er annimmt, daß Faktoren, die eine bestmögliche Durchführung der pflegerischen Tätigkeiten erlauben, möglicherweise als wichtiger erachtet werden als Fragen der Privatsphäre.

Eine Reihe von Studien behandelten das Stationsumfeld und seinen Effekt auf Angehörige der Gesundheitsberufe. Eine der ersten wurde vom Nuffield Provincial Hospital Trust (1955) durchgeführt. Die Ergebnisse waren wichtig für das Entwerfen geeigneter Stationspläne. Über die Jahre hinweg wurden viele auf Forschungsergebnissen beruhende Verbesserungsvorschläge gemacht. Jaco (1979) untersuchte die pflegerische Versorgung in herkömmlichen und in radial angelegten Stationen in der Überlegung, daß Struktur und Einteilung einer Station Einfluß auf das Verhalten von Personal und Patienten hat. Pflegepersonen bevorzugten die radialen Stationen, weil sie eine einfachere Überwachung und kürzere Wege bedeuteten, während die Patienten weniger Privatsphäre hatten. Ausgiebige Untersuchungen der Literatur von Kenny und Canter (1979), Reizenstein (1982), Seelye (1982) und Williams (1988) beinhalten eine Fülle von Beispielen zum Thema. Die meisten Texte zur Stationsarchitektur haben eines gemeinsam: sie untersuchen das Thema aus dem Blickwinkel eines Außenstehenden und konzentrieren sich vor allem auf die Arbeitsorganisation von Pflegepersonen, Ärzten und anderen Berufen im Krankenhaus (z.B. Canter, 1984; Neufert, 1979; Rosengren und DeVault, 1963). Wenig Literatur berücksichtigt den Patienten im Krankenhaus, nichts konnte gefunden werden an qualitativen Daten zur Ansicht von Patienten zu ihrer Stationsumgebung.

> «Der wohl herausragendste Aspekt der Literatur über Krankenhausarchitektur ist, daß relativ wenige Planer je den Blickwinkel des Patienten berücksichtigt oder ihn um seine Ideen oder Meinungen gefragt haben» (Wainright, 1985:49).

Shumaker und Reizenstein (1982) sahen sich mit diesem Problem konfrontiert, als sie über Umfeldfaktoren schrieben, die beim Patienten Streß auslösen können, und sie betonen die Notwendigkeit ausgiebiger weiterführender Studien. Sie identifizierten verschiedene Ursachen für Streß, eine war die ständige Unterdrückung der Fähigkeit, Kontrolle über Privatsphäre oder persönlichen Raum auszuüben (siehe auch Sommer und Dewar, 1963), eine Funktion, die notwendig ist für Gesundheit und Wohlbefinden einer Person (Altman, 1975). Sie behaupten, daß

> «durch die Notwendigkeit <die Arbeit zu schaffen> und manchmal durch eine antrainierte Unempfindlichkeit den Patientenbedürfnissen gegenüber respektiert medizinisches und

pflegerisches Personal nicht immer das Bedürfnis eines Patienten nach visueller oder akustischer Privatsphäre oder das Bedürfnis, soziale Interaktion zu regulieren» (S. 206 – 207).

Kornfeld (1977) vermutet den Grund dafür in der Notwendigkeit der Pflegepersonen, psychische Verteidigungsmechanismen zu entwickeln, die sie befähigen, mit ihren eigenen Problemen fertig zu werden, ein Thema, das schon von Menzies (1970) ausführlich diskutiert wurde. Um den Pflegepersonen nicht Unrecht zu tun, muß gesagt werden, daß Kenntnisse über Territorialität und persönlichen Raum im Krankenhaus sehr begrenzt und nicht Teil des Lehrplans sind.

Aufgrund mangelnder Berücksichtigung der Bedürfnisse der Patienten durch Krankenhaus-Architekten fordern Shumaker und Reizenstein (1982), daß die Privatsphäre der Patienten ein Designprinzip sein sollte, praktiziert z. B. bei Ritter und von Eiff (1988). Moderne Stationsplanung (z. B. Hubeli, 1989) versucht, diese Bedürnisse zu erfüllen.

Die Privatsphäre der Besucher

Zimring, Carpman und Michelson (1987) identifizieren drei Gründe, warum Krankenhausbesucher nur andeutungsweise in der Literatur erwähnt werden:

1. Obwohl in großer Zahl, sind Besucher nur für eine begrenzte Zeit im Krankenhaus.

2. Ihre Bedürnisse stehen im Widerspruch zu denen mächtigerer Gruppen (Personal, Patienten).

3. Es existiert nur sehr wenig Information über Bedürfnisse und Vorlieben von Besuchern.

Besucher spielen jedoch eine wichtige Rolle wegen ihrer psychischen Unterstützung des Patienten, ihrer Funktion als Verbindung zur «Außenwelt», und weil sie bestimmte pflegerische Tätigkeiten übernehmen. Auf die USA bezogen «sind Besucher natürliche Ziele des Krankenhausmarketings, weil sie selbst potentielle Patienten sind und weil sie die Freunde und Familienmitglieder bei der Wahl des Krankenhauses beeinflussen können» (Zimring et al., 1987:938). Ein Besuch im Krankenhaus stellt für viele ein unangenehmes Ereignis dar, zum Teil wegen ihrer Besorgnis um den Patienten, aber auch weil er den normalen Tagesablauf unterbricht und auf manche die ungewohnte Krankenhausumgebung furchteinflößend ist. Besucher können nicht – wie Patienten – Anspruch auf ein eigenes Territorium erheben, es sei denn, ihr Patient belegt ein Einzelzimmer. Eine große Studie am University of Michigan Hospital (zitiert in Zimring et al., 1987) nennt vier für Besucher wichtige Design-Gesichtspunkte:

1. Ausschilderung der Wege,

2. physisches Wohlbefinden,

3. Privatsphäre und persönliches Territorium, und

4. symbolische Bedeutung.

In der von der Autorin durchgeführten Studie war der dritte Punkt von größter Bedeutung.

In der Studie aus Michigan hätten etwa die Hälfte der Besucher von Patienten in Mehrbettzimmern gerne mehr akustische Privatsphäre gehabt, was sich im übrigen auch auf Telefongespräche bezog. Die Privatsphäre des Patienten ist eng verknüpft mit der Privatsphäre seiner Besucher. Verletzungen scheinen auf beide negative Auswirkungen zu haben.

8. Zusammenfassung

Teil 1 dieses Buches stellte einige der vorherrschenden Theorien zur Privatsphäre, der Territorialität, dem persönlichem Raum und anderen Konzepten, die mit Privatsphäre in Zusammenhang stehen, vor. Einige dieser Konzepte sind eher philosophisch und theoretisch und werden nicht von empirischen Daten gestützt. Andere beziehen sich auf Forschungsergebnisse. Viele dieser Studien hingen jedoch von sehr spezifischen Bedingungen in Labors ab, können nur auf sehr spezifische Situationen angewandt werden und/oder verwendeten die beliebte, aber unrealistische Studienpopulation von jungen Universitätsstudenten. Daß derartige Ergebnisse verallgemeinert werden können, muß erst noch bewiesen werden.

Faßt man die Gesichtspunkte der Grundlage der gegenwärtigen theoretischen Entwicklung zusammen, so kann man annehmen, daß die Privatsphäre Grundrecht und Grundbedürfnis eines Individuums ist. Wenn dieses individuell unterschiedlich empfundene Bedürfnis, das von verschiedenen Faktoren abhängt, nicht befriedigt wird, werden eine Reihe von Regulationsmechanismen eingesetzt. Führen diese nicht zum Erfolg, sind ernste seelische und körperliche Störungen zu erwarten.

Unter Verwendung dieser Erkenntnisse zielte diese Studie daraufhin, herauszufinden, ob Teile dieser Theorie auf eine Gruppe von Menschen zutrifft, die, durch ihre besonderen Umstände, in besonderem Maße einer ständigen Verletzung ihrer Privatsphäre ausgesetzt, aber in ihrer Wahl von Verteidigungsmethoden eingeschränkt sind. Patienten gehen ins Krankenhaus, damit es ihnen besser geht. Dieses Ziel ist in Gefahr, wenn es stimmt, daß das Unvermögen, einen erwünschten Grad an Privatsphäre aufrechtzuerhalten, einen nachteiligen Effekt auf die geistige und körperliche Gesundheit hat. Es gibt keinen besseren Weg, dies herauszufinden, als die Betroffenen selbst zu fragen, ob sie die gegenwärtig bekannten Theorien bekräftigen oder widerlegen.

Die umfassende anekdotische Literatur zeigt, daß die Privatsphäre der Patienten in Krankenhäusern ein bekanntes Problem ist. Die dringende Notwendigkeit für weiterführende Forschung wird in der Literatur ebenfalls deutlich. Nur wenige Projekte wurden durchgeführt, diese lösten jedoch zahllose weitere Fragen aus (Allekian, 1973; Barron, 1990; Bloch, 1970; Davidson, 1990; Geden und Begeman, 1981; Kerr, 1982; Meisenhelder, 1982). Bis jetzt blieben die meisten unbeantwortet. Die Mehrzahl dieser detaillierten Fragen haben allerdings mit gezeigtem Verhalten, praktischen Aspekten oder Ansichten von Pflegepersonen zu tun. Das subjektive Erleben der Patienten von Privatsphäre als Ausgangspunkt wird nur von Rawnsley (1980) erwähnt, die die Notwendigkeit einer deskriptiven und phänomenologischen Betrachtungsweise bei der Untersuchung von Privatsphäre betont. Diese Einstellung war ausschlaggebend, als die vorliegende Studie geplant wurde. Es schien nur logisch, am Anfang anzufangen und die Patienten selbst zu befragen, wie sie ihre Privatsphäre sahen. Es bestand die Hoffnung, daß die Ergebnisse eine Grundlage für die induktive Entwicklung einer Theorie bildeten, die wiederum später deduktiv getestet werden kann. Wenn man bedenkt, daß keine Studie zur Privatsphäre der Patienten im deutschen Kontext gefunden werden konnte, ist die gegenwärtige Arbeit von besonderer Bedeutung und Dringlichkeit.

Teil 2:

Die Interviews

1. Interviews als qualitative Forschungsmethode und erste Stufe der Studie

Qualitative Forschung

Das Ziel der qualitativen Forschung ist nicht das Messen, sondern das Kennenlernen und Verstehen von Erscheinungen (Leininger, 1985). Diese Art von Forschung wird im allgemeinen verwendet, um mehr von einem Gebiet in Erfahrung zu bringen, von dem nur wenig bekannt ist (Field und Morse, 1985). Der qualitative Einstieg untersucht Bedeutungen, die die Menschen sozialen Aspekten zuordnen. Er kann für Phänomene verwendet werden, «die nicht in Einzelteile aufgespalten werden können, ohne die Sicht des Ganzen zu verlieren» (Bockmon und Riemen, 1987). Qualitative Ergebnisse illustrieren oft quantitativ ermittelte Daten (Goodwin und Goodwin, 1984; Knafl und Howard, 1984; Polit und Hungler, 1989).

Die phänomenologische Methodik

Philosophische Hintergründe

Die phänomenologische Bewegung trat in Erscheinung als Reaktion auf die Verunglimpfung von philosophischem Wissen und der Objektifizierung von Menschen (Omery, 1983), die auf dem naturwissenschaftlichen Ansatz des Positivismus beruhten. Positivismus ist ein philosophischer Zweig, der von Auguste Comte (1798–1857) entwickelt wurde, und der nur das anerkennt, was durch die menschlichen Sinne wahrgenommen werden kann. Quantitative Konzeptualisierung von physischen Objekten läßt jedoch keinen Raum für menschliche Erfahrung. Wilhelm Wundt begründete 1879 die «wissenschaftliche» Psychologie, die experimentelle Methodologie verwendete. Aber auch er eliminierte gelebte Erfahrung «in einem Versuch, wissenschaftliche Psychologie zu legitimieren» (Knaak, 1984:108).

Die Wertschätzung von Wahrnehmung und persönlicher Erfahrung ist der Kern der Phänomenologie, deren Vorläufer der Deutsche Brentano (1838–1917) war. Sein Schüler Husserl (1859–1938) entwickelte diesen Ansatz weiter und wird als der Gründer der (transzendentalen) Phänomenologie angesehen, die für ihn «das exakte und unverzerrte Studium von Dingen so wie

63

sie erscheinen» bedeutete «so daß man zu einem essentiellen Verständnis von menschlichem Bewußtsein und Erfahrung kommen kann» (Valle, King und Halling, 1989:6), ein Gedanke, der in seinem Aufruf «zu den Sachen selbst» zum Ausdruck kommt (Husserl, 1976). Er war vor allem an alltäglichen Erfahrungen, in einfacher Ausdrucksweise beschrieben, interessiert. Stumpf (1848 – 1936) war überzeugt, daß Erfahrung mit allen zur Verfügung stehenden Methoden studiert werden müsse, und begründete die experimentelle Phänomenologie, ein Gedanke, der zunächst mit der Philosophie unvereinbar scheint. Der zweite wichtige deutsche Philosoph, und derjenige, der den zweiten (existentiellen) Zweig der Phänomenologie beeinflußte, war Heidegger (1889 – 1976). Sein Werk «Sein und Zeit» (Heidegger, 1929), so wird behauptet, hat die späteren französischen Phänomenologen beeinflußt (Cohen, 1987), wie Sartre (1905 – 1980), der den Ausdruck «phänomenologischer Existentialismus» (Sartre, 1943) prägte, oder Merleau-Ponty (1908 – 1961), der die Wichtigkeit der Wahrnehmung des Einzelnen betonte (Merleau-Ponty, 1962). Das Wesentliche der Phänomenologie ist, daß «sie sich dem Studium der Art und Weise widmet, wie das Bewußtsein Dinge erfaßt» (Giorgi, 1986:6).

Die phänomenologische Forschungsmethode

Auf dieser Philosophie beruht der phänomenologische Ansatz des Studiums von menschlicher Erfahrung. Van den Berg (1972 a) nennt die Methode «eine Art des Beobachtens, neu in der Wissenschaft, neu z.B. in der Psychologie, überhaupt nicht neu im alltäglichen Leben» (S. 77). Das Ziel der phänomenologischen Methode ist es, gelebte Erfahrung zu studieren, und zwar aus der Perspektive der erlebenden Person. Es geht dabei darum, zu beschreiben, wie das Phänomen in Frage erfahren wird, nicht Meinungen oder Theorien zu entwickeln (Field und Morse, 1985; Munhall und Oiler, 1986; Oiler, 1986; Parse, Coyne und Smith, 1985; Wertz, 1986). Die Betonung liegt auf der Beschreibung als Haupttechnik (Giorgi, 1975) oder, wie Spinelli (1989) schreibt: «beschreibe, erkläre nicht» (S. 17). Spinellis «Equalization Rule» muß sicherlich berücksichtigt werden, die besagt, daß man zu Anfang vermeiden sollte, beschriebenen Aspekten eine Gewichtung zuzuordnen. Man sollte sie vielmehr als gleichwertig betrachten.

Die Lebenswelt als Ziel der Untersuchung

Als Lebenswelt ist zu verstehen «die Welt, wie sie von der Person gelebt wird, und nicht das hypothetische äußere Dasein, getrennt oder unabhängig von ihm oder ihr» (Valle et al., 1989:9). Van den Berg (1972 b) beschreibt die Lebenswelt eines Patienten und dessen persönliche Erfahrungen, wie sie von ihm erlebt werden, nicht etwa beobachtet und interpretiert durch andere. Die Lebenswelt wird von uns allen gelebt bevor irgendwelche Erklärungen oder theoretische Interpretationen gemacht werden (Giorgi, 1975). Nach Schutz (1970) ist dies eine biographisch bestimmte Situation, die auf einer Fülle von bereits erlebten Erfahrungen basiert, welche als Vergleich dienen. Um die gelebte Erfahrung einer Person zu studieren, muß man sich dem Verstehen dieser Person von ihrer Lebenswelt so weit wie möglich annähern, «anstatt eine Menge Fakten zu sammeln, wie sie sich dem Forscher darzustellen scheinen, mit dessen vermutetem Zugang zur objektiven Realität» (Hagan, 1986:347). Ein Forscher muß dafür bestimmte Einstellungen und Kenntnisse haben. Er muß sich in die beschriebene Welt einfühlen können, sich in die Situation hineinfinden, scheinbar unwesentliche Dinge vergrößern und erweitern, einen Schritt zurücktreten und die Beschreibung mit großem Interesse untersuchen, wobei er das Augenmerk vom beschriebenen Objekt zu dessen Bedeutung für die beschreibende Person lenkt. Der Forscher muß auch in der Lage sein, die «existentielle Grundlinie» zu erkennen und verwenden, und abgesehen davon, seine Einschätzung zu reflektieren, Unterscheidungen zu machen, Verbindungen zu erkennen und eine angemessene Sprache zu finden, um die Ergebnisse darzustellen (Wertz, 1983, 1985). Eine gewisse Erfahrung mit dieser Methode ist von großer Bedeutung, oder zumindest die Möglichkeit, einen erfahrenen Forscher zu beobachten (Spiegelberg, 1982).

Bracketing (Ausklammern)

Ein wichtiger Vorgang in der phänomenologischen Methode ist das sogenannte «bracketing» oder «epoché», ein Ausdruck, der von Husserl (1976) geprägt wurde und vom griechischen «innehalten und die Wahrheit suchen» abgeleitet ist (Ritter, 1972). Um die Phänomene in Frage in klarer Weise zu studieren und «sie von neuem zu erleben» (Giorgi, 1986:16), ist es notwending, einen ernsten Versuch zu unternehmen, alle Vorurteile, Voreingenommenheiten, Einstellungen, Vermutungen und konzeptualisierten Erfahrungen auszuklammern. Schutz (1970) erklärte, daß es nur dann möglich ist, einige sehr wichtige Strukturen des Bewußtseins zugänglich zu machen. Der Prozeß des «bracketing» ist dynamisch. Während man ausklammert, kommen weitere Vorurteile zum Vorschein, die wiederum ausgeklammert werden müssen. Die Welt, wie sie wahrgenommen wird, ist auf eine Welt aus reinen Phänomenen reduziert, deshalb wird oft der Begriff «Reduktion» statt «bracketing» verwendet (Valle et al., 1989). Bracketing ist eine außerordentlich schwierige Aufgabe. Eine völlige Reduktion ist unmöglich (Merleau-Ponty, 1962). Spinelli (1989) argumentiert weniger strikt wenn er sagt, «obwohl es unmöglich sein mag, alle Voreingenommenheiten und Vermutungen auszuklammern, sind wir doch sicher in der Lage, dies mit einem großen Teil zu tun» (S.17).

Oiler (1986) empfiehlt, die entsprechende materiale Literatur zu konsultieren, nachdem die Daten gesammelt sind. Dies scheint jedoch kaum möglich, da der Forscher mit der Literatur zum Thema vertraut sein sollte, bevor entschieden wird, welcher Aspekt untersucht werden soll. Es ist offensichtlich, daß das «Sinnmachen» während einer Untersuchung der Literatur den Forscher in eine sogar noch schwierigere Position bringt, da alle diese Interpretationen zusätzlich ausgeklammert werden müssen, wenn es zur Analyse der Daten kommt.

Die Frage ist, ob totales Ausklammern erwünscht ist. Wenn es tatsächlich möglich wäre, alle eigenen Ansichten auszuklammern, so müßte man in Frage stellen, was dann eigentlich von der Person des Forschers übrig bleibt, um die Daten sensibel zu analysieren. Wäre es dann nicht sinnvoller, den Leser mit den wörtlichen Transkripten zu versorgen und ihn selbst einen Sinn finden zu lassen? Ein interessanter Dialog über «bracketing» in Morse (1991) diskutiert dieses Problem.

Die Bedeutung der phänomenologischen Methode für die Krankenpflege

Es ist ein Charakteristikum der Krankenpflege, daß eine Pflegeperson einem Menschen, der krank ist und sich deshalb in einer Krise befindet, sehr nah ist. Diese Nähe erlaubt eine einzigartige Möglichkeit, die Erfahrungen eines Patienten kennenzulernen (Munhall und Oiler, 1986) und sollte deshalb auch mehr genutzt werden, um ein besseres Verständnis für die Lebenswelt von Patienten zu erhalten. Swanson-Kaufman (1988) rechtfertigt eine phänomenologische Pflegeforschung, wenn sie sagt:

> «da Pflegepraxis die Diagnose und Behandlung von menschlichen Reaktionen auf aktuelle und potentielle Gesundheitsprobleme beinhaltet, und weil Menschen als ganze Personen reagieren, ist das Wissen um die gelebte Erfahrung von Gesundheit und Heilen legitimes Thema der Pflegeforschung» (S. 97).

Parse et al. (1985) teilen diese Ansicht, wenn sie jeden Aspekt, der mit Gesundheit zu tun hat, als ein Phänomen bezeichnen, das einer pflegewissenschaftlichen Erforschung wert ist. Es ist allerdings wichtig, nicht nur die Erfahrung der Patienten zu verstehen (Davis, 1978; Knaak, 1984; Oiler, 1982; Pallikkathayil und Morgan, 1991), sondern dieses Verstehen dann auch nutzbringend anzuwenden, d.h. es in der Pflegepraxis einzusetzen (Lynch-Sauer, 1985).

Da der traditionelle wissenschaftliche Forschungsansatz als zu einschränkend gesehen wurde, verwenden mehr und mehr Pflegeforscher eine phänomenologische Methode (Omery, 1983). Ein Beispiel ist Fields (1981) Studie über die Erfahrung der Verabreichung einer Injektion, eine Studie neueren Datums ist jene über die gelebte Erfahrung von Gesundheit in sehr betagten Menschen

(Wondolowski und Davis, 1991). Die gegenwärtige Studie hat zum Ziel, den phänomenologischen Ansatz zu verwenden, um die gelebte Erfahrung der Privatsphäre zu beschreiben, wie sie von Patienten empfunden wird.

Verläßlichkeit (Reliabilität) und Gültigkeit (Validität) in qualitativer Forschung

Ergebnisse qualitativer Forschung werden oft als wenig verläßlich und gültig angesehen. «Wenn in einer Diskussion über Verläßlichkeit von psychoanalytischen und humanistischen Vorgehensweisen die Rede ist, so wird gewöhnlich auf deren mangelnde Verläßlichkeit hingewiesen, verglichen mit akzeptierten wissenschaftlichen Standards» (Wertz, 1986:182). Colaizzi (1978) weist darauf hin, daß «wenn nur beobachtbare, duplizierbare und meßbare Definitionen psychologische Validität haben, dann wird eine essentielle Dimension der menschlichen psychischen Existenz, nämlich Erfahrung, aus dem Studium der menschlichen Psyche eliminiert – und dies im Namen der Objektivität» (S. 51). Verläßlichkeit (Reliabilität) bezieht sich auf das Ausmaß der Wiederholbarkeit einer Studie. *Externe* Verläßlichkeit ist erreicht, wenn eine Studie mit den gleichen Methoden wiederholt zu den gleichen Ergebnissen führt. Wenn mehrere Forscher innerhalb einer Studie zu den gleichen Ergebnissen kommen, ist *interne* Verläßlichkeit gewährleistet. Wenn man den Charakter von qualitativer Forschung berücksichtigt, wird klar, daß ein Forscher nie völlig objektiv sein kann. Hycner (1985) argumentiert, daß diese Subjektivität eine Vorgehensweise gestattet, die überaus umfassend ist und das Phänomen zuverlässig repräsentiert. Folglich wäre die Überlegung, daß nur eine Interpretation legitim, alle anderen aber bloße Verzerrungen wären, unrealistisch (Wertz, 1986). Qualitative Forschung hat zu tun mit der menschlichen Wahrnehmung bestimmter Vorgänge in bestimmter Umgebung. «Da einmalige Situationen nicht präzise rekonstruiert werden können, wird auch die genaueste Wiederholung einer Studie nicht identische Ergebnisse hervorbringen» (LeCompte und Goetz, 1982:35). Um die Berechenbarkeit von sozial nützlichen Vorgängen zu erhöhen, dürfte es vorteilhaft sein, ein wenig Präzision zu opfern, um dafür einen größeren Einblick gewinnen zu können», behauptet Thorndike (1963:291). Er glaubt, daß Präzision und hohe Verläßlichkeit eher Mittel sind als ein Ziel in sich.

Gültigkeit (Validität) wird allgemein definiert als das Ausmaß, in dem ein Instrument das mißt, was es messen soll (LeCompte und Goetz, 1982; Kvale, 1983). Rosenbaum (1988) unterscheidet zwischen der Gültigkeit der Instrumente, interner und externer Gültigkeit. Unter *interner* Gültigkeit versteht man das Ausmaß, in dem die Ergebnisse unverfälschte Repräsentationen einer Realität sind. Man kann darüber argumentieren, ob Rosenbaums Gültigkeit der Instrumente nicht Teil der internen Gültigkeit ist. Hycner (1985) schlägt verschiedene Gültigkeitskontrollen vor:

1. die Informanten überprüfen selbst, ob die Ergebnisse ihren Erfahrungen entsprechen,

2. der Forscher evaluiert, ob die Resultate wahrheitsgetreu zu sein scheinen,

3. die Resultate werden von einem Forschungskommittee überprüft,

4. die Ergebnisse werden mit der aktuellen Literatur verglichen, und

5. die Ergebnisse werden Wissenschaftlern und Laien vorgelegt.

Die *externe* Gültigkeit hat zu tun mit der Generalisierbarkeit von Resultaten. Da die Versuchsgruppe in der qualitativen Forschung üblicherweise klein ist und selten eine zufällige Auswahl aus der Gesamtbevölkerung darstellt, können qualitative Ergebnisse nicht verallgemeinert, sondern eher mit anderen Gruppen verglichen werden (LeCompte und Goetz, 1982). Strenggenommen gelten die Ergebnisse nur für den befragten Informanten, «aber durch das Kennenlernen der Erfahrungen sogar einer einzigen Person können wir viel über die Phänomenologie der Menschen lernen» (Hycner, 1985:295). Es ist wichtig, die Erfahrungen wahrheitsgetreu darzustellen, nicht ob man experimenteller Kontrolle nahegekommen ist (Hagan, 1986). Deshalb hat nach Burch (1989) Phänomenologie ihre eigene «narrative Exaktheit» (S. 211).

Durchführung der Interviews

Kvale (1983) definiert den Zweck eines Interviews als «Beschreibung und Verstehen der Bedeutung eines Aspekts in der Lebenswelt des Interviewpartners» (S. 180). Interviews liefern reiche, detaillierte, gültige und verläßliche Daten (Lofland und Lofland, 1984; Marshall und Rossman, 1989). Taylor und Bogdan (1984) verstehen das Interview als eine «Begegnung zwischen dem Forscher und den Sichtweisen, Erfahrungen und Lebenssituationen der Informanten, in ihren eigenen Worten zum Ausdruck gebracht» (S. 77). Brenner et al. (1985) nennen einige Vorteile des Interviews:

1. Mißverständnisse auf beiden Seiten können unmittelbar durch Nachfragen beseitigt werden;

2. sofortige Antworten und

3. eine Fülle von Daten.

Einer der Nachteile ist die Möglichkeit von Beeinflussung durch den Kontakt von Angesicht zu Angesicht, z.B. versucht die Testperson, den Forscher zufriedenzustellen oder private oder peinliche Gedanken zurückzuhalten. Pomeroy (1963) allerdings nimmt an, daß Verlegenheit kein Problem darstelle, solange die folgenden Bedingungen eingehalten werden: die Studie ist wichtig, dringend notwendig und nützlich; die Information wird vertraulich behandelt und der Forscher verurteilt die Testpersonen nicht. Hutchinson und Wilson (1992) definieren mögliche Probleme der Validität in halbstrukturierten Interviews in den Fragen selbst, im Setzen des Zeitplanes des Interviews, in Verhalten von Forscher und/oder Testperson, und in der Art und Weise, wie das Interview dokumentiert wird.

Entwicklung des Interviewleitfadens

Der Zweck dieser Studie war es, zu erforschen und zu beschreiben, wie Patienten die ihnen im Krankenhaus zugestandene Privatsphäre erlebten. Kein umfassendes Instrument war bis jetzt entwickelt worden, welches das Erleben von Privatsphäre mißt. Befragungen scheinen eine sehr vernünftige Methode zu sein für eine erste Ergründung von erlebter Erfahrung, besonders dann, wenn nur wenig zum Thema bekannt ist. Um dieses Ziel zu erreichen, wurde ein halb-strukturierter Interviewleitfaden entworfen. Dieses Instrument wurde gewählt, weil es sich auf eine bestimmte Art der Information konzentriert (Kvale, 1983), die Fragen aber modifiziert werden können, um sie den Befragten verständlicher zu machen (Denzin, 1978). Der Leitfaden stellt sicher, daß die Schlüsselthemen behandelt werden und dient deshalb als Erinnerungshilfe (Taylor und Bogdan, 1984). Waltz, Strickland und Lenz (1991) beschreiben ein Verfahren zur Entwicklung von Interviewleitfäden.

Abgesehen von legalen Gesichtspunkten, die nicht Teil der Studie waren, scheint die Verletzung der Privatsphäre nur dann zu existieren, wenn die betroffene Person dessen gewahr wird (Ingham, 1978; McCloskey, 1971). Deshalb wurde beschlossen, nur solche Aspekte aufzunehmen, die ein Patient während eines Krankenhausaufenthaltes auch tatsächlich wahrnehmen kann. Zugang zu Computerdaten, die dem Patienten verborgen bleiben, wurden z.B. nicht in den Fragenkatalog aufgenommen. Der Leitfaden umspannte Themen, von denen erwartet wurde, daß sie für Patienten Probleme darstellten, wie sie in der Literatur beschrieben sind und auch in der beruflichen Erfahrung der Autorin zum Vorschein kamen, und wurden in die folgenden Kategorien unterteilt:

1. Allgemeines

2. Entblößung (visuell, akustisch)

3. Territorialität

4. Persönlicher Raum

Zusätzlich wurde Schatzman und Strauss' (1973) Rat des «posing the ideal» berücksichtigt, d.h. Patienten wurden gefragt, was sie ändern würden, wenn sie könnten, um das Bild abzurunden. Am Ende des Leitfadens wurde eine Liste von zehn Ereignissen, die die Privatsphäre verletzen, angegliedert, die von den Patienten in eine Rangordnung entsprechend der Wichtigkeit gebracht werden sollten. Dieser Teil der Studie wird später erläutert. Der Leitfaden wurde mit verschiedenen Pflegepersonen des Krankenhauses diskutiert, um die Inhaltsvalidität zu bestimmen.

Für jeden Patienten wurde ein neuer Bogen verwendet, auf dem auch Notizen gemacht wurden und der als Erinnerungshilfe diente, wie von Lofland und Lofland (1984) vorgeschlagen. Zu Beginn dieses Bogens wurden persönliche Daten notiert wie Alter, Geschlecht, Aufenthaltsdauer, Beweglichkeit, Bettenanzahl. Dieser Bogen wurde später als Deckblatt für die transkribierten Interviews verwendet.

Stichprobe

Das Ziehen von Stichproben ist der Vorgang, bei dem ein Teil der zu untersuchenden Population ausgewählt wird, der dann die Gesamtpopulation repräsentiert (Polit und Hungler, 1987). In quantitativer Forschung erlaubt die Wahrscheinlichkeitsauswahl einen gewissen Grad an Verallgemeinerung der Ergebnisse. Das Wesen der qualitativen Forschung erlaubt diese Verallgemeinerung nicht. LeCompte und Goetz (1982) erklären, daß für diese Art von Forschung Vergleichbarkeit und Übersetzbarkeit wichtiger sind.

Eine Nicht-Wahrscheinlichkeitsauswahl dient dem Zweck, Testpersonen auszuwählen, die als Informanten dienen können für einen bestimmten Forschungsansatz. «Das Ziel der Auswahl von Personen ist es, reichhaltige variierte Beschreibungen zu erhalten, nicht statistische Verallgemeinerung» (Polkinghorne, 1989:48). Zwei Anforderungen bestehen hier:

1. die Testperson muß Erfahrung haben mit dem Thema in Frage, und

2. die Testperson muß in der Lage sein, diese Erfahrung angemessen zu beschreiben (Colaizzi, 1978; Polkinghorne, 1989).

Bewußte Auswahl (convenience sampling) wurde verwendet, um Patienten für die Interviews auszusuchen. Diese Methode beruht darauf, daß Personen in die Studie aufgenommen werden, weil sie örtlich und zeitlich zur Verfügung stehen (Burns und Grove, 1987). Der Nachteil dieser Methode ist, daß man nie weiß, wie repräsentativ die Stichprobe ist (Smith, 1981). Da die Autorin die Patienten ansprach, ist eine Verzerrung der Stichprobe nicht so wahrscheinlich, wie wenn sie darauf gewartet hätte, daß sie von interessierten Patienten angesprochen wird.

In einer früheren Studie (Bauer, 1991) konnten die Auswirkungen von Gruppenzwang unter Patienten beobachtet werden. Das Beobachten anderer bei der

70

Zustimmung oder Ablehnung der Teilnahme an einem Forschungsprojekt beeinflußt andere potentielle Teilnehmer außerordentlich (Rosnow und Rosenthal, 1970). Dieser Gesichtspunkt wurde deshalb besonders berücksichtigt, wenn Patienten angesprochen wurden.

Eine ausreichende Anzahl von Teilnehmern zu finden war nicht das einzige Problem. Andere Aspekte mußten berücksichtigt werden. Da die Teilnahme freiwillig war, kann man natürlich fragen, ob Daten, die von Personen gewonnen wurden, die gewillt sind, ihre Meinungen zu teilen, auf den Rest der Bevölkerung zutreffen und deshalb gültig sind. Diese Studie hatte allerdings ein anderes Ziel, d.h. es ging darum, die Wichtigkeit des Verstehens der Bedeutung der Lebenswelt eines Individuums zu betonen. Ein anderer Punkt ist die Möglichkeit, daß eine Testperson versucht, eine «gute» Testperson zu sein und die Forscherin erfreuen möchte (Dean und Whyte, 1958) indem sie ihr erzählt, was diese wahrscheinlich hören möchte. Auf der anderen Seite können die Antworten beeinflußt werden durch Angst vor Vergeltung durch das Pflegepersonal (Nehring und Geach, 1973) oder Bedenken, durch kritische Kommentare als undankbar zu gelten.

Es war geplant, 15 bis 20 Patienten für ungefähr je eine Stunde zu einer ihnen angenehmen Zeit zu befragen. Die gewählte Größe der Stichprobe wurde von Wilson und Hutchinson (1991) als angemessen angesehen. Die Zahl der Teilnehmer hing auch von den gesammelten Daten ab. Wenn sie sich wiederholten, wäre das Sammeln von weiteren Daten nicht sehr produktiv gewesen (Parse et al., 1985).

Die anfängliche Idee war, etwa zehn chirurgische und zehn internistische Patienten zu befragen. Die Stationen, die das Krankenhaus vorschlug, waren leider alle im neuesten Gebäudeteil. Deshalb wurde beschlossen, auch internistische und chirurgische Stationen und die onkologische Station in Altbau einzuschließen. Das Alter der Patienten war zwischen 21 und 83 Jahren, 9 Frauen und 11 Männer nahmen teil. Weibliche Patienten waren generell nicht so begierig, an der Studie teilzunehmen.

Die Entscheidung, nur Patienten anzusprechen, die ihren dritten bis fünften Tag im Krankenhaus verbrachten, konnte nicht aufrechterhalten werden, da es schwierig war, in der zur Verfügung stehenden Zeit genügend Patienten zu finden. Wichtiger schien die Tatsache, daß Patienten befragt wurden während sie im Krankenhaus waren und nicht nach der Entlassung, um so das Risiko der nachlassenden Erinnerung auszuschließen (Salsberry, 1989).

Ethische Überlegungen

Ethische Gesichtspunkte in qualitativer Forschung sind z.B. bei Ramos (1989) beschrieben, bezüglich Interviews besonders bei Smith (1992). Ein Forscher hat nicht nur die Verantwortung nach Wissen zu suchen, sondern auch die Auswirkung dieser Aktivität auf die Testpersonen zu berücksichtigen (Bulmer, 1982). «Wenn Privatphäre untersucht wird, wird sie auch zu einem gewissen Grad verletzt» (Rawnsley, 1980:30). Dies wurde während der Datensammlung berücksichtigt. Es bedeutete in der Praxis, daß die Testpersonen ausführlich über das Projekt, die Freiwilligkeit der Teilnahme und die Vertraulichkeit der Aussagen informiert wurden. Das Einverständnis wurde sorgfältig erworben und die Rechte der Teilnehmer während der Studie geschützt. Abgesehen von den Regeln allgemeiner Höflichkeit waren jetzt die Rücksichtnahme auf Territorium und persönlichen Raum der Teilnehmer ein besonders Anliegen der Autorin. Das Forschungsgebiet selbst stellte kein potentielles Risiko für die Teilnehmer dar.

Pilotstudie

Pilotstudien sind Testläufe der Hauptstudie, um die Durchführbarkeit to etablieren (Polit und Hungler, 1987). Treece und Treece (1986) identifizierten zwei Gründe für das Durchführen einer Pilotstudie:

1. um das Forschungsprojekt zu verbessern, und

2. um Probleme aufzudecken, die es zu lösen gilt, bevor die Hauptstudie in Angriff genommen werden kann.

Der Wert von Pilotarbeit liegt auch in der Möglichkeit, Unvorhergesehenes zu entdecken. Nicht jede Schwäche kann entdeckt werden, da eine Pilotstudie immer künstlich ist und die Stichprobe klein.

Es ist unmöglich, Interviews exakt zu testen, da jedes eine einzigartige Begegnung zwischen Forscher und Testperson ist. Ein Testlauf kann jedoch die generelle Verständlichkeit der Themen und Fragen überprüfen, Unstimmigkeiten im Interviewleitfaden entdecken, einen Interviewer, der zu viel spricht, entlarven, und vieles mehr. Zwei Patienten wurden für die Pilotstudie gewählt, wobei praktische und technische Gesichtspunkte getestet wurden. Diese Interviews waren zufriedenstellend, die Antworten wurden der Datensammlung beigefügt, da reichhaltige Aussagen erzielt wurden.

Hauptstudie

Nach der erfolgreichen Durchführung der Pilotinterviews wurden 18 Patienten mittels des halbstrukturierten Leitfaden befragt. Die Gespräche fanden entweder im Patientenzimmer statt, wenn der Patient alleine war, oder in einem anderen ruhigen Raum auf der Station.

Die Interviews wurden auf Tonband aufgenommen, da es wahrscheinlich ist, daß ein Notieren der Antworten während der Befragung zu lange dauert, die

Testperson durch diese Unterbrechung etwas vergessen könnte, Blickkontakt verloren ginge, bestimmte non-verbale Zeichen übersehen würden, und Irrtümer auftreten können, wenn Antworten in Eile niedergekritzelt werden.

Das Analysieren von phänomenologischen Daten

Das Ziel der phänomenologischen Analyse ist die Interpretation der Daten in Treue zum Phänomen (Knaak, 1984). Es ist ein rigoroser Prozeß von Intuition, Analyse und Beschreibung der verborgenen wie auch offengelegten Bedeutung der Erfahrungen, die von den Testpersonen erzählt wurden (Parse et al., 1985). Diese drei Aktivitäten wurden ursprünglich von Spiegelberg (1982) definiert. «Das Ziel ist es, von den Transkripten eine Beschreibung der essentiellen Charakteristiken der Erfahrung zu erhalten durch naive Beschreibung von spezifischen Beispielen» (Polkinghorne, 1989:50). Es gibt eine Reihe von Methoden, die, abhängig vom Phänomen in Frage und den Zielen des Forschers, angewandt werden können (Colaizzi, 1978; Riemen, 1986).

Bekannte Methoden sind z.B. jene, die von Colaizzi (1978), Giorgi (1975), Hycner (1985), van Kaam (1959, 1969), und Spiegelberg (1982) entwickelt wurden. Die Methoden unterscheiden sich in ihren Details und der Reihenfolge der einzelnen Schritte, aber die gemeinsamen Elemente sind immer das «bracketing», die Bestimmung von gemeinsamen Themen und die Beschreibung.

Wertz (1983) betont die Bedeutung des Vergleichens von individuellen Beschreibungen, um ein weiterreichendes Verständnis zu erhalten und die Erfahrungen einer einzelnen Person von einem anderen Gesichtspunkt, der vergangene Beschreibungen reflektiert, zu sehen. Fischers (1971) Beschreibung einer Struktur der Privatsphäre ist ein Beispiel für diesen Ansatz. Es bestehen unterschiedliche Ansichten zur Beschreibung von Phänomenen. Colaizzi (1978) spricht sich für eine unzweideutige Beschreibung ohne Transformierung der Meinung aus. Reinharz (1983) auf der anderen Seite weist darauf hin, daß es automatisch fünf Stufen der phänomenologischen Transformation geben müsse. Die erste ist die Transformation einer Erfahrung in Sprache, die zweite ist die Transformation dessen, was der Forscher hört, in Verstehen. Drittens transformiert der Forscher dieses Verstehen in klärende konzeptuelle Kategorien. Ohne diesen Schritt «ist es ein einfaches Niederschreiben, und Niederschreiben ist nicht genug, um Verstehen zu erzeugen» (S. 79). In einem vierten Schritt werden diese Kategorien in ein schriftliches Dokument transformiert, und in einem fünften Schritt muß die Leserschaft das geschriebene Wort in Verstehen transformieren. Man muß sich auch darüber im klaren sein, daß bei jeder dieser Transformationen etwas an Bedeutung verloren gehen kann.

Die Methode der Analyse in dieser Studie ist vorwiegend eine Adaption von Giorgis (1975) und Hycners (1985) Ansatz. Der Grund dafür war, daß die direkte Anwendung einer Methode eher einschränkend und deshalb nicht für das untersuchte Phänomen geeignet war. Deshalb wurden hier Ratschläge beider Autoritäten verwendet. Die neun Stufen der Analyse werden im einzelnen in Bauer (1994 a) beschrieben.

Im folgenden werden nun die Ergebnisse der Patienteninterviews vorgestellt. Die Interview-Vorlage stellte eine gute Vorgabe für den Aufbau dieses Teils dar, zusätzliche Themen, die während der Analyse auftauchten, wurden integriert:

- Privatsphäre generell

- Privatsphäre im Krankenhaus im Gegensatz zu zuhause

- Angst vor der Preisgabe der Identität

- Persönliche Autonomie

- Angst vor körperlicher Entblößung

- Territorialität

- Persönlicher Raum und intime Distanz

- Auswirkung der Verletzung der Privatsphäre auf die Person

- Der Patient als Teil der Patientengemeinschaft

- Reaktionen auf die Verletzung der Privatsphäre

- Änderungswünsche

Die Kategorien überschneiden sich zuweilen, aber es war die Absicht, die Erfahrungen der Patienten zu beschreiben; gelegentlich war die Idee, Themen aufzuspalten, um sie besser kategorisieren zu können, unpraktisch und wurde deshalb aufgegeben.

Jede Aussage ist mit einem Kode versehen. Die Nummer bezieht sich auf den jeweiligen Patienten (siehe Anhang 2). Wörtliche Zitate lassen die Daten für sich selbst sprechen und illustrieren die Beschreibung. Kommentare der Autorin stehen in eckigen Klammern.

2. Privatsphäre generell

Am Anfang der Interviews wurden die Patienten gefragt, was sie unter Privatsphäre verstünden. Abgesehen von einem Patienten, der zu dem Zeitpunkt nicht ganz sicher war (10), ergaben sich die drei Themen: Schutz vor körperlicher Entblößung, Datenschutz/Schweigepflicht und Selbstbestimmung.

Schutz vor körperlicher Entblößung

Privatsphäre ist, beim Waschen alleine zu sein (1).

Datenschutz

Vertraulichkeit der Daten war das Hauptanliegen einer Patientin (2), und ein Herr, der bereits schlechte Erfahrung gemacht hatte, war sehr empfindlich, wenn es um die Preisgabe persönlicher Information ging: «da ist mir nicht immer gut, was mit diesen Daten passiert... es ist ja auch so beim Bankkonto, man weiß nie ganz genau, wer da Zugriff hat» (6).

Autonomie

Die Antworten der meisten Patienten konnten dieser Kategorie zugeordnet werden. «Ja, daß ich meinen eigenen Bereich habe, wo ich tun und lassen kann, was ich mag, praktisch» (5), «tun und lassen, was ich will» (19), «unabhängig sein und tun was ich will» (11), «ich tu Sachen zu Hause, die ich nie woanders tun würde... ich mach die Haustür zu, so ungefähr, und dann bin ich in meinen eigenen vier Wänden...» (17), und «frei entscheiden über die Sachen, und über mich und mein Umfeld, so wie ich mir das vorstelle» (7), waren die Antworten. Für ein Ehepaar repräsentierte ihr Heim ihre Privatsphäre (8,9).

3. Die Privatsphäre im Krankenhaus im Vergleich zu zuhause

Hier kommentierten die Patienten sehr viel mehr. Viele dieser Themen werden später genauer vorgestellt, sie sind hier nur erwähnt, wenn die Patienten sie zur Illustration ihrer Meinungen erwähnten.

Kein großer Unterschied zu zuhause

Es gebe keinen großen Unterschied zwischen Krankenhaus und zu Hause, da er hier alles habe, was er brauche (1).

Es ist ein großer Unterschied

Zu Hause und Krankenhaus seien wie Tag und Nacht (17). Für eine ältere Dame war es eine große Umstellung, ins Krankenhaus zu gehen (20) wie auch für einen älteren Herrn: «im Krankenhaus verliere ich meine Privatsphäre. Das ist schon important. Wenn man in diesem Alter [80 Jahre] noch mal aus dem Heim raus muß, nicht, und in solche Umgebung kommen muß, die Umstellung ist größer» (11).

Unterschied in den Sanitäranlagen

Die sanitären Einrichtungen sind natürlich anders als zu Hause (13).

Datenschutz

Der Unterschied fange an, wenn man ins Krankenhaus komme (14). Unglücklicherweise müssen persönliche Daten vielen Angestellten im Krankenhaus zugänglich gemacht werden (2). Ein Patient fürchtete, daß sein Recht auf Vertraulichkeit im Krankenhaus gefährdet sei (6).

Autonomie

Obwohl er generell in Krankenhaus recht zufrieden war, kritisierte ein Patient, daß er nicht einfach aufstehen und etwas essen konnte, wenn er hungrig war. Er versicherte der Autorin aber, «hungern braucht normal niemand...». Er mochte das Krankenhausessen nicht (1). Ein anderer Patient vermißte bestimmte Annehmlichkeiten, wie sein Musikinstrument oder seinen Sprachkurs (6). Eine Dame berichtete: «... die haben mich gleich in ein Zimmer rein, da hat es geheißen, ziehen Sie sich aus und gleich ins Bett» (2).

Jeder weiß, daß es im Krankenhaus anders ist

Es sei klar, daß es im Krankenhaus nicht wie zu Hause sei. Wenn man zu viele Erwartungen habe, werde man nur enttäuscht (4). Ein Patient ging mit der Einstellung ins Krankenhaus, daß es eben anders sei, weil man sich den Anweisungen anderer unterwerfen müsse (7). Eine Dame stimmte dem zu (12).

Krankenhaus ist wie Gefängnis

Überraschend kamen zwei Patientinnen mit dem Vergleich, ein Krankenhaus sei wie ein Gefängnis. Eine Dame bezog dies auf die Informationsweitergabe unter Patienten (14), die andere sagte: «ich habe schon einer Bekannten gesagt, ..., also, wie in einem Gefängnis so ungefähr [lacht]. Daß alles so kontrolliert wird», und bezog dies auf die Zugänglichkeit ihrer persönlichen Gegenstände.

Patienten sind zu jeder Zeit zugänglich

Ein Problem im Krankenhaus ist, daß Patienten nie alleine sein können, wenn sie möchten. Ein Patient litt darunter, daß er nie alleine sein konnte (10). «Im Krankenhaus kann jederzeit jemand kommen...» (5).

Urlaub von der Familie

Eine junge Patientin, die einen großen Haushalt hatte und in einem Einzelzimmer untergebracht war, sah den Unterschied zu daheim in einem positiven Licht. Obwohl sie eine Menge Probleme mit ihrer Privatsphäre im Krankenhaus hatte, so sei es doch eine angenehme Abwechslung, einmal von der Familie weg zu sein (16).

Würde lieber zu Hause bleiben und dafür mehr leiden

Obwohl er mit der Atmosphäre im Krankenhaus sehr zufrieden war, vermißte ein Patient sein Zuhause und erklärte:

> «ich täte lieber daheim mehr aushalten, wenn ich die Atmosphäre von zu Hause hätte. Lieber ein bißchen mehr leiden und zu Hause die Behandlung, die ich hier krieg, das wäre mir lieber...» *(3).*

Die genauen Einzelheiten, die die Privatsphäre im Krankenhaus so anders machen, sind in den folgenden Abschnitten beschrieben.

4. Angst vor Preisgabe der Identität

In diesem Abschnitt wurden die Patienten gefragt, wie es um den Schutz ihrer Identität und persönlicher Daten stand. Die folgenden Gesichtspunkte wurden erwähnt:

– den Blicken von Fremden ausgesetzt sein und mögliches Erkanntwerden

– Patientendaten an Tür und Bett

– Besprechung von Privatangelegenheiten vor anderen

– Privatsphäre mit Besuchern

– Privatsphäre am Telefon

– Diskretion in Verbindung mit Patientenangelegenheiten

Den Blicken von Fremden ausgeliefert sein und mögliches Erkanntwerden

Es ist peinlich, im Krankenhaus als Patient erkannt zu werden

Eine Krankenhausaufnahme wurde als persönliches Ereignis angesehen. Versuche wurden gemacht, die Zahl der «Mitwisser» zu reduzieren. Eine Patientin fand es peinlich, Leute aus der gleichen Stadt oder dem gleichen Dorf zu treffen (2). Eine andere Dame hoffte, daß die Bauarbeiter auf dem Gerüst, die durch ihr Fenster sehen konnten, sie nicht kannten (14). Sie fuhr fort:

«... [die nächste Peinlichkeit] fängt an, wenn Sie zu Untersuchungen gefahren werden mit dem Bett, hier im Krankenhaus, woanders weiß ich es nicht. Aber hier, wie es bei mir z.B. war, ich hab eine Magensonde gehabt, das ist ja nicht sehr dekorativ, und werde mit dem Bett zu einer Magenspiegelung gefahren. Sie müssen unten durch die Halle durch, dann die Schwester, da kommt vielleicht grad ein Pfleger, die spricht zwei Worte, Sie stehen dann da und sind völlig hilflos den Blicken der anderen ausgeliefert. Das ist sowas von peinlich, und sowas von, ich möchte fast sagen, entwürdigend, überhaupt hier im Raum X, jeder kennt fast jeden, da läuft jemand vorbei, und da sagt der Huber, ach schau mal, der Meier, der verreckt eh bald, weil der so blaß ist, und sowas. Das ist so peinlich, Sie wissen nicht wo Sie [hinschauen müssen]...»

Auch ohne die Gefahr, auf bekannte Gesichter zu treffen, wurde die Möglichkeit, von Fremden beobachtet zu werden, als Beleidigung empfunden. Ein Patient mußte anderthalb Stunden in seinem Bett auf dem Gang warten (6). Die Besuchszeit hatte angefangen und die Besucher betrachteten ihn neugierig, was ihn sehr verärgerte.

Patientendaten an Tür und Bett

Abgesehen von einem kleinen Etikett am Bett von chirurgischen Patienten, das ein Verwechseln der Betten im OP verhindern sollte, gab es keine Patientenidentifikation innerhalb oder außerhalb der Zimmer, noch waren die Patientenkurven an den Betten angebracht.

Es macht nichts, wenn Namen oder Kurven zugänglich sind

Einigen Patienten war es egal, ob ihre Namen oder Kurven zugänglich waren. «Der Laie kann nichts damit anfangen» (7). Einem anderen Patienten war es im Prinzip egal, obwohl er fand, es ging niemanden etwas an, daß er im Krankenhaus war (10). Ein älterer Herr meinte, es sei nur menschlich, ins Krankenhaus zu müssen, es könne jedem passieren und jeder müsse die gleichen Prozeduren auf sich nehmen, aus diesem Grunde störte es ihn nicht (9). Ein anderer Patient verwies auf den Krieg, wo es ihm auch egal war, ob jemand seinen Namen lesen konnte oder nicht, er war sicher, daß bestimmte Krankheiten, wie z.B. Geschlechtskrankheiten sowieso nicht auf die Kurve geschrieben wurden und erzählte:

> «Es stört mich nicht, wenn die wissen, daß ich im Krankenhaus bin. Da können die ruhig reden, die meisten fragen ja überhaupt, wenn man ein pensionierter Spaziergänger ist, ja wo bleibt denn der Mann, den hab ich heute noch gar nicht gesehen, und so weiter, na ja, da sagt sie es ja auch, die Frau, im Krankenhaus liegt er...» *(3).*

Namen an der Tür würden einem helfen, herauszufinden,
wer im Krankenhaus ist

Eine Dame fand es eher schade, daß keine Namen an der Tür waren, da sie wissen wollte, wer im Krankenhaus war. Jetzt mußte sie an der Pforte fragen. Es störte sie nicht, wenn ihr Name oder Geburtsdatum zugänglich war, oder ihre Kurve, die ja doch niemand verstehen würde (13).

Geheimhaltung der Namen ist ein Teil der Privatsphäre

Der Mehrheit der Patienten war nicht wohl bei dem Gedanken, daß Namen oder Kurven der Öffentlichkeit zugänglich sein könnten, und schätzten sehr den Brauch, die Identität der Patienten nicht preiszugeben (1; 2; 6; 12; 16; 18). Ein Patient kannte Kurven am Bett nur von Witzzeichnungen und fand das gegenwärtige System besser (5). Namen am Bett machten andere Leute nur neugierig, und das mochte er nicht, erklärte ein Patient, «das Krankenhaus ist ein sehr persönlicher und individueller Bereich» (19). Zwei Patienten erklärten, geheimgehaltene Namen würden Leute davon abhalten, zu klatschen und Mutmaßungen anzustellen, wie lange man noch zu leben hatte (4; 11).

Leute ziehen Schlüsse aus der jeweiligen Station

Eine Dame war froh, daß Namen und Diagnosen geheim waren, aber von der Art der Station, auf der man war, konnten sich die Leute ausmalen, weswegen man im Krankenhaus war (14).

PflegeschülerInnen halten sich nicht an die Schweigepflicht

Ein anderer Patient war froh, daß seine Identität geschützt war, er war aber sicher, daß «Schwesternschülerinnen» die Schweigepflicht nicht ernst nahmen (17).

Besprechen von Privatangelegenheiten vor anderen

Abgesehen von Patienten in Einzelzimmern hatten sich alle Patienten mit der Tatsache abzufinden, daß während der Visiten oder anderen Besprechungen die Fälle vor anderen diskutiert wurden und Fragen zu beantworten waren. Da viele dieser Themen sehr persönlich waren, wurden die Patienten gefragt, wie sie dazu standen.

Es macht nichts, in der Öffentlichkeit über Privates zu reden

Einige Patienten störte es nicht, vor anderen über Privates zu sprechen (3; 8; 11; 12). Ein älterer Herr meinte: «Ich habe eine Krankheit, die, wie soll ich sagen, nicht peinlich ist... ich hab eine Herzkrankheit oder sowas. Das ist salonfähig [lacht]...» (15).

Jeder hört vom anderen, es gleicht sich aus

Andere trösteten sich damit, daß jeder die öffentliche Befragung über sich ergehen lassen mußte und, obwohl manchmal sehr persönliche Dinge besprochen wurden, es nicht «wirklich» etwas ausmachte, da es sich «ausglich» (1; 9; 20). Ein Patient war zunächst sehr verwundert, daß Persönliches so offen diskutiert wurde, da aber der zweite Patient ebenso Antwort stehen mußte, war er dann nicht mehr so besorgt (7). «Es stört mich weniger, wenn die Schwestern nach meinem Stuhlgang fragen, weil jeder gefragt wird» (5). Eine Dame erklärte:

«wer das nicht will, geht in ein Einzelzimmer und bezahlt dafür, mein ich. Und wer von mir das hört, ich hörs ja auch von ihm, das geht dann unter irgendwie... die hören meins und ich hör ihrs. Also da muß man schon tolerant sein. Und wer das absolut nicht vertragen kann, muß eben privat gehen, eine Privatversicherung abschließen und in ein Einzelzimmer gehen, so seh ich das» *(4).*

Bestimmte Themen sollten nicht vor anderen diskutiert werden

Eine Reihe von Aussagen wies darauf hin, daß, wie großzügig auch immer man war mit dem Besprechen persönlicher Dinge, es doch bestimmte Themen gab, wo Zurückhaltung angesagt war. Bestimmte Krankheiten, seien sie peinlich, ernst oder «kompliziert», sollten nicht vor anderen besprochen werden (1; 5; 15; 17). Beispiele waren Fehlgeburten (16), eine ansteckende Krankheit, «da hätte man ja Angst, daß man auf die Auskunft hin geächtet wird» (7), aber auch «Fragen über das Geschlechtsleben» (19). Ein Patient erinnerte sich an einen beleidigenden Zwischenfall, als er gefragt wurde, ob er es zu Hause auch warm hätte. «Das finde ich also unverschämt. Das war ein Chefarzt, der das gesagt hat, ich war so perplex, sag ich, was wollen Sie denn sagen?...» (6).

«Also, es kommt darauf an, um was es geht. Wenn es, sagen wir mal, intimere Sachen sind, dann sollte das der Arzt vielleicht doch alleine mit dem Patienten besprechen, weil man kennt doch den anderen nicht so, obwohl man ihn vielleicht schon ein paar Tage kennt, aber man weiß nicht, ob derjenige das wieder weitererzählt... ich mein, so allgemeine Sachen, daß man sagt, o.k., Sie müssen zum Röntgen und das wird gemacht und jenes, aber was, sagen wir mal die... was weiß ich jetzt, irgendeine Therapie betrifft, die der Patient machen muß oder sollte, jetzt beim Alkoholiker, da bin ich auch dafür, daß das der Arzt, daß er den Patienten rausholt, oder den anderen Patienten bittet rauszugehen. Ich würde den Arzt bitten, das draußen zu machen. Ich glaub, hier auf der Station würden sie es machen» *(18).*

Persönliches darf nie vor anderen besprochen werden

Für einige Patienten war das öffentliche Befragtwerden Grund zu großer Besorgnis, und sie stimmten darin überein, daß persönliche Dinge im Arztzimmer besprochen werden sollten. Eine ältere Dame wollte nicht, daß Information über ihre Krankengeschichte und ihre Gefühle verbreitet wurde, was leider im Krankenhaus sein müsse, «sonst bekommt der Arzt ja kein Bild von mir; also der Arzt wird sich wahrscheinlich noch schneller ein Bild davon machen als die Krankenschwester, die dann nur ausführt, nicht». Alle ihre Daten gingen nur sie und ihren Arzt etwas an, nicht die anderen Patienten. «Datenschutz ist doch total hin, wenn alle mithören, was ich habe, nicht.» Untersuchungen und das Aufnehmen der Krankengeschichte sollte im Arztzimmer geschehen, was nicht teuer wäre und auch nicht mehr Zeit in Anspruch nehmen würde. Sie war während der Visiten auch so abgelenkt, daß sie sich nicht konzentrieren konnte und vergaß, was sie eigentlich fragen wollte. «Vieles scheint auf einmal nicht mehr wichtig». Sie machte jedoch Ausnahmen, wenn sie merkte, daß ihr eine Krankenschwester wirklich helfen wollte. Dann machte es nicht so viel aus, über Privates zu sprechen (2). Eine Patientin fand es sehr peinlich, persönliche Informationen vor anderen preiszugeben:

> «Da ist die Aufnahme, man ist mit zwei oder drei Patienten im Zimmer. Dann kommt der Arzt und sagt, er muß den Aufnahmebogen ausfüllen, im Krankenzimmer, wie heißen Sie, wie groß, wie schwer, welche Krankheiten usw. Sicher wird leise gesprochen, aber es ist peinlich. Meine Mutter hat das z.B. verweigert und hat gesagt, sie möchte vor den ganzen Patienten nicht ihr Leben da so ausbreiten. Teilweise ist das eigentlich... die Ärzte denken nicht, und zweitens hat man nur zwei Arztsprechzimmer auf der Station, und die sind dann meistens belegt, überfüllt oder sonst was. Ich seh es ein, aber es muß nicht sein. Das ist peinlich. [Und die anderen hören mit], ob sie wollen oder nicht, die hören mit, das ist ganz klar. Überhaupt, wenn man im Krankenhaus ist, kriegt man solche Ohren. Das ist wie im Gefängnis, alle Parolen hören Sie sofort durch. Es ist schlimm... es geht niemanden etwas an, aber es muß sein» *(14)*.

Ein Patient schlug vor, Patienten, die nicht gehen können, sollten in ihrem Bett ins Arztzimmer gefahren werden, um etwas Privatsphäre zu haben (10). «Da sagen vielleicht Leute, daß sie das nicht stört, aber ich glaube, im Grunde genommen berührt das jeden. Der eine hat vielleicht einen härteren Kern, aber irgendwie und irgendwo trifft es den auch» (18).

Die Fälle anderer Patienten sind nicht so interessant

Das Interesse an den Fällen anderer war unterschiedlich. Einige betonten, daß sie selbst oder andere sowieso nicht zuhören würden (1), daß sie überhaupt nicht interessiert seien (12) oder daß sie es peinlich fänden, bei Besprechungen anderer zuzuhören (15).

Es bleibt einem nichts anderes übrig als zuzuhören

Man hört nicht direkt zu, kann aber nichts gegen ein Mithören tun (5). «Da bleibt dir ja gar nichts anderes übrig [als mitzuhören], weil du mußt ja, es ist ja still drinnen, es läuft ja nichts, weil der Doktor sonst nichts hört, da mach ich den Radio aus, wenn ich den Radio laufen hab, so oder so, dann hörst du das einfach mit da, da bleibt dir ja gar nichts übrig dabei» (10).

Manche Leute sind neugierig

Ein Patient betonte, er würde nicht zuhören, aber es gebe sehr wohl neugierige Menschen, «Krankheiten sind sehr interessant» (11).

Anderen Besprechungen zuzuhören ist sehr unangenehm
für den betreffenden Patienten und den Zuhörer

Andere versuchten, nicht bei solchen Themen zuzuhören, die andere Patienten in Verlegenheit bringen konnten (1; 10), oder die ängstigend oder abstoßend waren (10). Eine Patientin benutzte die Ohrhörer ihres Radios, um nicht den Gesprächen ihrer Nachbarin zuhören zu müssen. Sie hatte viel Mitleid mit ihr und war durch diese Anteilnahme sehr mitgenommen (2).

Es ist gut, wenn man über die anderen Patienten Bescheid weiß

Auf der anderen Seite gab es auch Patienten, die gerne hörten, was anderen fehlte, da sie ihre Erfahrungen austauschen könnten (9), oder sie dadurch in der Lage seien, sich besser kennenzulernen, mitzufühlen oder besser auf den anderen Rücksicht zu nehmen (19).

Patienten sollten jeden kennen, der an der Visite teilnimmt

Zwei andere Bemerkungen über die Visite sollen hier angeführt werden. Ein Patient schätzte es sehr, daß die Gruppen generell klein waren, und daß er normalerweise gefragt wurde, ob Medizinstudenten teilnehmen dürften (6), ein anderer Patient fühlte sich nicht wohl, wenn ihm Unbekannte an der Visite teilnahmen: «Manchmal kommt dann wieder ein Neuer dazu, und ich weiß momentan nicht, wer das ist. Das stört mich schon, weil man doch nicht weiß, was das für einer ist» (5).

Privatsphäre mit Besuchern

Besuchszeiten sind für die meisten Patienten eine willkommene Abwechslung im Krankenhausalltag. Abgesehen von ungeplanten Besuchen von Freunden und Verwandten werden die Besuchszeiten häufig genutzt, um wichtige Privatangelegenheiten zu besprechen.

Es gibt Möglichkeiten, etwas Privatsphäre mit Besuchern zu erreichen

Nur wenige Patienten fanden, sie hätten genug Privatsphäre mit ihren Besuchern (15; 16; 19; 20), eine Patientin (12) hatte nichts Privates zu besprechen. Eine Dame hatte kein Problem, da ihre Besucher «so intelligent waren, daß sie auf einen ganz kleinen Wink reagieren», sie das Ganze überspielte oder vertagte, oder den Raum verlassen würde (4). Einem anderen Patienten machte es nichts aus, Privates vor anderen zu diskutieren, da er keine großen Geheimnisse zu erzählen habe. Wenn notwendig, könne er telefonieren, wobei er andere Worte verwenden würde, oder er würde das Gespräch vertagen (9). Drei Patienten, die genug Privatsphäre hatten, gaben zu, daß sie dieses Privileg nicht hätten, wären sie in einem größeren Zimmer (15), wo man flüstern oder Zeichen machen müßte und auch am Telefon nicht frei sprechen konnte (19), oder wo sie das Zimmer verlassen müßte, da sie sich immer belauscht fühlen würde (16).

Ein Patient hatte nur dann etwas Privatsphäre mit seinen Besuchern, wenn der zweite Patient das Zimmer verließ (11). Flüstern, das Zimmer verlassen oder bis nach der Entlassung warten, waren Lösungen, die den Patienten einfielen (6; 18). Ein Patient setzte diese Vorschläge in die Tat um, fand die Notwendigkeit aber lästig (10). «Besonders Familienangelegenheiten sollten nicht vor anderen besprochen werden», erklärte ein Patient, der generell den Raum verließ, um mit seiner Frau zu sprechen, der aber auch an Flüstern oder Telefonieren dachte. Er war aber sicher, daß Mitpatienten nicht jedes Wort mithören konnten (3). «[Privatsphäre mit Besuchern] gibt's auf gar keinen Fall. Die andern müssen ja fast zuhören. Es sei denn, daß alle Besucher haben, da hat keiner Zeit zum Mithören...» (14).

«Ach, das ist weniger, daß man Privates, aber, man muß halt leise reden, wenn jeder Besuch hat, gelt, das ist dann schon..., da stehen so viel da, und du hörst es schon, auch wenn du es nicht hören möchtest, aber irgendwie kriegst du es auch mit. Man könnte evtl. den Kopfhörer aufsetzen und Fernseh schauen. Ich muß Fernseh schauen, damit ich die anderen nicht höre. Aber sonst müßte man ein Einzelzimmer haben. Aber so empfindlich bin ich auch wieder nicht» *(13).*

Eine Dame wies darauf hin, daß sie nichts mitbekomme und auch nicht zuhöre, wenn sich andere unterhielten (4).

Bettlägerige Patienten haben keine Privatsphäre mit Besuchern

Bettlägerige Patienten haben jedoch überhaupt keine Privatsphäre mit ihren Besuchern (1; 16), was sich ein Patient als sehr unangenehm vorstellte (7).

Es gibt nicht genug Tagesräume

Der Mangel an geeigneten Tagesräumen, in denen Patienten mit ihren Besuchern reden konnten, wurde kritisiert (1; 2; 18).

Besucher anderer Patienten können zur Plage werden

Besucher anderer Patienten wurden manchmal als größere Belästigung gesehen (7), besonders wenn zu viele in einem sowieso zu kleinen Zimmer versammelt waren (15). Ein Patient fühlte sich gestört durch einen Mitpatienten, der Lehrer war, seine gesamte Arbeit mit ins Krankenhaus brachte und jeden Tag von fünf oder sechs Kollegen besucht wurde. Er war sicher, daß dieser Patient im Gegensatz zu ihm sehr glücklich dabei war (6). Eine andere Dame war nicht generell gegen Besucher, aber sie fühlte sich durch Besucher anderer Patienten gestört:

> «da war z.B. eine ältere Frau aus dem Bayerischen Wald, die hatte nun sehr viel Kinder und sehr viel Enkelkinder, also da war von früh bis abends keine Ruhe. Also das ist schon störend, ja. Also ich hab nichts gegen... ich hab auch nichts gesagt, aber das geht einem schon irgendwie auf die Nerven, wenn man selber krank ist» *(8)*.

Eine Dame beschrieb ihre Erfahrung mit Besuchern:

> «Die Mitpatientin hatte Geburtstag vorgestern, da waren ganz viele Leute da, alle fragten sie aus... Das muß für sie auch nicht schön sein. Ich kann bloß leider nicht rausgehen... Aber ich hab's in X erlebt, das ist für mich heute immer noch ein Trauma. Da ist ne junge Bäuerin, die ist verunglückt und muß aber sehr bekannt gewesen sein. Sie ist zusammengefallen, wie sie immer so erzählte, und jetzt kamen die ganzen Vorstände von Kirchen und allem möglichen und sie hatte mindestens 30 Leute zu Besuch, und ununterbrochen bekam ich dann, die alleine lag, weil ich niemand zu Besuch hatte, bekam ich dann die Krankengeschichte zu hören, wie alles passierte. Und wenn das dreißig-, vierzigmal am Tag geschieht, das ist dann so, dann können Sie eigentlich das nicht mehr hören, und Sie verlieren auch das ganze Mitleid, mit dem was ihr passiert ist, nicht, weil das zu oft gehört wird» *(2)*.

Privatsphäre am Telefon

Auch wenn einige Patienten den Versuch machten, das Telefon für Privatangelegenheiten zu verwenden (3; 6) oder es nur für Unwesentliches benutzten (18), so blieb doch das Problem, und ganz besonders in großen Zimmern, daß andere Patienten zuhören konnten (19). Sie könnte wohl mehr am Telefon sagen, wenn sie flüstern würde, erklärte eine Patientin, aber es sei nur ein Telefon im Zimmer und das sei nicht sehr hilfreich, wenn mehrere bettlägerig seien. «Das Telefon ist auch hier immer noch ein Luxus...» (14). Obwohl sie nur zu zweit in einem Zimmer war, fühlte sich eine andere Patientin nicht wohl, wenn sie vor anderen telefonieren mußte, da es so viel mehr beinhalte:

«Da ist immer jemand, der zuhört, die mich dann auch anschließend fragt, <wer war das?>... die dann fragt, <wer war das, und das ist aber ein teures Gespräch aus Düsseldorf und so lange>, usw. Sie nimmt da dann Anteil und würde sich wahrscheinlich komisch vorkommen, wenn sie keinen Anteil nimmt, weil sie dies ja hört. Das ist sehr schwierig. Und da versuch ich, das so halbwegs zu erklären, das war meine Tochter... und ich hab mich auch entschuldigt, daß mein Enkel um halb zehn noch angerufen hat von der Uni her, seine Eltern waren in Spanien, nu wollte er mir sagen, <die wissen, daß du krank bist> und so etwas alles, nicht. Und dann hab ich ein schlechtes Gewissen, daß er um halb zehn noch anruft... Ich muß ja auch was sagen, sie würde mich ja anschauen und denken... vielleicht würde sie auch unglücklich sein, weil sie gewohnt ist, daß sie immer nachfragt, sie kommt wahrscheinlich so aus solcher Familie, da wo man sich alles erzählt, nicht» *(2)*.

Ein anderer Patient, der unfreiwillig in einem Vierbettzimmer war, beklagte sich:

«Telefonieren ist ein großes Problem hier. Bei mir ist gewerblich viel zu tun, und auch mit großen Sachen zu tun, und dann möchtest du telefonieren, ein jeder hört mit, und dann schalten sie direkt den Fernseher ab oder ganz runter, dann hören sie mit, nachher fragen sie dich, <ja was hast denn du in deinem Kopf>... Wenn man ans Telefon gehen kann, dann gehts ja, nicht, da ruft man zu Hause an und bespricht, was ist, dann geht es ja, aber am Telefon drinnen in Zimmer ist es ja dasselbe. Wenn ich heute Anrufe bekomme von auswärts, dann hört der einfach das mit, weil der neben mir, der weiß ja auch nicht genau, wer da anruft. Dann ist das manchmal auch ein wichtiger Anruf. Die überlegen sich was aus den Antworten. Da sind ein paar gescheite Leute auch dabei und die sagen, <ja Mensch, was machts du denn, was hat der im Kopf überhaupt?>... Ich wär sofort in ein Zweibettzimmer rein, weil, wenn es wichtig ist, da kann man mit dem Herrn einmal reden, der eine, der drin ist, und sagen, <möchtest du so gut sein und mal fünf Minuten rausgehen, ich hab was Dringendes zum Telefonieren>, dann hat der auch Verständnis und geht raus, aber du kannst nicht drei rausschmeißen. Und wenn einer noch irgendwie mit Flaschen angebunden ist, Infusionen oder was bekommt, das geht ja gar nicht, das kann man auch gar nicht verlangen» *(10)*.

Diskretion
im Zusammenhang mit Patientenangelegenheiten

Während eine Patientin auf dem Gang spazieren ging, beobachtete sie, wie Pflegeschülerinnen über Vorfälle, die sie in einem Patientenzimmer gesehen hatten, kicherten und lachten, was sie sehr bestürzend fand, da es nicht passieren sollte, daß Patienten derartiges mitbekommen. Sie nahm an, daß dies ein Abwehrverhalten war, «das sollten die Stationsschwestern dann zumindest diesen jungen

Leuten sagen, das können sie, wenn sie nachher in ihrem Zimmer sind und im Schwesternzimmer... sie brauchen ja auch ein Abflußventil, wenn sie da so getriezt werden und so, nicht». Sie fürchtete, die Schülerinnen können in der gleichen Weise über sie lachen (2).

5. Persönliche Autonomie

Die Themen, die hier angesprochen werden, kamen ausschließlich von den Patienten und waren nicht ein Teil des vorbereiteten Interviewbogens. Trotzdem wurde diese Information hier aufgenommen, weil sie für die Patienten sehr wichtig zu sein schien. Die Patienten fanden, daß Autonomie, die Möglichkeit, Entscheidungen, die sie selbst betrafen, zu treffen, und als Person ernstgenommen zu werden, auch mit Privatsphäre zu tun hatten.

Patienten geben ihre Persönlichkeit auf und spielen eine Rolle

Eine Dame fand es erstaunlich, wie schnell man sich an die Krankenhaussituation anpasse, seine Persönlichkeit aufgebe und «Patient» spiele. Sie spiele die gleiche Rolle wie schon vor sechs Jahren einmal. «Der Patient ist ausgeliefert und paßt sich an» (2).

Patienten werden nicht als Persönlichkeiten respektiert

Pflegekräfte nennen alte Patienten immer noch Oma und Opa und sagen: jetzt tun *wir* das und jenes. «Die gewöhnen sich das wahrscheinlich auch nicht ab» (2). Ein anderer Patient fand sich nicht ernstgenommen, als er in seinem Bett lange auf dem Gang warten mußte und von Besuchern angestarrt wurde (6).

Patienten sind gezwungen, ihren persönlichen Tagesablauf zu ändern

Eine Patientin war gezwungen, ihren persönlichen Tagesablauf im Krankenhaus zu ändern. Zu Hause war sie es gewohnt, ihre schriftstellerische Tätigkeit spätabends aufzunehmen (2).

Die Information im Krankenhaus ist unzureichend

Einige Patienten sahen sich im Krankenhaus nicht ausreichend informiert. Information gab es nur, wenn der Patient ausdrücklich danach verlangte. Ärzte sollten ihre Ausdrucksweise modifizieren, damit die Patienten den Erklärungen folgen könnten; «es hat auch mit Privatsphäre zu tun, einen als mündigen

Menschen zu behandeln» (2). Ein älterer Herr vermißte es, informiert zu werden, wenn die Pflegekräfte bestimmte Dinge nicht tun könnten:

«... die Schwestern sind außerordentlich nett, wenn man aber was will, sie sagen nicht, warum sie etwas nicht machen, gar nichts. Ich versteh ja, daß sie was nicht machen können, weil sie keine Zeit haben. Im Moment ist diese Abteilung wahrscheinlich ziemlich unterbesetzt ... aber sie sagen nicht, warum sie nicht kommen, <ja, wir kommen>, und dann kann ich in einer halben Stunde noch einmal klingeln, aber sie hat immer noch nicht gesagt ... Sie kann ja sagen, warum sie nicht kann. Die Information fehlt» *(15).*

Pflegekräfte berücksichtigen persönliche Wünsche

Eine Patientin schätzte es sehr, daß die Pflegekräfte ihren Wunsch berücksichtigten, nicht an den OP-Tisch geschnallt zu werden, bevor sie die Narkose bekam, da sie in dieser Situation in Panik gerate (14).

Es gibt keine Auswahl der Speisen

Die gleiche Patientin fand es nicht so gut, daß sie nicht aussuchen konnte, was sie essen wollte, sondern die Wahl eines anderen akzeptieren mußte, und sie wußte, daß viele Patienten genauso dachten (14).

Andere Patienten können einen in eine belastende Situation bringen

Eine Dame war damit konfrontiert, daß eine andere Patientin, die sie nicht kannte, ihre Zahnprothesen herausnahm und sie bat, sie zu reinigen. Sie fand dies schrecklich, hatte aber das Gefühl, sie müsse dem Wunsch nachgeben (2). Einen anderen Patienten belastete es sehr, andere Patienten leiden zu sehen (3).

Mißtrauen gegenüber der Hygiene im Krankenhaus

Eine Dame gab zu, sie war außerordentlich empfindlich, was die Hygiene anbetraf:

«ich hab früher einen Ehekrach gehabt, weil mein Mann mit dem gleichen Löffel etwas umgerührt hat, wo er abgeschmeckt hat, meine Kinder erzählen es mir immer noch. Ich hab mich immer noch nicht geändert. Letztens sagten mir meine Kinder, <wie kannst du dich nur so anstellen?> Und wenn Sie mit dieser Einstellung in ein Krankenhaus kommen ... Und jetzt kann ich aufstehen, jetzt kann ich noch den Löffel abwischen, obwohl es Quatsch ist, denn ich schätze, daß die sauber sind, aber ich hoffe [lacht] ... Wenn sie dann mit so einer [Wasch]schüssel ankommen, man weiß nicht, ob die vorher von jemand anders noch,

90

also wenn einer so ist wie ich, also ich glaub nicht, daß alle so sind, aber, daß ich dann gedacht habe, meine Güte, das sieht aus als ob da noch ein bißchen Seife dran ist, und wenn man noch so krank ist, ich schau da hin, wenn Sie so veranlagt sind, nicht... Was mich stört, daß mit einem Lappen also, ich sag immer diese <Ein-Tuch-Hausfrauen>, daß mit einem Tuch alles, da werden die Lampen abgewischt, da wird der Tisch abgewischt, das Bett, da geht die Putzfrau mit dem Dings einmal so drüber, und das stört mich... daß ich gesagt hab, <lassen Sie das mal, ich mach nachher>, und hab das mit dem Tempotaschen- tuch, wo ich gekleckert hab, selbst weggewischt, nicht, da liegt mal aus Versehen eine Tablette, oder da fällt was runter, was ich in den Mund nehme, bin ich nicht so begei- stert...» (2).

Ein anderer Patient war über die Sauberkeit von Badewanne und Dusche besorgt und verlangte, daß ein Pfleger oder irgendjemand vom Personal dafür sorgen sollte, daß alles nach Gebrauch saubergemacht werde (10). Andere Pa- tienten mochten nicht gerne Essen oder Getränke offen auf dem Nachttisch lassen, besonders über Nacht, da man ja so viel über Krankenhauskeime lese (3) und man nie wisse, ob das nicht jemand anfasse (14).

«Also das mit der Hygiene find ich nicht gut hier, das muß ich ehrlich sagen, also das ist ein Punkt, wo, naja... Also ich mußte z.B. den Leibstuhl, also wie der reingekommen ist zu mir, hab ich den erst einmal mit Desinfektionsspray überall geputzt, weil ich ja nicht weiß, wer da vorher draufgesessen ist. Und ich weiß, mit höchster Wahrscheinlichkeit wird der nur mit einem feuchten Lappen abgewischt, und das genügt mir nicht in dem Fall. Der war nicht verschmutzt, aber es war das Gefühl, es könnte, wer da jetzt draufgesessen hat, und er wird ja praktisch nur mit einem feuchten Lappen abgewischt, und das ist für mich grauslig» *(16)*.

6. Angst
vor körperlicher Entblößung

In diesem Abschnitt wurden die Patienten gefragt, ob ihrem Bedürfnis, bei bestimmten Angelegenheiten angemessen bedeckt oder abgeschirmt zu sein, nachgekommen wurde. Die folgenden Themen kamen zum Vorschein:

– die sanitären Einrichtungen im Krankenhaus

– gewaschen werden

– Behandlung des Intimbereichs

– Ausscheidung

– persönliche Hygiene von andersgeschlechtlichen Pflegepersonen durchgeführt

– Wandschirme/Vorhänge

– Öffnen der Tür ohne Warnung

– Tragen von OP-Hemden

– die Ärzte versetzen sich nicht in die Situation der Patienten

– Kontrolle über den eigenen Körper

Die sanitären Einrichtungen im Krankenhaus

Abgesehen von Patienten in Einzelzimmern mit angeschlossener Naßzelle, mußten die Patienten normalerweise entweder die Einrichtungen auf den Gang oder in den Naßzellen teilen. Dieses Teilen war ein Problem für eine Reihe von Patienten.

Es macht nichts, die Toiletten mit anderen zu teilen

Zwei Damen in Neubau, eine in einem Vierbettzimmer, die andere in einem Zweibettzimmer, störte es nicht, die Toiletten zu teilen. Die erste dachte, es sei zu viel verlangt, eine eigene Toilette für jeden Patienten zu erwarten (4), die andere fand es akzeptabel, da sie nur zu zweit in einem Zimmer seien (13). Zwei

92

Herren, die Toiletten auf dem Gang benutzen mußten, störte es auch nicht weiter (3; 6),

> «Nein, weil ich sag, es ist ja abgeschirmt, jede einzelne Kabine, nein, da hab ich noch nie Beschwerden gehabt. Das ist ein Raum mit drei Klos. Jedes Klo ist in einer Kabine, da machts ja nichts aus. Vielleicht stört ältere Leute Geräusche oder der Geruch. Mir hat das noch nie was ausgemacht» *(3)*.

Es ist unangenehm, die Toiletten mit anderen zu teilen

Andere Patienten waren nicht so begeistert, Toiletten und Badezimmer mit anderen zu teilen (9). Es war vor allem eine Sache der Hygiene, die als unzureichend angesehen wurde, wenn man die Anzahl der Patienten berücksichtige. Eine Patientin fand es ziemlich schrecklich, die Toilette mit anderen zu teilen. Bis zu dem Zeitpunkt konnte sie noch aufstehen und die Toilette desinfizieren. «Da setz ich mich aufs Klo, und gerade eben war das Stoma da, das sind so Dinge...». Sie nahm an, daß es der anderen Patientin auch nicht recht war (2).

Die Vierbettzimmer im Neubau hatten jeweils zwei Naßzellen. Ein Patient mochte das nicht, weil «da geht einer kreuz und quer, da sind jetzt zwar zwei Toiletten drin, der eine geht dort rein, der andere dort». Er fand, er hatte keine Kontrolle darüber, wer welche Toilette benutzte, und fand das unhygienisch. Er fand deshalb einen Ausweg darin, daß er die Besuchertoilette benutzte. «Die sind wirklich sauber, und da geh ich dann hin. Ich geh halt im Krankenhaus rum und such mir so eine Besuchertoilette, weil die sind sauber und frisch und kühl drin, und da fehlt nix.» (10). Eine andere Patientin hatte Probleme, das Bad mit einer Dame zu benutzen, von der sie annahm, daß sie nicht sehr sauber war. Sie könne die Dusche nur unmittelbar, nachdem die Putzfrau fertig war, benutzen, da die andere Patientin überall Papierfetzchen herumwerfe und die Dusche dann voll davon sei. Zuvor habe sie eine alte Dame im Zimmer, die sehr unsauber sei, die aber nichts dafür könne. So nehme sie immer einen Lappen und reinige die Toilette. Sie tue es, finde es aber äußerst unangenehm (18). Eine ältere Dame, die jetzt eine Naßzelle hatte, erinnerte sich an die Zeit, als sie die Toilette auf dem Gang benutzen mußte. Andere Leute rauchten dort ständig, was sie abstoßend fand, und sie fürchtete sich immer, diese Toilette zu benutzen (8).

Die Waschgelegenheiten sind unzureichend

Nur ein Waschbecken im Zimmer zu haben war für die Patienten im Altbau ein großes Übel. Entweder war es zu eng, um mit dem Nachtstuhl Platz zu haben (11), die Vorhänge schlossen nicht ausreichend (5), oder das Waschen am Waschbecken selbst reiche nicht aus für die persönlichen Sauberkeitsbedürfnisse (17). Ein Patient vermutete, daß das Waschbecken nicht sauber sei und schlug vor, daß jeder Patient das Becken nach Gebrauch schrubben solle. Er hätte gerne sein eigenes Waschbecken, für das er verantwortlich wäre. Jetzt umgehe er die Sache, indem er am Morgen der erste am Waschbecken sei, wobei er das Becken sorgfältig überprüfe. «Hygiene ist kein Luxus», betonte er (3).

Naßzellen werden bevorzugt

Ein Grund dafür, warum Patienten Naßzellen bevorzugten, waren zum Teil die langen Wege, die sie zu den Toiletten auf dem Gang gehen mußten (2; 5; 8; 18). Letztere Patientin sah die Distanz als ein besonderes Problem für chirurgische Patienten oder Patienten mit Krücken. Für einen anderen Patienten war das Nichtvorhandensein einer Naßzelle ein komplexes Problem. Er konnte nicht zu den Toiletten gehen, da sie zu weit entfernt waren und er für jeden Schritt Hilfe brauchte. Die Toiletten waren für ihn das schlimmste auf der Station, weil sie zu schmal seien, um mit dem Nachtstuhl hineinzufahren, und weil es viel zu wenige gebe. Er hatte auch nicht seinen eigenen Nachtstuhl, da es nur einen mit Rädern gab, den er aber bräuchte, um überall hingeschoben werden zu können. Eine Naßzelle könnte er alleine mit dem Nachtstuhl betreten, es wäre auch genug Platz. Er erklärte, daß heutzutage Naßzellen ein absolutes Muß seien. «Wer geht heute noch in ein Hotel, wo er keine Naßzelle hat?» (15).

Patienten, die das Glück hatten, im Neubau zu sein und Naßzellen zu haben, beklagten einige Imperfektionen bezüglich ihrer Privatsphäre. Durch einen technischen Fehler waren die Toiletten nicht schalldicht und hatten keine funktionierende Belüftung. Das ganze Zimmer roch nach der Benützung der Toilette und beide Probleme waren sehr unangenehm (7). Ein Patient fand die Möglichkeit, gehört zu werden, sehr unangenehm (10). Eine Dame hatte das gleiche Problem:

> «Ja, das stört mich wahnsinnig. Die Belüftung ist gleich null, entweder funktioniert sie nicht, also ich hab, man hört auch nichts, wenn man da irgendwie das Licht anmacht oder so, man hört nichts. Und es stinkt halt auch das ganze Zimmer. Es geht der ganze Gestank geht ins Zimmer rein. Und wenn man dann jemand noch drin hat, der das Fenster nicht aufmacht, das ist dann erstens einmal unangenehm für einen selber, und dann wenn der Besuch kommt übers Wochenende, sehr unangenehm, nicht. Und man hört auch alles, man hört alles durch. Also ich muß sagen, ich laß einfach immer das Wasser laufen [lacht]... und wie gesagt, man kann immer das Wasser laufen lassen, daß man es nicht so hört» *(18)*.

Generell jedoch bevorzugten die Patienten die modernen Einrichtungen im Neubau des Krankenhauses.

Gewaschen werden

Das Aufrechterhalten der persönlichen Sauberkeit wird von den meisten Menschen hinter verschlossenen Türen erledigt. Im Krankenhaus sind jedoch die Patienten oft auf die Hilfe anderer angewiesen, und eine private Aktion wird zum öffentlichen Ereignis.

Gewaschen werden ist nicht so schlimm

Einigen Patienten machte es nichts aus, von einer Pflegekraft gewaschen zu werden oder sich selbst im Bett zu waschen (6; 15; 19). Eine Patientin störte es generell nicht, abgesehen von einem peinlichen Zwischenfall auf der Intensivstation, wo ein Zivildienstleistender sie waschen mußte. Sie hatte ihre Periode, und er entfernte den Tampon (18).

Es ist unangenehm, von Fremden gewaschen zu werden

Für eine Reihe von Patienten war es sehr unangenehm, von jemand anderem gewaschen zu werden (1; 2; 3; 5; 13; 14; 16). Die Aussicht, sich nach ihrer Operation nicht selbst waschen zu können, erfüllte eine Patientin mit großer Sorge (13). Andere dachten, obwohl es unangenehm sei, gewöhne man sich doch nach einer Weile daran (10; 20). Der erste dieser Patienten schob die Schuld für diese Indifferenz auf die vielen Medikamente, die er bekam. Ein Patient löste das schwierige Problem folgendermaßen:

> «Ja, also ich mach das folgendermaßen, daß ich in erster Linie mir nur die Körperteile waschen lasse, die normal sind, wie den Rücken, evtl. hier in dem Bereich [Oberkörper], im vorderen Bereich, was den Intimbereich anbelangt, da wasch ich mich selbst, soweit es natürlich möglich ist. Wenn ich mich nicht waschen könnte, dann ist es natürlich so, daß ich dann eher schau, daß ich dann eben eine nahe Verwandte, Bekannte oder Sohn, <jetzt wascht du mich da>, aber anders?...» *(17).*

Behandlung im Intimbereich

Im Intimbereich gewaschen werden ist eine unangenehme Sache (3). Ein alter Herr stimmte dem zu und wollte diese «peinlichen» Tätigkeiten wie waschen, Rasur zur OP-Vorbereitung oder Katheterisieren dann wenigstens von einem Pfleger erledigt haben (15). Alleine die Idee, einen Katheter gelegt zu bekommen, versetzte eine Patientin derart in Panik, daß sie am liebsten weglaufen würde (13). Ein Patient hatte vor einigen Jahren ein unangenehmes Erlebnis, als eine Koloskopie nötig war und er nicht mitgeteilt bekam, daß eine größere

Zuschauerschaft zu erwarten war. Die Untersuchung fing an, als plötzlich viele Leute erschienen. Der Patient war zwar abgeschirmt, der Zweck der Wandschirme war aber, daß er die Zuschauer nicht sehen konnte. Er stellte fest, daß dies fast jedem Patienten passierte, und fand das sehr störend.

Verlegenheit durch eine Behandlung im Intimbereich sei nur anfänglich ein Thema, später gewöhne man sich daran (7). Eine Dame erzählte, daß es jedes Mal ein großes Problem für sie sei, wenn etwas in ihrem Intimbereich gemacht werden mußte, wie z.B. eine Bettschüssel benützen oder ein rektales Thermometer, oder auch gynäkologische oder rektale Untersuchungen. Sie versuchte, der Person Vertrauen entgegenzubringen und meinte, es wäre falsche Scham, wenn z.B. dadurch eine ernste Krankheit nicht entdeckt würde, nur weil sie sich genierte (4). Eine ältere Patientin versuchte ihre Kolostomie wann immer möglich alleine zu versorgen (20). Präoperativ rasiert zu werden war für einen Patienten kein Problem, aber er versetzte sich in die Lage der jeweiligen Krankenschwester und dachte, daß es für so eine junge Schwester eher unangenehm sein müsse, einen Mann zu rasieren (19).

Ausscheidung

Ein Krankenhausaufenthalt bedeutet für viele Patienten, daß die Privatsphäre, in der normalerweise Ausscheidungsfunktionen stattfinden, nicht mehr selbstverständlich ist. Vielerlei Gründe können einen Patienten dazu zwingen, Urinflaschen, Bettschüsseln oder Nachtstühle zu verwenden, und seine Ausscheidung wird plötzlich zu einem Ereignis für Fremde. Einige hatten bereits Erfahrung damit, andere hatten Angst davor, sich in einer derartigen Situation wiederzufinden.

Es ist überaus peinlich, Bettschüssel oder Nachtstuhl verwenden zu müssen

Nach seiner Operation mußte ein junger Mann Bettschüssel und Nachtstuhl verwenden. Er war abgeschirmt, da er hinter dem Vorhang am Waschbecken saß, er fand es aber trotzdem unangenehm, da der Geruch die anderen Mitpatienten belästige (5). Er sei nicht prüde, aber dies seien sehr persönliche Dinge, sagte ein anderer Patient, und bezog sich auf seine absolute Abneigung gegen Bettschüssel und Nachtstuhl. Er mußte beides einmal verwenden, die Bettschüssel mit Wandschirm, den Nachtstuhl ohne (6). Als äußerst unangenehm beschrieben zwei weitere Patienten die Situation (8; 9), der letztere fügte hinzu, daß es keinen Unterschied in der Peinlichkeit gebe zwischen Bettschüssel und Nachtstuhl. Er stellte sich aber immer vor, daß jeder in die Situation kommen könnte. Er müsse das tolerieren und erwarte das gleiche von den anderen. Ein älterer Herr erklärte, sogar für ihn als pensionierten Arzt sei es peinlich, den

Nachtstuhl zu benutzen (was er nun tun müsse), weil man die anderen Mitpatienten belästige (11). Von anderen gerochen zu werden war auch für eine Dame ein großes Problem. Sie verlasse das Zimmer, wenn eine Mitpatientin den Nachtstuhl benützen müsse, und sie wäre nicht sehr glücklich, wenn sie dann bettlägerig wäre (12). Einem älteren Herr war es besonders am Anfang peinlich, den Nachtstuhl vor den anderen zu benutzen. Urinflaschen könnten kaschiert werden im Gegensatz zu riechenden Nachtstühlen (15).

> «Dann der nächste Punkt, wenn man z.B. operiert ist, und man sagt, man soll auf die Schüssel gehen oder auf den Leibstuhl. Jetzt sind Sie mit drei oder vier im Zimmer, wenn Sie auch alle vom gleichen Geschlecht sind, ich find, ich find, früher hat's da so eine spanische Wand gegeben oder ein Paravent, der ist ganz leicht zum Handhaben, das einmal zum Hinstellen. Jeder hat im Zimmer gewußt, was der dahinter tut, aber man hat doch ein bißchen das Gefühl von Intimsphäre. So sitzt man da cora publica, und probieren Sie sich einmal den Hintern zu putzen vor allen Leuten, das ist schrecklich. Das ist eine der peinlichsten Situationen, die es gibt. Die Patienten müssen das aber, wo sollen sie denn sonst hin... Oder es ist z.B. ja mühselig, einen Besuch rauszukriegen, und ich geh immer von drei oder vier Patienten aus, eine muß auf die Schüssel. Jetzt ist das peinlich, wenn Besuch da ist, und ich muß aufs Klo. Ich muß also sagen, ich brauch die Schüssel, dann muß die Schwester allen sagen, ‹gehen Sie bitte hinaus›, wissen Sie, was da alles so ist... und ich bin der Verursacher [des Wirbels] und dann ist es ja so, Sie müssen ja nicht nur ‹klein› auf die Schüssel, Sie müssen ‹groß›, und da müßte gelüftet werden, weil ohne Duft geht das nirgends, Sie, das ist was Schlimmes, das ist schlimm. Das ist ganz, ganz schlimm. Da weiß man nicht, was man tun soll» *(14)*.

Obwohl eine junge Patientin, die den Nachtstuhl benutzen mußte, in einem Einzelzimmer lag, hatte sie doch keine rechte Privatsphäre, weil hinter dem Vorhang am Waschbecken kein Platz war für den Nachtstuhl. Die Idee, den Nachtstuhl vor anderen zu benutzen, erschien ihr abschreckend. Die Tatsache, daß man auf dem Nachtstuhl sitzen mußte, sei schlimm genug, aber sie konnte sich vorstellen, daß es mit einem Wandschirm einfacher sein müßte. «Die Ansicht ist unmöglich». Sie fühlte sich nicht wohl, wenn sie sich wusch oder auf der Toilette saß und besonders Fremde sie sehen konnten (16).

Ein Patient erinnerte sich, daß er nach einem Autounfall die Bettschüssel verwenden mußte, was schrecklich für ihn gewesen sei. Er hatte absolute Bettruhe, so stand er heimlich in der Nacht auf. Er war davon überzeugt, daß viele Patienten heimlich nachts zur Toilette gingen, um die Bettschüssel zu vermeiden. Er war nicht sicher, wie er heute zu diesem Problem stehen würde, aber er meinte, wenn sein Bettnachbar in der gleichen Situation wäre, würde es ihm wahrscheinlich nicht so viel ausmachen, auch ohne Wandschirm. Das Allerschlimmste wäre aber, wenn das gleiche vor Besuchern passierte. Am meisten fürchte er dabei den Geruch, obwohl das eigentlich etwas Natürliches sei (7).

Der Gebrauch von Bettschüssel oder Nachtstuhl war auch für eine Dame sehr peinlich, die unter allen Umständen versuchen würde, dies zu vermeiden. Müßte es aber sein, würde sie den Nachtstuhl bevorzugen, weil die Bettschüsseln eiskalt wären, weh täten, und man nie wußte, ob das Bett sauber blieb. Sie erzählte: «und da ist manch einer schon so gehemmt, daß da auf einmal alles weg ist, daß die Blase wieder zumacht und es geht nichts mehr». Auch wenn man zugedeckt sei, sei man mit einer Bettschüssel nicht besser bedient, da jeder wisse, was los sei, wenn sie herausgenommen werde (18).

Ein Herr in einem Einzelzimmer litt schrecklich, wenn er eine Bettschüssel benutzen mußte – das schlimmste, was ihm im Krankenhaus passieren könne – und er sagte, er könne es nicht aushalten, wenn andere Patienten im Zimmer seien. Es störe ihn aber nicht, wenn andere sie benutzten müßten (17).

Eine Dame erzählte, sie könnte die Bettschüssel gar nicht benutzen. Sie wußte nicht genau, was das Problem war, aber sie hatte Hemmungen. Sie erinnerte sich an einen Zwischenfall, wo sie die Bettschüssel benutzen sollte, aber nicht konnte, «obwohl es mir danach bald die Blase zerrissen hätte». Die Pflegekraft habe am Ende nachgegeben und sie zur Toilette begleitet (13).

Obwohl er nicht prüde sei, gab ein Patient zu, daß es da eine Sache gebe, die ihn wirklich beunruhigte. Er fand es sehr entwürdigend, die Bettschüssel für den Stuhlgang zu benutzen:

«das ist für mich das allerschlimmste, was mir in einem Krankenhaus passieren kann. Das ist das allerschlimmste. Weil da, ich weiß nicht, da bin ich dann doch wieder g'schamig, denk ich mir, mein Gott, jetzt muß die Schwester da... das ist, das kann man eigentlich gar nicht ausdrücken, wie einem da zumute ist. Also mir ist da zumute, daß ich einfach den ganzen Tag denk ich da dran, um Gottes Willen, nicht... Die Sache ist schlimm genug, das wär mir gleich, ob das ein Pfleger oder eine Schwester macht» *(19)*.

Ein Patient mußte die Bettschüssel vor langer Zeit in der Intensivstation verwenden. Er erinnerte sich daran, wie schlimm das für ihn gewesen sei. Er war nicht sicher, was er tun würde, wenn er jetzt eine bräuchte. Er dachte, er sei nicht in der Lage, das nochmals auszuhalten. «Entweder müßte ich wo alleine rein, oder daß sie was machen. Irgendwas müßten sie machen, das ginge gar nicht». Ein anderes Problem sei allein der Anblick eines Nachtstuhls. Er würde sich sofort beschweren, «tut mich aus dem Zimmer raus oder tut den raus oder irgendwas, macht irgendwas, weil das halt ich nicht aus» (10).

Eine Dame stimmte zu, daß der Gebrauch von Bettschüssel oder Nachtstuhl sehr peinlich sei, aber da jeder wisse, wie peinlich es ist, könne man das Problem durch angemessenes Verhalten lösen. Sie würde sich im voraus für etwaige Belästigungen entschuldigen, sie würden alle darüber lachen und es verstehen, und das sei es auch schon. Das nächste Mal habe eine andere den Mut, und zum Schluß sei es überhaupt kein Problem mehr (4).

Am Anfang sei ihre Kolostomie schrecklich für sie gewesen, erzählte eine ältere Dame. Sie habe es abstoßend gefunden, aber sie habe sich gezwungen, sie selbst zu versorgen. Mittlerweile sei sie daran gewöhnt und es störe sie auch nicht, wenn ein Pfleger sie versorge (20).

Es ist peinlich, den Inhalt von Drainagebeuteln preiszugeben

Katheter und Drains sind normalerweise mit Auffangbeuteln versehen. Der Inhalt dieser Beutel ist für jedermann sichtbar. Dies wurde für eine Dame zum Problem, besonders, wenn sie auf dem Gang spazierenging und viele Fremde unterwegs waren:

> «ich schäme mich, ich schäme mich. Ja, ja. Das ist... ich weiß nicht. Das ist was, was ich am schlechtesten verkrafte. So ein bißchen... Ich hab auch dann die Dinger, wenn sie am Bett gehängt sind, wenn Besuch gekommen ist, hab ich ein großes Badetuch genommen und hab das darübergehängt. Oben red ich und unten weiß ich nicht, was in den Beutel reinrinnt, ich merk das ja nicht. Aber es ist peinlich auch für den Besuch, der weiß nicht, wo er hinschauen soll. Und ich weiß es auch nicht. Mir ist das unangenehm, und ich weiß viele, denen ist es auch unangenehm, aber die sagen nichts» *(14)*.

Persönliche Hygiene von andersgeschlechtlichen Pflegekräften ausgeführt

Es wurde angenommen, daß einige Patienten Probleme damit haben würden, wenn eher persönliche Tätigkeiten von andersgeschlechtlichen Pflegekräften ausgeführt wurden.

Es gibt keinen Unterschied zwischen Krankenschwestern und Krankenpflegern

Eine Reihe von Patienten erklärten, es mache überhaupt keinen Unterschied, ob sie z.B. von einer Schwester oder einem Pfleger gewaschen würden (1; 3; 5; 6; 7; 9; 10; 15; 18). Eine ältere Dame war nie von einem Pfleger gewaschen worden, aber sie nahm an, daß Pfleger dies gewöhnt seien und es sie deshalb wahrscheinlich nicht stören würde. Von Schwestern gewaschen zu werden, sei ohnehin kein Problem, da alle Frauen gleich aussähen (12). Eine andere alte Dame meinte, diese alten Ideen seien überholt. «Ich gehe ja auch zum Masseur, zum Arzt. Wenn Leute ausgebildet sind, spielt das Geschlecht keine Rolle» (2). Ein Herr war erstaunt, wie wenig es den «jungen Mädchen» ausmachte, «ein alter Mann ist kein hübscher Mann, aber was soll's?», und er war sicher, daß die Krankenschwestern sehr neutral wären (15). Ein anderer Patient meinte, daß es Krankenschwestern nichts ausmachte, nackte Männer bzw. Krankenpflegern, nackte Frauen zu sehen, weil das ihr Job sei. Eine Krankenschwester habe sich diesen Beruf ausgesucht, und Teil davon sei es, nackte Männer zu sehen oder sie während des Waschens anzufassen (19). Eine ältere Patientin mußte einmal von einem Pfleger gewaschen werden. Zuerst habe sie Hemmungen gehabt, aber es stellte sich heraus, daß alles «natürlich, einfach und ohne Probleme» war. Seit dieser Erfahrung machte es ihr überhaupt nichts mehr aus. Im Gegensatz dazu wurde sie einmal von einer Diakonisse gewaschen, die sie vollständig entkleidete und von Kopf bis Fuß wusch. Das fand sie wirklich peinlich (8).

Pflegekräfte des eigenen Geschlechts werden bevorzugt

Andere Patienten wollten lieber von Pflegekräften des eigenen Geschlechts gewaschen werden (11; 13; 20). «Ich würde mich eher von einem Mann waschen lassen, das müßte schon sein, speziell vom Intimbereich. Über das andere, Rückenwaschen, das ist wieder was anderes. Das ist auch angenehmer [von Frauen] wie von Männern, weil die mehr Gefühl, möcht ich so sagen, zeigen, andere rubbeln dahin, daß du meinst, daß...» (17). Eine andere Dame bevorzugte Krankenschwestern, obwohl sie einige Pfleger getroffen hatte, die in besonders peinlichen Situationen sehr rücksichtsvoll und hilfreich gewesen seien (14).

> «Ich bin nicht prüde, aber ich glaube, daß man zu einer Schwester mehr Vertrauen hat, da wär noch eine Hemmschwelle zu überwinden. Manche sagen, es stört sie nicht, aber es stört sie schon» *(4)*.

Für eine junge Patientin war es absolut unvorstellbar, von einem Pfleger gewaschen zu werden. Sie fand, es sei peinlicher für jüngere Frauen, älteren wäre es eigentlich eher egal (16). Obwohl es einer weiteren Patientin nichts ausmachte, von einem Pfleger gewaschen zu werden, würde sie, sollte sie Hilfe bei der Ausscheidung benötigen, eine Krankenschwester bevorzugen. Im Gegensatz zu ersterer Patientin meinte sie, je älter die Frauen wären, desto lieber hätten sie eine Krankenschwester (18).

Wandschirme/Vorhänge

Die Patienten wurden gefragt, ob sie bei bestimmten Gelegenheiten gerne abgeschirmt wären. Die Antworten können in drei Kategorien geteilt werden:

1. Wandschirme sind nicht notwendig,

2. Wandschirme sind absolut notwendig, und

3. das Sonderproblem der Wandschirme für Untersuchungen und Verbandswechsel.

Wandschirme sind nicht notwendig

Einige Patienten fanden Vorhänge oder Wandschirme zwischen den Betten unnötig (4; 8; 9; 12). Ein älterer Patient meinte, er hätte früher sicher einen Wandschirm gewollt, aber er habe das Gefühl längst abgelegt und jetzt denke er, Wandschirme seien nicht nötig (17). Die Tatsache, daß in einem Zimmer entweder nur Frauen oder nur Männer seien, mache einen Wandschirm überflüssig (11; 17).

Wandschirme sind absolut notwendig

Es sollte generell Wandschirme zwischen den Betten geben, die für viele Gelegenheiten verwendet werden können, wie z.B. beim Waschen, bei der Ausscheidung, einfach um etwas Ruhe zu haben oder um nicht gezwungen zu sein, schwerkranke Patienten ansehen zu müssen (2; 14; 18; 20). Die Tatsache, daß in einem Zimmer nur Frauen waren, hieße nicht, daß es in Ordnung sei, entblößt zu werden. Diese Patientin war sicher, daß Patienten einen nicht richtig beobachten würden, aber Möglichkeit und Ungewißheit, gesehen zu werden, sei so unangenehm (14).

Verschiedene Patienten verlangten eine Abschirmung während der Körperpflege (1; 3; 10; 16). Eine Dame, die der gleichen Meinung war, fand es unangenehm, wenn sich andere wuschen und nicht den Vorhang zuzogen (4). Ein Patient wollte «bestimmte Körperteile» nicht vor anderen, und besonders nicht vor Fremden waschen, und sagte, ein Wandschirm sei absolut notwendig (6). Einfach nackt vor jemandem stehen sei nicht so peinlich, wie nackt vor einem Waschbecken zu stehen und sich zu waschen (16). Es wäre schön, für jede Art von intimer Behandlung einen Wandschirm zu haben (15).

Ausscheidung war eine andere Gelegenheit, bei der Patienten abgeschirmt werden wollten (8; 18; 19). Aber es würde sich ausgleichen, da er die anderen ebenfalls beobachten könne (19). Intensivstation und Aufnahmestation wurden wiederholt als Beispiel genannt für Abteilungen, in denen Patienten keine Privatsphäre hätten (18). Als eine Patientin auf der Intensivstation lag, lag ein Mann im Bett neben ihr, der völlig nackt war, was sie als sehr unangenehm empfand, und sie schlug vor, die Pflegekräfte sollten einmal darüber nachdenken, ob das wirklich notwendig sei (14). Ein anderer Patient hatte die gleiche Erfahrung gemacht, als er auf der Intensivstation lag, wo es zwischen den Betten Vorhänge gab. Die Pflegekräfte vergaßen oft, die Vorhänge zuzuziehen. Neben ihm lag eine junge Patientin mit unbedecktem Oberkörper. Er sagte den Pflegekräften, sie sollten die Vorhänge zuziehen, und von da an war es in Ordnung (10).

Wandschirme für Untersuchungen und Verbandswechsel

Einige Patienten betonten die Notwendigkeit, bei Untersuchungen oder Verbandswechseln abgeschirmt zu sein (10). Eine Dame sagte, es sei sehr peinlich, besonders wenn jemand eine «schwierigere» Krankheit hatte und verbunden werden mußte [sie bezog dies auf die Mitpatientin mit einer Kolostomie] (2).

Ein Patient wollte nicht in «komplizierten» Bereichen beobachtet werden, «es ist nicht recht angenehm, wenn da was am Hintern ist und jeder schaut da zu» (1). «Oder wenn da im Zimmer verbunden wird, so eine große Bauchnarbe da, so, jetzt wird da aufgedeckt, das ist ja ganz egal, ob da jemand daneben liegt oder nicht...» (14). Eine andere Patientin wollte einen Wandschirm, weil man immer schnell einen Blick werfe, auch wenn man nicht die ganze Zeit beobachte [lacht] (13).

Anderen Patienten machte es nichts aus, während dieser Gelegenheiten beobachtet zu werden (1; 8; 9; 11; 15), da jeder jeden sehe und es sich ausgleiche (4) oder weil man sich nach so vielen Malen daran gewöhne (5; 12). «Mmh, das ist mir eigentlich egal, weil ich sag mir, die hat auch nichts anderes wie ich, vielleicht etwas mehr oder weniger...». Diese Dame hatte die Erfahrung gemacht, daß Frauen kritisch die Figuren anderer beobachteten und verglichen, während Männer diesbezüglich nicht so kompliziert wären (18). Ein Wandschirm sei nicht notwendig, weil Patienten nicht zuschauten (6), und weil man sowieso nicht so weit sehen könne (1). Einen Patienten störte es nicht, gesehen zu werden, er wollte aber andere nicht leiden sehen (3).

Sich vor Fremden ausziehen

Zwei Patienten störte es nicht, sich vor andern auszuziehen (7; 12), für andere war es ein größeres Problem. Eine Dame zog sich immer im Bad um (18). Ein Herr berichtete:

> «es geht dann auch schon los, sich ganz auszuziehen usw. Das sind Dinge, die ich nicht gerne hab, vor allem vor jemandem, den ich nicht kenne. Bei Bekannten wäre es nicht so schlimm. Bei der Frau oder einem Sohn, da hab ich keine Hemmungen. Jetzt z.B., wenn ich mich vor Ihnen ausziehen sollte, das würde ich mit einer gewissen... äh... naja sagen wir mal, mit gewissen Hemmungen... auf den FKK-Strand, das wär etwas, was ich nicht packen würde. Also das ist etwas, das würde ich nicht tun. Wenn ich alleine wäre, dann könnte ich das schon, so rumlaufen, nicht, oder ganz familiär gedacht, ja, aber sonst... also nein, sagen wir mal in Sylt oder was weiß ich wo, könnte ich nicht anfangen... Eine andere Möglichkeit wäre, wenn einem sehr viel Geld geboten würde, daß man da über seinen Schatten springt, nicht 100 Mark, das müßten dann schon Millionenbeträge sein, daß man sich dann sagt, na gut, dann machst du es einmal... aber das ist gegen meine katholische Überzeugung, und das mach ich nicht» *(17)*.

Eine Dame mit einer Thoraxwunde mußte sich ausziehen, um den Arzt untersuchen zu lassen:

> «Schon einmal das alleine, ich bin zwar nicht, was man unter schüchtern oder so, aber es ist immerhin vor wildfremden Leuten... Ich weiß nicht, ob das einer gerne macht, ich kann mir das nicht vorstellen... Es ist schon so gewesen, beim Röntgen z.B., ich bin jetzt dreimal geröntgt worden, und jedesmal muß man das ausziehen, das sind dann immer der Röntgenarzt und sind immer drei, vier Personen sind dann anwesend, und das irgendwie beschämend, also man fühlt sich irgendwie preisgegeben, also das ist ein wahnsinnig

ungutes Gefühl, wenn da drei Leute dastehen, und jeder, also die haben praktisch alle drei nichts zu tun, also, die stehen jetzt da, man muß sich da ausziehen und genauso hinstellen, wie der sagt, also man fühlt sich so richtig ungut einfach. Die sehen das jeden Tag, das ist genau wie beim Arzt, der sieht das jeden Tag, das ist Routine, also die schauen da nicht, sondern die schauen, daß das Foto gut wird oder auf die Haltung, aber die schauen nicht auf den Busen, aber bei mir kommt das so an» *(16)*.

Patienten haben das Recht zuzusehen

Ein interessanter Gesichtspunkt kam von einer jungen Patientin. Sie dachte, Patienten würden sich auf jeden Fall begutachten, wenn sie die Gelegenheit hätten. Im Krankenhaus sei es langweilig, also redeten die Leute miteinander, und nach einer Weile dächten sie, sie würden sich gut genug kennen, was ihnen das Recht gäbe, zuzuschauen (16).

Öffnen der Tür ohne Vorwarnung

Die Patienten wurden gefragt, wie es für sie sei, wenn jemand ins Zimmer platzte und sie nicht in «präsentablem» Zustand sind. Zweien machte es nichts aus, wenn Pflegekräfte die Tür aufrissen, wenn sie nicht vollständig bekleidet waren (4), oder wenn sie nackt vor dem Waschbecken standen (1; 19). Schwestern öffneten manchmal die Tür der Naßzelle, um nach einem Patienten zu schauen, aber es würde sie stören, wenn Fremde ins Bad rennen (13). Ein Patient erwartete, er würde für einen Moment erschrecken, wenn er nackt wäre und die Badezimmertür ginge auf, aber es wäre nicht so schlimm, da man dies im Krankenhaus erwarten müsse. «Es wäre sowieso nur eine Krankenschwester» (10). Andere Patienten ärgerte es sehr, wenn jemand ohne anzuklopfen ins Zimmer stürmte. Es sei peinlich, die Urinflasche zu benutzen, und die Leute rissen die Tür auf und sehen ihn (17) oder, sich zu waschen und jemand komme ins Bad, wer immer das sein mag (18).

Die Möglichkeit, daß die Tür aufgeht, ist schrecklich

Eine junge Patientin fand es schrecklich, wenn während des Waschens plötzlich die Tür aufgeht. Wenn die Tür aufgeht und viele Leute sind auf dem Gang, könne schnell jemand hereinschauen, was immer peinlich sei. Die Möglichkeit allein sei unangenehm.

«Der Besuch weiß aber nicht, wenn er ins Zimmer kommt, daß da einer auf dem [Nacht-] Stuhl sitzt. Er klopft an und macht die Tür auf. Er macht sie sofort wieder zu, aber trotzdem. Die Möglichkeit, daß die Tür überhaupt aufgehen könnte oder was, ist schlimm» *(14)*.

Die gleiche Dame gab ein weiteres Beispiel:

«... da hab ich einen Einlauf gehabt, und das sollte normalerweise im Bett... hab ich gesagt, unmöglich, wenn da die Tür aufgeht, ich krieg einen Schock... Hab ich gesagt, ich kann da nicht liegen bleiben, ich leg mich auch auf den Boden, das ist mir alles wurscht, nur, ich will nicht, daß die Tür aufgeht...».

Die Schwester habe sie daraufhin in ein anderes Zimmer gebracht.

Tragen von OP-Hemden

Einige Patienten störte es nicht, OP-Hemden zu tragen, entweder, weil es nur für kurze Zeit war, oder weil sie eine Methode fanden, sie geschlossen zu halten (1; 5; 6; 18). Eine Patientin bevorzugte OP-Hemden, weil sie die praktischere Lösung waren, wenn sie ihr Stoma versorgen mußte (20).

Andere fanden es sehr unangenehm, etwas zu tragen, was den Rücken frei ließ (9; 11; 12; 15; 16), «vorne den Stoff und hinten frei» (8). Eine Patientin wollte wenigstens einen zusätzlichen Knopf, aber ihre Nachbarin versicherte ihr, daß sie sowieso alle gleich aussähen (13). Einen Patienten störte es nicht, wenn er von anderen Patienten gesehen wurde, er wollte aber nicht, daß ihn Besucher im offenen Hemd sahen (7). Ein anderer Herr fand es unmöglich, daß Leute im offenen Hemd herumspazierten, «ein Mann schaut nicht gut aus, wenn man da hinten durchschaut...», und er fand, daß sich heute jeder anständige Kleidung leisten könne. Er würde nie so herumlaufen (3). Zwei Patienten würden diskret zur Seite schauen, wenn sie einen Patienten im offenen Hemd sehen würden (8; 9).

Ärzte versetzen sich nicht in die Lage der Patienten

Eine Patientin hatte eine Rektoskopie, was an sich schon eine unangenehme Untersuchung sei. Sie fand es sehr peinlich, dazuliegen und vom Arzt untersucht zu werden:

«... und da geht die Tür auf, kommt ein anderer Arzt rein, sagt Grüß Gott, Sie sagen auch Grüß Gott, man ist ja ein höflicher Mensch, und der andere macht da weiter mit seiner Untersuchung. Die Ärzte vertragen das, ich aber nicht. Wissen Sie, Sie liegen da so... aber das ist so. Das müßte nicht so sein. Der untersucht da hinten weiter, und der sagt, Herr Kollege, wissen Sie das oder das? Oder Sie reden was und der nimmt Ihnen da Polypen weg oder was weiß ich, was. Das ist komisch. Die Position, jawohl. Ja, ja, absolut» *(14)*.

Kontrolle über den Körper

Die Darstellung ihres Körpers war für eine Dame von großer Bedeutung. Patienten, die vom OP kommen, seien generell noch sehr verschlafen. Es sei ihr einmal im Zug passiert, daß der Passagier ihr gegenüber einschlief. «Wissen Sie, was der für ein Gesicht gemacht hat? Und genauso schauen Sie drein, wenn Sie vom OP raufkommen und in Ihrem Zimmer liegen. Sie liegen allen Blicken ausgeliefert». Sie erklärte, daß sie nicht gerne im Schlaf beobachtet wurde, weil sie sich nicht verteidigen konnte. Sie konnte sich verteidigen und kontrollieren, wenn sie die Augen offen hatte. Es sei unangenehm, sich Fremden gegenüber nicht in Kontrolle zu haben (14).

7. Territorialität

Wenn man die Literatur über die Funktionen der Territorialität und über die Reaktionen des Individuums auf Invasionen berücksichtigt, ist es wichtig, die Erfahrungen der Patienten zu hören an einem Ort, an dem sie ihr Territorium neu etablieren und es ständig gegen wiederholtes Eindringen verteidigen mußten. Die folgenden Themen waren von Bedeutung:

- Zusammensetzung des Territoriums
- die Zimmergröße ist wichtig fürs Wohlbefinden
- das zusätzliche Bett
- Anklopfen
- persönliche Gegenstände müssen zum Saubermachen verschoben werden
- der zur Verfügung stehende Platz für Toilettenartikel
- Zugänglichkeit der persönlichen Gegenstände für andere
- Sicherheit der persönlichen Gegenstände
- Öffnen von Nachttisch und Schrank
- auf dem Bett sitzen
- Gegenstände auf dem Bett lassen
- Veränderungen im Umfeld/Entfernen von Möbelstücken
- Zimmerwechsel
- Personal benutzt Telefon der Patienten

Zusammensetzung des Territoriums

Die Patienten beanspruchten verschiedene Größen von Territorien. Nachdem die Frage einem Patienten erklärt worden war, versicherte er der Autorin, daß er nicht einen Quadratmeter für sich beanspruchen möchte, alles was er möchte, sei ein Platz am Fenster, da er in seinem Zustand viel Sauerstoff brauche (3). Das Bett einer Patientin war ihr einziges Territorium, da sie der einzige Benutzer war, während Nachttisch oder Schrank für jedermann zugänglich waren (2). Bett und Nachttisch wurden dreimal genannt (5; 6; 14), die letzte Patientin beklagte das Fehlen eines Schrankes. Andere Kombinationen waren: Nachttisch, Raum um das Bett, Schrank (1); Bett, Nachttisch, Schrank, Konsole für Toilettenartikel (4); Bett, Nachttisch, der halbe Tisch (8); Bett, Nachttisch, Schrank, Benutzungsrecht der Toilette (12), diese Dame betonte, daß sie nicht die Hälfte des Zimmers beanspruchen würde. Andere Patienten beanspruchten das halbe Zimmer (13); das halbe Zimmer, den halben Tisch, das Kruzifix und das Fenster (11), oder:

> «Mein Bereich ist das Bett, der Nachttisch, mein Schrank. Ich erwarte, daß ein gewisser Bereich als der meinige angesehen wird und respektiert wird, und, z.B. wenn ich mir die Ecke anschau, daß die dann mit den Patienten entsprechend geteilt wird, das würde ich mir erwarten, ja. Ich würde also nicht die drübere Hälfte für mich beanspruchen, würde aber auch erwarten, daß das auch für meine Hälfte gilt, und wie gesagt, daß der Freiraum entsprechend aufgeteilt wird und zwar ohne große Diskussionen, daß das einfach akzeptiert wird . . . Aber wenn es um's Essen usw. geht, da wird dann klipp und klar gesagt, die Hälfte vom Tisch beanspruche ich» *(7)*.

Ein fester Platz am Tisch war auch für andere Patienten wichtig (15; 18). «Der gleiche Platz am Tisch ist ein bißchen wie Heimat» (15). Ein Patient wollte einen bestimmten Freiraum um sein Bett, konnte ihn aber nicht näher bestimmen (10).

Eine Dame kritisierte, daß Patienten, die lange im Krankenhaus bleiben mußten, auch bis zu ihrem Tod, keine Möglichkeit hatten, ihr Umfeld ein bißchen persönlicher zu gestalten (14).

Die Zimmergröße ist wichtig für das Wohlbefinden

Bevorzugte Zimmergröße

Patienten wurden nach der von ihnen bevorzugten Zimmergröße befragt. Eine Reihe von Patienten hätte ein Einzelzimmer bevorzugt (11; 16; 18; 19). Leider waren diese zu teuer (2), oder es war gerade kein Zimmer frei (6). Das große Problem des letzten Patienten und der einzige Grund für ein Einzelzimmer waren schnarchende Mitpatienten. Zwei Damen wollten höchstens zwei Betten im Zimmer (13; 14).

Zweibettzimmer waren eine angenehme Alternative. In älteren Häusern waren Zweibettzimmer für Privatpatienten reserviert, das war auch der Grund für die Antworten von zwei Patienten (4; 15), andere wußten, daß bei Krankenhaus-Neubauten Zweibettzimmer Standard waren (7; 8; 9; 10; 20).

Zwei Patienten wollten gerne ein Vierbettzimmer, weil sie die Gesellschaft brauchten und es immer Unterhaltung gab (1; 12). Einem Patienten war die Zimmergröße egal (5).

Einige Patienten mochten keine Einzelzimmer, weil sie ungünstig seien für sehr schwerkranke, bettlägerige Patienten (7; 15), weil sie langweilig seien (12) oder weil man darin einsam sei (20).

Manche Patienten mochten auch nicht gerne Vierbettzimmer (15), weil sie immer laut und unruhig seien (10), oder weil sie einfach als schrecklich empfunden wurden (18). Obwohl es vielleicht manchmal ganz lustig sein könne, wollte ein Patient es gar nicht erst ausprobieren (19). Eine Patientin wollte nichts größeres als ein Einzelzimmer (16).

Das zusätzliche Bett

In Zeiten der Überbelegung ist es manchmal nötig, ein zusätzliches Bett einzuschieben.

Es ist unangenehm, ein zusätzliches Bett ins Zimmer zu bekommen

Eingeschobene Betten waren nicht beliebt (1; 8; 9). «Da ist gar kein Platz mehr, und keine Luft mehr» (3), «da fühl ich mich dann eingeengt» (18). Eine Patientin, die ein viertes Bett in ihrem Dreibettzimmer hatte, wünschte, es wäre nicht hier (14).

Man muß ein eingeschobenes Bett tolerieren

«Ja, das war nicht gut, vielleicht hab ich auch zu wenig Erfahrung damals gehabt. Ich hab ein Einzelzimmer gehabt für mich, da haben die mir gesagt, Herr X, da kommt noch jemand, wir haben keinen Platz, der muß da rein. Ja, was soll ich machen? Sicher, der braucht auch einen Platz, also, komm rein, aber, na ja, ich finde es nicht gut» *(6)*.

Eine Patientin war in der gleichen Situation, wo sie ein zusätzliches Bett hinnehmen mußte. Da sei für sie nicht mehr viel Platz übrig gewesen, aber «so kleinlich muß man nicht sein» (12). Ein eingeschobenes Bett würde sie sehr stören wegen des eingeschränkten Platzes und sie würde das nicht mögen, aber man könne nichts dagegen tun (13). Ein Patient würde ein zusätzliches Bett nur für eine kurze Zeit, z.B. einen Tag, hinnehmen. Ansonsten wäre er dagegen und würde entsprechend reagieren (19).

Es ist peinlich, der zusätzliche Patient zu sein

Er mußte einmal der zusätzliche Patient sein, erzählte ein Herr, was nicht sehr angenehm gewesen sei. Er war seinem «Gastgeber» sehr dankbar, daß er dieser Lösung zugestimmt hatte, weil er nur für eine kurze Zeit bleiben sollte. Am Anfang erwartete er, daß dieser Patient ärgerlich wäre, es stellte sich aber heraus, daß er sehr nett war. Das Peinliche war, daß er nicht wußte, wie lange er diesem Herrn zur Last fallen mußte (6).

Ein Patient war zu Beginn seines Krankenhausaufenthaltes der Fünfte in einem Vierbettzimmer und erzählte:

> «Zuerst war ich zu fünft da drin auf dem Zimmer, da war ich als fünftes in der Mitte drin im Gang, das ist halt schon irgendwie... Da sind ja schon vier drin gewesen, nicht, da komm ich als Fünfter rein, das ist komisch. Da liegst du mitten am Gang drin, das hat zwar nicht lange gedauert, einen halben Tag zwar. Hat ja niemand mehr reingekonnt, der Pfleger hat nicht vorbeigekonnt, an mir kann ja niemand richtig vorbei, das ist ja für die auch ein Hindernis... Du wirst ja von allen Seiten begutachtet, jeder blickt dich an, was tust du denn, was machst du denn...» *(10).*

Anklopfen

Eine Person, die das Zimmer einer anderen betritt, betritt gleichzeitig auch ihr Territorium. Um den Besitzer des Territoriums von der unmittelbar bevorstehenden Invasion in Kenntnis zu setzen, ist es üblich, an die Tür als Symbol der Grenze zu klopfen. Die Frage war, ob Leute, die das temporäre Territorium der Patienten betraten, das gleiche taten und wie diese Aktion von den Patienten aufgenommen wurde.

Leute klopfen an

Einige Patienten berichteten, daß generell angeklopft würde (1; 3; 5; 7; 8; 9; 11; 12; 13; 15; 17; 20). Zwei Patienten betonten, daß Besucher immer anklopften (4; 10). Dazu muß gesagt werden, daß einige dieser Patienten Privatpatienten waren, die eine bevorzugte Behandlung zu genießen schienen.

Nicht jeder klopft an

Nur einige Pflegekräfte klopften, die anderen rissen einfach die Tür auf (3; 4; 6; 10). Eine Dame war sicher, daß es von der jeweiligen Kinderstube abhing, ob geklopft wurde oder nicht (2).

Anklopfen wird bevorzugt

Einige Patienten würden es auf jeden Fall bevorzugen, wenn die Pflegekräfte anklopfen würden, bevor sie ins Zimmer kamen (2; 6; 11). Eine Dame wollte gewarnt sein, bevor die Tür aufging (20), ein Privatpatient wollte, daß jeder klopft, er mochte es aber nicht, wenn die Ärzte nicht auf Antwort warteten (19). Eine Patientin fühlte sich durch das Klopfen nicht gestört, da es nicht laut sei, und sie wußte wenigstens, daß jemand dabei war, das Zimmer zu betreten (13).

PflegeschülerInnen sollen lernen anzuklopfen

Obwohl es ihm egal war, ob die Leute klopften oder nicht, wollte ein Patient, daß die Schüler lernten anzuklopfen (17). Wenn keiner anklopfe, lernten es die Schüler nicht (2).

Anklopfen stört

Eine Patientin fand das Anklopfen störend (4), und ein Patient hatte noch nicht darüber nachgedacht, weil er «wichtigere Angelegenheiten» im Kopf hatte (10).

Anklopfen nützt nichts

Ärzte und Schwestern klopften an und öffneten die Tür im gleichen Moment, erzählte eine Patientin. Es sei ihr egal, ob geklopft wurde oder nicht, da es sinnlos sei (14). Eine junge Patientin meinte:

> «Die Krankenschwestern klopfen teilweise also nur einmal an, dann wird die Tür aufgemacht. Zur gleichen Zeit ist die Tür offen... Jetzt, wenn da nur kurz angeklopft wird, und so schnell kann man nicht sagen: Moment!, dann wird die Tür aufgemacht, dann sitzt man hier [Nachtstuhl]... Wie gesagt, das Ungute, klopf und auf, also nur so, ich empfinde das nicht als: stör ich?, sondern als Vorwarnung: hallo, ich komm. So ungefähr. Wenn sie nicht klopfen würden, das Geräusch vom Türaufmachen hätte den gleichen Effekt. Ja, es ist... klopf und auf. Ich kann z.B. nicht sagen: Moment!» *(16)*.

Eine andere Dame hatte das gleiche Problem mit Ärzten:

> «Aber sagen wir mal so, der Arzt klopft an und schon ist er herin. Der wartet auch nicht ab, ob man sagt: ja, bitte! oder Moment! Er klopft zwar an, aber steht im selben Moment auch schon im Raum. Das Runterdrücken der Klinke hätte wahrscheinlich denselben Effekt wie der kurze Klopferer voraus... Es ist nur der Höflichkeit halber, hat aber keinen Effekt» *(18)*.

Man kann von den Pflegekräften nicht erwarten,
daß sie anklopfen und auf Antwort warten

Schwestern könnten nicht warten, bis sich jemand dazu bequeme, zu antworten (14).

> «Also einerseits versteh ich das. Ich merk das, wie es auf dieser Station zugeht. Also, das ist wirklich ein Wahnsinn, und von daher kann ich es eigentlich verstehen, daß die nicht lang warten können. Es geht ja vielen Patienten schlecht, jetzt, wenn die schlafen, oder die haben den Fernseh laufen, oder die hören schlecht, das ist unmöglich, das versteh ich» *(16).*

Eine andere Patientin meinte, man könne es dem Pflegepersonal nicht verübeln, daß sie nicht jedes Mal anklopften, wenn sie ins Zimmer kämen, da sie manchmal ein Tablett oder eine Spritze in der Hand hätten (18).

Türenschlagen oder Türen offen lassen

Die Funktion der Tür als territoriale Grenze war für einen Patienten nicht gegeben, der es haßte, wenn Schwestern die Türen zuschlugen oder sie offen stehen ließen. «Die sagen <ich komm gleich wieder> und lassen die Tür auf» (6).

Persönliche Gegenstände müssen zum Saubermachen entfernt werden

Die meisten Patienten störte es nicht, wenn jemand ihre Sachen wegräumte, um den Nachttisch abzuwischen (1; 6; 7; 8; 9; 11; 12; 14; 16; 18; 19). Es wäre unfair, einen sauberen Nachttisch zu verlangen, aber sich darüber zu beschweren, daß jemand die Sachen anfaßte (4). Eine andere Dame räumte den Nachttisch selbst ab, damit die Putzfrau damit nicht belastet ist. «So akkurat darf man nicht sein» (13).

Obwohl es ihn generell nicht störte, wollte ein Patient nicht, daß sein Radio angefaßt wird (5), ein anderer bestand darauf, daß die Putzfrau fragte, bevor sie irgendetwas wegräumte (10).

Zur Verfügung stehender Platz für Toilettenartikel

Es wurde angenommen, daß ein ausreichender Platz für Toilettenartikel als notwendig angesehen wurde, d.h. daß diese Artikel nicht mit denen anderer Patienten in Berührung kommen oder gar verwechselt werden konnten.

Es ist genug Platz

Abhängig von der jeweiligen Raumgestaltung fanden einige Patienten, daß ihnen genug Raum zur Verfügung stand (1; 2; 3; 5; 7; 18). Eine Dame in einem Zweibettzimmer im alten Gebäude war zufrieden mit dem Platz, den sie für ihre Toilettengegenstände hatte, sie betonte jedoch, daß in einem Vierbettzimmer der gleiche Platz zur Verfügung stehe, und das sei dann nicht genug (20). Ein Herr hatte genug Platz, da nur zwei Personen in einem Dreibettzimmer waren (6).

Es ist nicht genug Platz

Andere fanden, sie hatten nicht genug Platz, um ihre Toilettenartikel unterzubringen (14;15;16). «Es muß schrecklich sein, diesen begrenzten Raum mit mehreren zu teilen» (16).

Aufbewahrung der Handtücher

Eine Patientin war froh, daß sie ihre Handtücher von anderen getrennt aufbewahren konnte (12). Andere waren nicht so begeistert über die Tatsache, daß zu wenig Raum zur Verfügung stand, um die Handtücher von denen der anderen Patienten zu trennen oder um die Handtücher ordentlich trocknen zu lassen, weil es an Haken oder Handtuchhaltern fehlte (3; 6; 15).

Zugänglichkeit persönlicher Gegenstände

Eine Reihe von Patienten fühlte sich nicht wohl bei dem Gedanken, daß jemand ihre Toilettenartikel oder Handtücher benutzte, besonders wenn sie Naßzellen hatten, bei denen eine visuelle Kontrolle über ihre Sachen nicht möglich war (11; 12; 13; 18). Eine ältere Dame mochte es nicht, wenn die Besucher ihrer Mitpatientin die Toilette in der Naßzelle benutzten, da sie sich nicht sicher war, ob sie nicht ihr Handtuch benutzten [lacht]. Sie traute diesen «einfachen» Menschen keine guten Manieren zu (2). Um diese Situation zu vermeiden, verlangte eine Patientin, daß Besucher nicht die Naßzellen der Patienten benutzten (18). Eine andere mochte es nicht, wenn ihre Toilettenartikel aufgereiht waren und von jedermann gesehen wurden. Sie fand es sehr unangenehm, wenn die Putzfrau die Sachen in die Hand nahm und prüfend begutachtete. Jeder wüßte, welche Creme sie benutzte (16).

Drei Patienten wollten lieber auf Nummer sicher gehen und nahmen die Sachen nach Gebrauch wieder mit. Eine Patientin war davon überzeugt, daß niemand die Sachen benutzen würde, aber sie wollte sie lieber nicht im Bad lassen, besonders nicht Zahnpasta und Zahnbürste. Obwohl sie das selbst nicht ideal fand, räumte sie immer alles in den Kulturbeutel und nahm ihn zurück ins Zimmer (14). Ein Herr hatte bereits schlechte Erfahrung gemacht:

> «Heute fragt mich einer, <ja wem gehört denn das Handtuch>, sag ich, <das ist das meine>, das hat er schon in den Händen gehabt, da geht's schon los. Das Handtuch kannst du nicht mehr hängen lassen drin, du kannst nichts mehr stehen lassen, du mußt alles wieder zurücknehmen ans Bett oder ins Nachtkastl einsperren oder sonst irgendwo. Das sind die Probleme»*(10).*

Sicherheit der persönlichen Gegenstände

Die Patienten fanden generell ihre persönlichen Sachen in Nachttisch und Schrank gut aufgehoben (6; 13; 15; 19). Die Schränke konnten abgeschlossen werden, aber sie ließen sie offen, da nichts Wertvolles darin sei (1), weil immer jemand im Zimmer sei (2), weil er darauf vertraue, daß niemand etwas wegnehme (6), weil er nur Kleidung darin aufbewahre und erwarte, daß sein Besitz respektiert werde (7). Eine Mitpatientin hatte aus Versehen ihre Geldbörse genommen, aber abgesehen davon fand sie ihre Sachen sicher aufbewahrt (20).

Nur ein Patient war nicht glücklich über die Sicherheit seiner Gegenstände. Besonders für Wertgegenstände wollte er einen Safe, wie er es aus einem anderen Krankenhaus kannte (10).

Öffnen von Nachttisch und Schrank

Die Patienten hatten sehr feste Ansichten darüber, daß Pflegekräfte nicht ohne Erlaubnis Nachttische und Schränke öffnen sollten (6; 10; 11; 13; 16; 19; 20). Pflegepersonen könnten wohl den Schrank öffnen, weil da nur Kleidung untergebracht war, nicht aber den Nachttisch (18). Ein Patient konnte nicht zu seinem Schrank sehen und hoffte, daß niemand daranging (15).

Andere Patienten schwächten diese Meinung etwas ab und sagten, es würde nichts ausmachen, wenn sie schwerstkrank wären oder ein Notfall aufträte (1; 3; 4). Ein Patient nahm an, daß eine Pflegekraft nur in seinem eigenen Interesse den Schrank oder Nachttisch öffnen würde und entschuldigte deshalb dieses Benehmen (9).

Auf dem Bett sitzen

Da die meisten Patienten ihr Bett als ihr Reich betrachteten, wollte die Autorin wissen, wie sie es empfanden, wenn dieses Territorium durch andere besetzt wurde, indem sie sich auf das Bett setzten.

Leute dürfen auf dem Bett sitzen

Zwei Patienten störte es nicht, wenn jemand auf dem Bett saß (11; 16). Die letztere Patientin fand, sie hatte zu ihrem Bett überhaupt keine Beziehung. Andere stimmten zu, wenn viele Besucher kamen und kein Platz zum Sitzen war (10; 15).

Mag es nicht, wenn Leute auf dem Bett sitzen

Einige mochten die Angewohnheit nicht, daß Leute auf den Patientenbetten saßen (1; 8; 9). Zwei Patienten unterstrichen ihre Forderung mit hygienischen Gründen, «vielleicht kommt der gerade von der Straße und ist mit der Straßenbahn gefahren» (2) oder «man weiß nicht, was der Mensch für eine Krankheit hat, wissen Sie» (12).

Familienmitglieder dürfen auf den Betten sitzen, Fremde nicht

Es gab die generelle Ansicht, daß Familienangehörigen und engen Freunden erlaubt werden könne, auf den Betten zu sitzen. Fremde, wie andere Patienten, Besucher, oder Personal erhielten dieses Privileg jedoch nicht (4; 5; 14). Ein Patient, dessen Bekannte gebildet genug seien, um nicht auf den Betten zu sitzen, sagte, er wolle nicht, daß Pflegekräfte oder Ärzte auf seinem Bett säßen, weil sie seinen Platz wegnähmen und dann auch seine Füße weh täten (10). Eine Dame hatte eine Ausnahme gemacht für eine nette junge Ärztin (13). Ein anderer Patient, der nicht gern Fremde auf seinem Bett sitzen hatte, nahm an, daß Pflegekräfte ihre Gründe hätten, wenn sie auf Betten säßen (6). Wenn Krankenschwestern schon auf seinem Bett säßen, dann sollten sie sich wenigstens mit ihm unterhalten, nicht aber mit einem anderen Patienten (7). Ein Patient unterschied zwischen bekannten und unbekannten Krankenschwestern. Wenn eine Krankenschwester, die er nicht gut kannte, auf seinem Bett säße, würde es aussehen, «als ob sie irgendwelche so [lacht] Kontakte suchen würde». Ärzten war es allerdings erlaubt, auf seinem Bett zu sitzen (19). Eine Dame tolerierte ihre Familienmitglieder auf dem Bett, aber nur für eine kurze Weile (20), eine Patient sah seine Mitpatienten als seine Freunde, was ihnen das Recht gab, auf seinem Bett zu sitzen (3). Die Familie einer Patientin würde nie auf dem Bett sitzen, sie würde allerdings Pflegekräfte tolerieren (18).

Gegenstände auf dem Bett liegen lassen

Die Mäntel seiner eigenen Besucher dürften auf sein Bett gelegt werden, meinte ein Patient (7). Andere mochten das nicht (1), hauptsächlich wegen der Hygiene (3). Wenn es ein Pflegetablett war, das für einen anderen Patienten bestimmt war, würde er es nur für eine kurze Weile tolerieren (5). Ein Patient wollte gar nichts auf seinem Bett haben:

> «Wenn eine Schwester ein Pflegetablett auf dem Bett abstellt, das sag ich ihr sofort, das schmeiß ich eh gleich runter, das geht automatisch. Da komm ich mit dem Fuß hin, das tut mir leid, entschuldigen Sie, ich hab das nicht gesehen, oder? Das ist doch leicht machbar. Aber das ist mir noch nicht passiert. Aber das kann man sagen, daß sie das runtertut, das mag ich nicht...» *(10)*

Änderungen im Raum / Entfernen von Gegenständen

Eine bestimmte Ausstattung eines Patientenzimmers kann erwartet werden. Manchmal ist es jedoch für die Pflegekräfte notwendig, einen Stuhl, einen Lehnstuhl, einen Rollstuhl oder was auch immer zu «borgen» und in einem anderen Zimmer zu benutzen.

Manchen Patienten machte das nicht so viel aus (1), wenn nicht zu viel genommen wurde (3) und wenn die Sachen sauber zurückgebracht wurden, was sicher der Fall war, da sie dem Krankenhaus traute (4).

Eine Dame störte es nicht, wenn Fenster ohne ihre Erlaubnis geöffnet wurden, da sie sie sowieso gerne offen habe (12). Ein Herr wollte gefragt werden (11). Ein bettlägeriger Patient wäre sicher benachteiligt, wenn eine Pflegekraft das Fenster ohne zu fragen öffnete und niemand da wäre, der es für ihn schließen könnte, meinte ein Herr (1).

In ein anderes Zimmer umziehen

Manchmal passiert es, daß Patienten aus organisatorischen Gründen in ein anderes Zimmer verlegt werden müssen.

Patienten, die umziehen mußten, sagten, es sei immer schwierig, sich wieder jedesmal umzugewöhnen (14). Da sei immer die Ungewißheit, wer die nächsten Mitpatienten sein würden (5). Ein Patient fragte sich einmal, wo er wohl hingebracht würde. Er wurde jedoch in ein Zimmer von gleichem Grundriß gebracht, was gut war, er mußte sich jedoch an einen sehr schwerkranken Patienten gewöhnen (7).

Personal benutzt das Telefon der Patienten

Patienten konnten für die Dauer ihres Aufenthaltes ein Telefon mieten. Diese Apparate konnten offensichtlich auch für interne Gespräche verwendet werden.

«Ich find auch das nicht gut mit dem Telefon. Da kann jeder rein, ob das Arzt ist oder Personal und nimmt einfach das Telefon und telefoniert. Das geht höchstwahrscheinlich im Hause rum und wird keine Anzeige haben, trotzdem paßt mir das nicht, weil das ist nicht gut... Ich find das nicht gut, daß ein Doktor da einfach reingeht und telefoniert da einfach, das ist ja wurscht, ob das jetzt was kostet, aber der hat ja mit meinem Telefon nichts zu tun. Ich muß ja am Tag 2 DM bezahlen» *(10)*.

8. Persönlicher Raum und intime Distanz

Die Bedeutung des persönlichen Raums in der Interaktion mit anderen wurde berücksichtigt, wenn die Patienten gefragt wurden, wie sie es empfanden, wenn Mitpatienten, Pflegegegenstände oder medizinische Apparate sehr nahe positioniert waren.

Distanz zu Menschen und Geräten

Betten stehen zu dicht

Andere Patienten konnten eklig und abstoßend sein, deshalb habe er gerne etwas Abstand zwischen den Betten (5). Ein anderer Herr stimmte dem zu und verlangte mehr Zwischenraum um die Betten (10). Eine Dame störte es nicht, wenn andere Betten zu nahe standen (14).

Gerätschaften stehen zu dicht

Wenn Patienten gefragt wurden, ob es sie störte, wenn z.B. Infusionsständer oder Vernebler anderer Patienten zu dicht bei ihren Betten standen, antworteten zwei, es störe sie nicht (1), weil es für den anderen Patienten notwendig ist (14). Ein Patient jedoch mochte dies nicht (5), ein anderer fand das immer störend (10), ein dritter wollte keine Infusionsständer anderer Patienten in seinem Bereich haben oder den Monitor eines anderen Patienten sehen (6).

Fremde stehen nahe am Bett

Besucher anderer Patienten dürfen nicht zu dicht an seinem Bett sitzen (10). Eine Dame mochte es nicht, wenn sich Fremde an ihr Bett lehnten:

«Und manche Besucher, der besucht am Nebenbett, und an meinem Bett hält er sich an, Sie, da kann ich die Wände hochgehen. Das Bett rüttelt natürlich, das ist eh ganz klar. Er tut mir nicht weh, aber ich mag das nicht. Das ist mein Bett... oder wenn sie sich so anlehnen... Ich mag das auch nicht, wenn mein Auto irgendwo steht, und es lehnt sich irgendwer an. Ich tu es auch nicht, das erwarte ich auch vom andern, und schon gar nicht auf meinem Bett» *(14).*

Eine andere Patientin störte es nicht, wenn sich jemand an ihr Bett lehnte, aber sie mochte es nicht, wenn Leute nahe bei ihr standen und jede ihrer Bewegungen beobachteten (18).

Patienten stehen am Fenster

Es war vermutet worden, daß Patienten, deren Bett am Fenster stand, es vielleicht nicht mochten, wenn andere Patienten dort standen. Zwei Damen störte das nicht im mindesten (14; 18), ein Herr wollte das nur für kurze Zeit tolerieren (11). Ein anderer Patient, dessen Bett weit von Fenster weg war, erklärte, daß das Fenster jedem gehöre. Er konnte sich jedoch vorstellen, daß es Leute gab, die das nicht mochten (6).

Patienten müssen dicht am Bett vorbeigehen

Patienten, deren Betten dicht an den Schränken standen, waren in der Situation, daß andere Patienten manchmal sehr dicht an ihrem Bett vorbei gehen mußten, um zu ihren Schrankabteilen zu gelangen.

Dies mache jedoch nichts aus, erzählten zwei Patienten (1; 4). «Da kann man gar nichts dagegen tun» (12). Eine Dame sagte, man müsse es akzeptieren, auch wenn man die andere Person nicht möge (13). Ein Patient, dessen Bett am Waschbecken stand, hatte nichts dagegen, wenn sich ein Mitpatient am Becken wusch und dicht am Bett stehen mußte, er drehe sich dann einfach zur Seite (6).

Intime Distanz

Pflege beinhaltet ihrem Wesen nach das Berühren von Patienten. In Bezug auf Halls Begriff der «intimen Distanz» (0 – 45 cm) könnte diese Berührung von den Patienten als Verletzung ihres intimen Raums verstanden werden.

Eine Dame konnte darauf nicht antworten, weil sie bis zu dem Zeitpunkt noch nicht angefaßt worden sei (13). Andere störte es nicht (5; 8; 9; 11; 15), «solange es hilft» (3) und wenn es notwendig sei, nicht aber, wenn sie z.B. aufstehen müßte und ein Pfleger greife nach ihr, obwohl sie sehr gut alleine zurecht käme (16). Einen Patienten störte es nicht, wenn er angefaßt werde, solange es nicht in einer «sonderbaren» Weise geschähe (7). Ein anderer Patient war sicher, daß die Pflegekräfte einen nicht absichtlich anfaßten, «die sind manchmal in Eile, und dann beugen sie sich über's Bett anstatt herumzugehen». Wenn jemand seine Hand nähme während einer Unterhaltung, käme es sehr auf das

Thema an, ob es ihn stören würde oder nicht (6). «Da kannst du ja gar nichts dagegen machen, wenn du bettlägerig bist und kannst nicht aufstehen» erklärte ein Patient, und er vermutete, je kränker man sei desto weniger störe es einen (10). Eine Dame jedoch mochte es überhaupt nicht, wenn sie angefaßt wurde (4).

9. Auswirkungen der Verletzung der Privatsphäre auf die Person

Es spielt keine Rolle, wer die Privatsphäre verletzt

Drei Patienten erzählten, es spiele keine Rolle, wer ihre Privatsphäre verletzt, es sei immer ein unangenehmes Erlebnis (4; 14; 16).

Abhängigkeit von anderen

Abhängigkeit von anderen, Patienten und hauptsächlich Pflegekräften, war ein Thema, das etliche Patienten beunruhigte. Patienten seien von Pflegekräften abhängig, die ihnen bei Dingen helfen müßten, die sie normalerweise selbst tun würden (5). Es sei besonders peinlich, wenn Pflegekräfte während oder nach der Ausscheidung behilflich sein müßten. «Es war sehr peinlich, die Schwestern kamen dann in der Stunde fünfmal gelaufen» (6). «. . . und die Schwestern müssen wieder laufen und das raustragen, und die haben eh so viel Arbeit» (12). Ein anderer Patient fand die Anhängigkeit von Pflegekräften, die Bettschüssel oder Nachtstuhl ausleeren mußten, unerträglich (19). Auch die Abhängigkeit in kleinen Dingen war ein Problem:

> «Es ist peinlich, so abhängig zu sein und rufen zu müssen... Und wenn es Abend wird und das Licht brennt, dann kann man praktisch gar nicht auf die Toilette, also auf den Leibstuhl gehen, man muß immer zuerst klingeln, daß jemand die Vorhänge zumacht. Also, man ist wahnsinning angewiesen eben» *(16).*

Einem älteren Herrn war es peinlich, wenn er jemanden rufen mußte. Er war nicht gerne abhängig, weil er keine Kontrolle darüber hatte, wann die gerufene Person endlich erschien (15).

Man konnte sich auch von Patienten abhängig fühlen. Ein Informant, der einmal als zusätzlicher Patient in einem Einzelzimmer war, fühlte sich selbst der Gnade seines «Gastgebers» ausgeliefert und wußte nicht, wie lange er diesen Herrn belästigen mußte (6).

Nimmt nicht gerne Hilfe an

Ein Herr wurde generell nicht gerne verwöhnt. Er haßte besonders Hilfe mit der Bettschüssel. Sobald er einigermaßen aufstehen konnte, fuhr er im Rollstuhl herum, was ihn schrecklich anstrengte, aber es sei immer noch besser, als jemanden um Hilfe zu fragen:

«komischerweise, das würde ich bei einem andern eher in Kauf nehmen als wie bei mir persönlich, ich bin eher einer, der einem anderen hilft, als wie einer, der sich gerne helfen läßt, nicht in dem Maße. Selbstverständlich, wenn es z.B. nehmen wir einmal an, das Telefon dahinten steht, und ich möchte telefonieren, das sind Kleinigkeiten, aber so persönliche Sachen...» *(17)*.

Man muß für die Hilfe dankbar sein

Auch wenn das Gewaschenwerden durch einen Fremden unangenehm war, Hilfe in Zeiten, in denen Patienten sich nicht selbst waschen konnte, wurde dankbar anerkannt (3; 5; 6; 9; 14; 19). Interessanterweise beschränkte sich die Dankbarkeit auschließlich auf die Körperpflege.

Man muß sich fügen

Patienten fanden sich am unteren Ende der Machthierarchie, und wie sehr sie auch bestimmte Dinge haßten, am Ende mußten sie sich doch fügen und Dinge, denen sie ausgesetzt wurden, akzeptieren, mochten sie noch so schlimm und peinlich sein. Man müsse sich damit abfinden, gewaschen zu werden (1; 18), oder − so schlimm es auch sein möge − Bettschüssel oder Nachtstuhl benutzen (7; 13; 17). Ein Patient lieferte sich zum eigenen Nutzen aus und akzeptierte es, persönliche Daten preiszugeben, Bettschüssel oder Nachtstuhl zu benutzen oder ein zusätzliches Bett zu dulden (6). Ein anderer Patient erklärte, man müsse einige Hemmungen überwinden, um Hilfe anzunehmen. Er tolerierte es sogar, daß Studenten ihn während einer peinlichen Untersuchung beobachteten, weil er sich dachte, daß jeder einmal lernen müsse (7).

Patienten sind gezwungen, entwürdigende Dinge zu tun, die sie nie in der Öffentlichkeit tun würden (14). Als Patient muß man sich allem, was mit einem Krankenhausaufenthalt zusammenhängt, fügen (19). Ein älterer Herr fand, man könne gar nichts dagegen tun, man sei in den Händen der Schwestern und Ärzte. Er beeilte sich, hinzuzufügen, daß er das im positiven Sinne meinte (9).

Bei Krankheit ist Scham und Peinlichkeit vergessen

Von einem bestimmten Krankheitsgrad an schien es, daß Obligationen zu angemessenem, schicklichem Verhalten fallengelassen werden.

«Es ist ja so, wenn man krank ist, daß irgendwas fehlt, dann ist das eigentlich egal, wer da jetzt nachschaut. Das legt man da ab» (1). «Man schluckt ja viel runter, wenn man ernst krank ist. Wenn man gesund ist, würde man... aber weil man's halt braucht» *(3)*.

Eine Dame meinte, je kränker man sei, desto weniger spiele es eine Rolle, wer einen untersuche, wenn man krank ist, mache man Zugeständnisse und stelle sich nicht so an, und viele Dinge würden akzeptabel, wenn man sehr krank sei (4). «Je kränker man ist, desto weniger macht es einem was aus» (5). Eine Patientin erzählte:

> «Sie verlieren jedes Schamgefühl mit der Zeit, aber nicht vor Zivilpersonen, es ist schon schwierig mit den Pflegerlehrlingen, ist das schon schwierig... Ja, es kostet schon viel Überwindung, aber trotzdem es ist peinlich, aber dann erst vor fremden Menschen, das ist noch peinliche... [nach der OP] und dann sind Sie froh, wenn Ihnen die Schwester den Oberkörper wascht, daß Sie da überhaupt nicht nachdenken... Wenn ich nicht aufstehen kann, dann bin ich sehr krank, dann ist mir das wurscht, ob [mich jemand anfaßt]» *(14)*.

Ein Herr machte Zugeständnisse, weil er die Hilfe brauche. Es gehe um essentielle Tätigkeiten, die er nicht selbst ausführen könne, und für die er die anderen und ihr Mitgefühl brauche (9). Eine Dame gewöhnte sich mittlerweile so an die ständigen Verletzungen ihrer Privatsphäre, daß es ihr nichts mehr ausmachte, «man wird ganz kalt» (20).

10. Der Patient als Teil der Patientengemeinschaft

Das von anderen erwartete Verhalten

Die Patienten erwarteten, daß Mitpatienten gegenseitig ihre Privatsphäre respektierten und sich entsprechen benahmen. «Die schauen gar nicht» (1), «das glaub ich nicht, da schaut man weg» (2), «und die andere, wenn's ein anständiger Mensch ist, der schaut da auch nicht hin» (4), «da schaut keiner» (6), «die hören ja auch nicht jedes Wort mit» (3) und «die hören nicht hin» (4), waren häufige Antworten. Die Informanten taten bestimmte Dinge nicht und erwarteten das gleiche Verhalten von anderen, z.B. wenn es um das Benutzen des Handtuchs eines andern ging (19) oder um das gegenseitige Beobachten (8; 14).

> «Da schau ich geflissentlich nicht hin, das übersieht man. Und wenn ich das selber tu, dann setz ich das vom anderen beinahe voraus... Die Frau neben mir, wenn ich die mal später wieder mal treff, da werd ich das nicht ausschlachten, denn ich setz das ja auch bei ihr voraus... Das ist wieder eine Vertrauenssache...» *(4).*

Ein Patient erwartete Toleranz und Verständnis, und daß sich die Leute entsprechend verhielten (7).

Es ist eine Frage der Manieren

Das Verhalten der Menschen sei eine Frage von Manieren oder Kinderstube (2), «da ist eine bestimmte Etikette» (9). Es gebe allerdings auch Leute, die sich nicht zu benehmen wüßten. «Von manchen kann man es einfach nicht verlangen, nicht. Das geht über ihren Horizont, will ich mal sagen, über ihre ganzen Lebensumstände hinaus, also, das kann man nicht erwarten, finde ich. Der andere täte mir leid, weil er nicht in der Lage ist, das zu beurteilen, also der täte mir ausgesprochen leid, aber irgendwie ärgerlich wäre ich nicht» (8), nicht jeder benehme sich angemessen (9), einige Menschen hätten kein Benehmen (14). Wenn ein Patient untersucht werde, verlasse sie grundsätzlich das Zimmer. Einige Patienten blieben aus Neugier, andere seien höflich und verließen das Zimmer, «das ist eine Sache der Bildung» (18).

Verhältnis unter den Patienten

Vieles hinge ab vom guten Verhältnis unter den Patienten, «eine andere Patientin hätte gesagt: nehmen Sie sich ein Einzelzimmer» (2). Harmonie unter den Patienten eines Zimmers sei wichtig und beschleunige die Genesung (3). Eine Dame hatte bis jetzt immer Glück mit netten und verständnisvollen Mitpatienten gehabt (8). Das Bedürfnis nach Privatsphäre einer anderen Patientin hing sehr davon ab, wie sie sich mit den anderen vertrug. Wenn das Verhältnis gut war, war sie offener (4). Die Privatsphäre sei vielleicht nicht so ein großes Thema, wenn sich die Patienten gut vertragen (7). Da der andere Patient sehr nett sei, habe er nicht so ein schlechtes Gewissen, daß er etwas Platz in einem Einzelzimmer beanspruchen mußte (6). Die Privatsphäre könne zum größeren Problem werden, wenn unangenehme Patienten im Zimmer seien, mit denen man sich nicht verstehe. Sie würde sich viel öfter schämen, wenn sie sich mit ihrer Mitpatientin nicht gut vertrüge. Diese Person könnte dann zu Hause sagen, daß sie dick sei (13). Wenn das Verhältnis angenehm ist, ist es gut, wenn man Erfahrungen und persönliche Angelegenheiten teilen und Ratschläge geben kann. Es passierte ihm einmal, daß ein Mitpatient Mitleid wollte, indem er ihm alles erzählte. Beide waren krank, geteiltes Leiden verlange Offenheit (9). Eine Dame hatte in einem Vierbettzimmer die schlechte Erfahrung gemacht, daß eine Patientin verlangte, sie solle wegen ihrer Kolostomie das Zimmer verlassen. Sie fand, die Krankheit war nicht ihre Schuld, und war sehr geschockt. Glücklicherweise vertrage sie sich gut mit ihrer jetzigen Nachbarin (20).

Man muß auf die anderen Rücksicht nehmen

Wenn man das gleiche Schicksal teilt, muß man gegenseitig aufeinander Rücksicht nehmen. Die Bedürfnisse der anderen zu berücksichtigen, wurde als sehr wichtig angesehen (3; 5; 7; 13). Man müsse auf andere Rücksicht nehmen, auch wenn man dadurch benachteiligt sei. Sie wolle z.B. frische Luft, da aber die andere Patientin eine Lungenentzündung habe, ging sie lieber auf den Gang (4). Es gebe allerdings auch rücksichtslose Menschen (4; 5). Ein Sonderling, der sich immer durchsetzen wollte, war nicht geschätzt (3).

Anpassung unter den Patienten

Ein großes Problem in Mehrbettzimmern war, daß man sich in Dingen, die alle angingen, anpassen mußte. Das am häufigsten genannte Beispiel war das Öffnen der Fenster. Viele mochten frische Luft (3; 18) und litten darunter, wenn nicht alle dem Öffnen der Fenster oder wenigstens dem regelmäßigen Lüften zustimmten (2).

124

«Und das ist auch ein Punkt, ich liebe frische Luft, viele lieben frische Luft, aber es gibt auch viele, die möchten das Fenster bumsfest zu, und diese Luft ist unerträglich, und das ist schlimm, bei mehr Patienten da ein Mittel zu finden. Ich denk mir halt, da wenn irgendwas so ist, was nicht so ist, ich füg mich da ein, aber ohne frische Luft komm ich nicht aus, das ist was... Wenn es mir kalt ist, kann ich mich ja zudecken, aber die Luft, furchtbar, furchtbar. Da wenn Sie in manche Zimmer reinkommen, und da ist bloß ein Patient drinnen, deswegen dürfen Sie nicht aufmachen. Das ist dann schlimm... Sie müssen sich danach richten, und wer am meisten schreit, der hat dann recht» *(14)*.

Zusammenlegen gleichgesinnter Patienten

Um einen einigermaßen problemfreien Krankenhausaufenthalt zu gewährleisten, sollten die passenden Patienten zusammengelegt werden. Ein Dame wünschte, daß Patienten, die weniger krank waren, und Schwerkranke nicht in einem Zimmer zusammengelegt würden, da es belastend sei, mit ernster Krankheit konfrontiert zu sein (4). Ein Patient ärgerte sich darüber, daß das Personal ihn, obwohl sie über seine Geschäfte Bescheid wußten und darüber, daß er viel telefonieren mußte, in ein Vierbettzimmer gelegt hatte, wo er von den anderen ununterbrochen belästigt wurde, anstatt ihn zu fragen, ob er gerne ein Zweibettzimmer wollte (10). Eine Dame wollte gerne, daß die Patienten in ähnlichem Alter waren, «wenn ich mir jetzt vorstelle, ich muß mit vier alten Omas in einem Zimmer liegen, also da würde ich ganz bestimmt nicht gesund, eher krank [lacht]». Alte Leute bräuchten es wärmer, junge Leute wollten die Fenster offen haben. Jung und alt sollte nicht zusammengelegt werden (18).

11. Reaktionen auf die Verletzung der Privatsphäre

Reaktion auf Probleme

Ein Patient war sich nicht sicher, wie er reagieren würde (7), die Antworten der anderen waren vielfältig. Zwei würden keinen großen Zirkus veranstalten, würden aber versuchen, in ein anderes Zimmer zu kommen (3; 5). Ein Herr meinte, seine Reaktion würde von Situation und Person abhängen. Er sei mit Patienten strenger als mit Pflegekräften. In anderen Dingen, wie dem Öffnen der Fenster, würde er versuchen, eine Lösung zu finden oder ärgerlich nachgeben (6). Andere Patienten erklärten, sie würden sich nie beschweren (8). Sie würde sich nicht beschweren, wenn sie vor anderen Patienten befragt würde, da sie sich nicht vorstellen könnte, daß sich die Ärzte aus Zeitgründen darum kümmern könnten (16). In einem Fall beschwerte sich eine Patientin nicht, weil sie nicht anecken wollte. Es sei eine Frage der Erziehung, wie man mit diesen Dingen umgehe. Wenn die Dinge zu schlimm werden, decke sie sich zu und verkrieche sich in ihrem Schneckenhaus, ihrem Bett. Sie pflege keinen Kontakt mit Leuten, die ihre Privatsphäre nicht beachten (4). Eine andere Patientin fand auch, daß sie beim Transport durch die Eingangshalle ihr Gesicht bedecken oder ihre Augen schließen wollte (14).

Wenn es jedoch zu schlimm würde, würde sie sich beschweren (4). «Dann sag ich was höflich» (18). Eine Patientin hatte größere Probleme mit ihrer Nachbarin, die die Fenster geschlossen halten wollte. Sie mußte sehr bestimmt auftreten, wenn sie die Fenster öffnen wollte. Sie fing an zu lügen und sagte, die Fenster seien zu, aber in Wirklichkeit hatte sie die Vorhänge zugezogen, so daß ihre Nachbarin die offenen Fenster nicht sehen konnte (2).

> «Man muß sich schon ein bissel schützen. Daß man schon das Verhalten ändert, nicht bös, und nicht frech, sondern bestimmt... Ich bin so erzogen worden, daß ich mich so verhalte, daß der andere keinen Schaden hat. Aber wenn es aus Boshaftigkeit oder Unwissenheit ist, dann traut man sich dann schon zu sagen... dann sag ich, ‹wir brauchen Luft, bloß fünf Minuten, bitte decken Sie sich zu und gleich wird es Ihnen besser gehen›, nicht, auf diese Art und Weise kann man das machen» *(4).*

Eine Dame setzte einen scharfen Blick auf, um klar zu machen, daß etwas nicht in Ordnung war. Einige Leute verstünden aber so etwas nicht. Wenn das passiere, würde sie am liebsten den Raum verlassen (14). Eine andere Patientin hatte viele Probleme mit einer Nachbarin, die das Fenster nicht aufmachte. «Es war eine Bullenhitze im Zimmer, da konnte man wirklich nicht schlafen, die hat kein Fenster aufgemacht, gestunken hat es in dem Zimmer...». Sie sei danach auf eigene Verantwortung nach Hause gegangen (18).

Patienten beschweren sich nicht (genug)

Er habe noch nie einen Mitpatienten gehört, der sich über die Verletzung seiner Privatsphäre beschwert hätte (5). Die Meinung der Patienten sei nie gefragt, und sie hätten Angst, etwas zu sagen (17). Eine Dame fragte sich, warum Patienten nichts sagten, wenn sie etwas störte, sondern alles hinnähmen (14).

12. Änderungswünsche

Am Ende der Interviews wurden die Patienten gefragt, was sie gerne ändern würden, wenn sie könnten. Obwohl die Interviews voll von Information waren, wollten an dieser Stelle nur einige Patienten einen Kommentar abgeben. Es schien, als ob man nicht erwarten könne, daß das Krankenhaus als komplexe Organisation mit Vorschriften und Traditionen sich um derartige Beschwerden kümmern könnte. Wenn sie überhaupt etwas sagten, so war es «ich wüßte nicht was» (8; 12; 15; 19), oder «da sind immer Verbesserungen möglich, aber ich wüßte nicht was» (9).

Die Toiletten wurden von zwei Patienten erwähnt (7; 10), der zweite wollte gerne seine eigene Toilette, wußte aber, daß das kaum machbar war.

Ein Herr wollte bessere Manieren sehen (11), ein anderer eine reibungslosere Organisation und eine Nichtraucherregel im Krankenhaus:

«Und dann würde ich das Rauchen einstellen lassen unten an der Eingangspforte, das ist eine Zumutung. Tür auf – in einem Krankenhaus! – und ein Mief kommt dir entgegen, katastrophal! Und das finde ich ganz schlecht, das würde ich abschaffen. Ein Krankenhaus ist kein Rauchplatz. Strikt, ganz einfach. Nicht vielleicht, weil jemand einen Schaden davontragen kann, sondern auch, um darauf hinzuweisen» *(6).*

Ein angemessener Platz für die Toilettenartikel sei vernünftig (16); aber die leidenschaftlichsten Forderungen waren die nach einem Wandschirm (14).

13. Zusammenfassung

Zu Beginn diese Teils wurde eine kurze Einführung in die Philosophie der Phänomenologie wie auch eine Begründung für den Einsatz der phänomenologischen Methode in dieser Studie gegeben. Das Entwickeln des Leitfadens und die Art der Ziehung der Stichprobe wurde erklärt. Die ethischen Gesichtspunkte wurden berücksichtigt und die Datensammlung beschrieben.

Anschließend wurden die Ergebnisse der Patienteninterviews dargestellt. Eine Vielzahl von Themen entwickelte sich aus den reichhaltigen Daten, die aufzeigten, wie die Patienten ihre Privatsphäre im Krankenhaus empfanden und von welcher Tragweite diese Gesichtspunkte für sie waren. Die Ergebnisse zeigten keine größeren Überraschungen oder Widersprüche den generellen Theorien von Privatsphäre und Territorialität gegenüber. Verletzungen des persönlichen Raums scheinen einen geringeren Effekt auf die Patienten zu haben, als man erwartet haben könnte. Ob es an sich weniger wichtig ist, oder ob das Thema einfach überschattet ist von den Aussagen über die Preisgabe der Identität und sogar noch mehr über die Angst vor physischer Entblößung, kann gegenwärtig nicht beantwortet werden. Die Ergebnisse bildeten die Grundlage zur Entwicklung der zweiten Stufe der Datensammlung, in der ein Likert-Skala-Fragebogen eingesetzt wurde, um zu untersuchen, wie die oben genannten Themen von einer größeren Patientengruppe gesehen werden.

Teil 3:
Die Umfrage

1. Likert-Skala-Fragebögen als quantitative Forschungsmethode und zweite Stufe der Studie

Basierend auf den Ergebnissen der Interviews war geplant zu untersuchen, ob ähnliche Trends in einer größeren Stichprobe nachzuweisen wären. Dieser Abschnitt beschreibt die Methode der zweiten Stufe der Datensammlung. Zunächst werden die Vorteile der Triangulation diskutiert. Die Gründe für die gewählte Methode werden beschrieben, ebenso die Stufen der Entwicklung des Fragebogens und die Methode der Analyse.

Quantitative Forschung

Quantitative Forschungsmethoden zählen oder messen. Sie stellen ihre Resultate in Zahlen, Häufigkeiten oder Summen dar (Cormack, 1991). Das Ziel dabei ist, quantifizierbare Daten zu produzieren, die statistischen Vergleichen zugänglich sind.

Sehr oft werden quantitative und qualitative Methoden in einer Studie kombiniert, was häufig als «Triangulation» bezeichnet wird. Denzin (1978) unterscheidet zwischen Daten-, Forscher-, Theorien- und methodologischer Triangulation. Burgess (1984) verwendet den Ausdruck «multiple Strategien». Daten, die durch verschiedene Methoden gesammelt werden, können als gültiger und verläßlicher angesehen werden, da Beschränkungen und Schwächen einer Methode wenigstens teilweise durch die andere Methode ausgeglichen werden können (Denzin, 1978; Jick, 1979; Pan American Health Organization, 1983). Damit wird die Aussagekraft einer Studie erhöht (Goodwin und Goodwin, 1984). Das heißt allerdings nicht, daß Fehler, die in einer Methode gemacht wurden, durch die korrekte Anwendung einer zweiten Methode aufgehoben werden (Fielding und Fielding, 1986).

Jick (1979) rät, qualitative und quantitative Methoden eher als sich ergänzende anstatt als sich ausschließende Möglichkeiten zu sehen, und er nennt einige Vorteile der Triangulation: Erstens kann der Forscher seinen Daten mehr vertrauen. Zweitens können unterschiedliche Ergebnisse zu einer umfassenderen Erklärung des Themas führen. Drittens kann es durch den Gebrauch von verschiedenen Methoden zu einer Synthese oder Integration von Theorien kommen. Und schließlich kann eine Kombination von Methoden als kritischer Test für rivalisierende Theorien eingesetzt werden. Wenn es darum geht, für oder gegen Triangulation zu entscheiden, sollte stets abgewogen werden zwischen Leistungsfähigkeit und Angemessenheit der Methoden und möglichen Einschränkungen in zeitlichem Rahmen oder in finanziellen Mitteln (Duffy, 1987). In dieser Studie wurde die Triangulation verschiedener Methoden verwendet, um zu untersuchen, ob die Daten der Interviews einer relativ kleinen Stichprobe in einem größeren Rahmen unterstützt werden. Auf der Basis der Interviewergebnisse wurde ein Likert-Skala-Fragebogen entwickelt, um zu sehen, ob eine größere Patientengruppe mit den in den Interviews auftretenden Trends übereinstimmte. Oppenheim (1992) neben anderen (z.B. Price und Barrell, 1980) schlägt diese Vorgehensweise vor. Ein Vorteil ist, daß qualitative Daten verwendet werden können, um Hypothesen zu erstellen, die dann quantitativ getestet werden können.

Das Erforschen von Einstellungen mit Hilfe der Likert-Skala

Eine Einstellung wird von Oppenheim (1992) als ein «Zustand der Bereitschaft, eine Tendenz, in einer bestimmten Weise zu reagieren, wenn man mit bestimmten Stimuli konfrontiert ist» (S. 174) bezeichnet. Das Messen von Einstellungen basiert auf der Annahme, daß individuelle Einstellungen ihren zugrundeliegenden Dimensionen gemäß in eine Rangordnung gebracht werden können (Moser und Kalton, 1971). Eine generelle Einschränkung beim Messen von Einstellungen wird in der Tatsache gesehen, daß dies auf Selbstberichten beruht, die sich auf das Wissen des Einzelnen in Bezug auf seine Einstellung verlassen (Nunnally, 1978). Eine Reihe von bekannten Meßskalen sind in der Vergangenheit entwickelt worden. Eine davon ist die Likert-Skala, die in dieser Studie verwendet wurde.

Die Likert-Skala war ursprünglich entworfen worden, um Einstellungen bezüglich Rassenzugehörigkeit, internationaler Beziehungen und wirtschaflicher Konflikte zu messen (Likert, 1932). Sie besteht aus einer Aufreihung von verschiedenen vorgegebenen Stellungnahmen zu einem Thema. Die Testperson indiziert den Grad, zu dem sie die in den Stellungnahmen vertretene Ansicht teilt (McLaughlin und Marascuilo, 1990; Polit und Hungler, 1987). Da sich der Teilnehmer selbst auf einem Kontinuum plaziert, sind unabhängige Beurteiler für diese Aufgabe nicht notwendig (Bond, 1974). Vor allem psychologische Eigenschaften werden durch einen Gesamtwert repräsentiert, der den Platz der Testperson auf dem Kontinuum von positiv bis negativ identifiziert. In dieser Studie ist es allerdings nicht die Gesamtpunktzahl, die von Interesse ist, sondern das Beurteilen der einzelnen Stellungnahmen, die in den Interviews zum Vorschein kamen. Das Thema des Fragebogens ist «Privatsphäre». Diese besteht allerdings aus verschiedenen verwandten Gebieten, wie Angst vor körperlicher Entblößung oder Territorialität. Ein Patient kann bezüglich des ersten Aspekts sehr empfindlich sein, aber ziemlich unbeeindruckt von letzterem. Aus diesem Grunde gelten einige Regeln, die die ursprüngliche Likert-Skala betreffen, hier nicht.

Erstellen von Stellungnahmen/Elementen

Das Erstellen von Elementen einer derartigen Skala ist eine schwierige Aufgabe. Wenn − wie in der gegenwärtigen Studie − die Skala auf den Ergebnissen einer vorhergehenden Stufe der Datensammlung basiert, und dies speziell auf Interviewergebnissen, ist es sehr nützlich, die originalen Wendungen und Ausdrücke zu verwenden (Moser und Kalton, 1971; Oppenheim, 1992). Besonders wichtig ist es, Meinungen zu verwenden, nicht Tatsachen (Moser und Kalton, 1971; Smith, 1981). Neutrale oder extreme Elemente machen die Daten bedeutungslos. Nur eindeutig positive oder negative Stellungnahmen sollten ausgewählt werden (Kidder und Judd, 1986; Nunnally, 1978; Sommer und Sommer, 1991). Eine etwa gleiche Anzahl von positiven und negativen Elementen veranlaßt den Teilnehmer, diese sorgfältig zu lesen. Diese Vorgehensweise verhindert auch ein verzerrtes Endergebnis (Nieswiadomy, 1987). Die Elemente müssen eine Reihe von Bedingungen erfüllen, sie sollten interessant sein (Oppenheim, 1992) und nicht voreingenommen oder unklar (Cormack, 1991).

Analyse der Elemente

Die Analyse der einzelnen Stellungnahmen ist überaus wichtig in der Entwicklung einer Skala. Einige Personen werden gebeten, den Fragebogen zu beantworten. Nunnally (1978) schlägt vor, die Anzahl der Teilnehmer sollte nie mehr als das Zehnfache der Anzahl der Elemente sein, McDowell und Newell (1987) akzeptieren das Fünffache als ausreichend. Die Korrelation der Antwort zu jedem Element muß berechnet werden (Kidder und Judd, 1986). Elemente, die keine hohe Korrelation aufweisen, sollten ausgeschlossen werden. Diese Methode heißt «internal-consistency method of item-analysis» (Oppenheim, 1992), da keine externen Kriterien zur Verfügung stehen. Die eingeschränkte Zahl der Teilnehmer und Zeitbeschränkungen erlaubten eine derartige Ausarbeitung in dieser Studie leider nicht. Aus diesem Grunde sind die Ergebnisse eher vorläufig als entgültig. Abgesehen davon war eine Item-Analyse wenig relevant, da kein summatives Gesamtergebnis angestrebt wurde.

Werten der Antworten

Die Antworten mußten gewertet werden, um analysierbar zu sein. Die übliche Weise ist, den Teilnehmern die Wahl von fünf möglichen Graden von Zustimmung zu geben («ich stimme voll zu», «ich stimme zu», «ich habe keine Meinung», «ich stimme nicht zu», «ich stimme überhaupt nicht zu»). In seinem berühmten Buch «Survey of Opinions» verwendet Likert (1932) selbst diese Art von Wertung und ebenfalls eine Dreipunkte-Wertung («ja», «?», «nein»). Wenn die Testperson fünf mögliche Antworten zur Auswahl hat, erzielen die positiven Elemente die höchste Wertung (5) für «ich stimme voll zu», die negativen Elemente für «ich stimme überhaupt nicht zu». Alle Elemente haben das selbe mathematische Gewicht (Sommer und Sommer, 1991). Interessanterweise scheinen Menschen Extreme vermeiden zu wollen, ein Phänomen, das «error of central tendency» genannt wird (Moser und Kalton, 1971).

Verschiedene Autoren (Burns und Grove, 1987; Nieswiadomy, 1987; Polit und Hungler, 1987) beschäftigen sich mit der Frage, ob die «unentschiedene» Möglichkeit zur Auswahl gestellt werden sollte. Der Nachteil ist, daß Teilnehmer möglicherweise davon abgehalten werden, sich für eine Seite zu entscheiden, der Vorteil ist natürlich, daß jemand, der keine Meinung zu einem Thema hat, dies auch ausdrücken kann. Wenn allerdings diese Wahl zu oft getroffen wird, werden die Daten bedeutungslos. Wird diese Möglichkeit aus der Auswahl ausgeschlossen, muß der Teilnehmer gezwungenermaßen eine Antwort wählen, die nicht unbedingt seiner Ansicht entspricht und er könnte dann möglicherweise die Teilnahme völlig verweigern. Die Möglichkeit der unentschiedenen Antwort kann jedoch ausgeschlossen werden, so lange es für den Teilnehmer klar ist, wie er eine Nichtantwort deutlich machen soll (Youngman, 1978). Obwohl die Autorin wollte, daß die Patienten eine klare Meinung beziehen, wurde die Kategorie «ich habe keine Meinung» beibehalten wegen der oben genannten Gründe.

Gültigkeit (Validität) und Verläßlichkeit (Reliabilität)

Ein Fragebogen muß bestimmten Tests unterworfen werden, um einen gewissen Grad an Gültigkeit und Verläßlichkeit sicherzustellen. Wenn man Literatur zu diesem Thema studiert, erstaunen einen die verschiedenen und oft kontroversen Aussagen. Youngman (1978) z.B. erklärt:

«Standardkonzepte der Verläßlichkeit und Gültigkeit haben im Zusammenhang mit dem Erstellen von Fragebögen nur eine begrenzte Relevanz. Gültigkeit ist typischerweise in Form von <face validity> bestimmt, nicht selten eine Umschreibung für Nichtstun» (S. 26).

Man muß deshalb sorgfältig entscheiden, welche Methode der Kontrolle für den Zweck geeignet ist.

Gültigkeit (Validität)

Es ist grundsätzlich eine Frage der Einschätzung, ob ein Fragebogen gültig ist oder nicht. Sommer und Sommer (1991) schlagen vor, die Gültigkeit einer Skala mit Teilnehmern zu testen, von denen man weiß, daß sie eine extreme Einstellung (positiv oder negativ) vertreten. Es gibt allerdings Einschränkungen, da Themen oft multidimensional sind, wie z.B. in der vorliegenden Studie. Slocumb und Cole (1991) entwickelten ein Instrument, das die Validität der Elemente bestimmt. Es wird davon ausgegangen, daß der vorliegende Fragebogen Inhaltsvalidität besitzt, da er auf vorhergehenden Forschungsergebnissen beruht. «Concurrent validity» konnte nicht bestimmt werden, da kein Instrument, das Privatsphäre mißt, bekannt ist, mit dem dieser Fragebogen verglichen werden könnte (Brink, 1991).

Verläßlichkeit (Reliabilität)

Reliabilitätstests von Fragebögen bestehen aus Testretest-, Split-half- und Equivalent-forms Tests. Testretest-Überprüfungen sind einfach anzuwenden, bestimmte Probleme müssen aber bedacht werden: die Einstellung zum Thema darf sich nicht zwischen den Anwendungen geändert haben, und der Erinnerungseffekt kann den Test ziemlich bedeutungslos machen (McDowell und Newell, 1987; Moser und Kalton, 1971). Welcher Test auch immer angewandt wird, Elemente, die von allen Testpersonen gleich beantwortet werden, sind normalerweise nicht zufriedenstellend und werden aus der Liste entfernt. In dieser Studie allerdings war der summative Gesamtwert pro Testperson nicht von Interesse, sondern die Einstellung jedes Teilnehmers zu jedem einzelnen Element. Deshalb wurden diese Elemente beibehalten.

Stichprobe

Diese zweite Stufe der Datensammlung erfolgte auf den gleichen Stationen (chirurgisch, intern, onkologisch) des gleichen Krankenhauses in dem die erste Stufe (die Interviews) etwa sechs Monate früher stattgefunden hatte.

Die ethischen Richtlinien wurden ebenso berücksichtigt wie in der ersten Stufe. Zweihundert Patienten waren in der zweiten Stufe eingeschlossen. Der Grund für diese Zahl war, daß 40 Patienten pro Station als ausreichend angesehen wurde, um Meinungen von verschiedenen Personen zu bekommen. Es wurde versucht, Frauen und Männer zu gleichen Teilen zu beteiligen. Es stellte sich heraus (wie bei den Interviews), daß Patientinnen etwas zurückhaltender waren, wenn es um die Teilnahme am Projekt ging. Wie sie sagten, wollten sie es nicht riskieren, negative Aussagen zu Krankenhaus oder Personal zu machen. Die Teilnehmer mußten in einer Verfassung sein, die es ihnen erlaubte, die Aufgabe zu verstehen und die Bögen entsprechend auszufüllen. Eine bewußte Auswahl (convenience sampling) wurde durchgeführt. Der Vorgang des Erhaltens einer Grundgesamtheit der Stationen, von denen dann Patienten im Zufallsverfahren ausgewählt werden konnten, schien unpraktisch, kompliziert und war nicht möglich in der zur Verfügung stehenden Zeit. Ungewöhnlich heißes Wetter während der Datensammlung veranlaßte viele Patienten, Operation oder Krankenhausaufenthalt abzusagen, so daß Schwerkranke überrepräsentiert waren, die nicht in die Studie aufgenommen werden konnten. Die Olympischen Spiele stellten ein anderes Problem dar, da die Patienten ihren Tagesablauf den Sportübertragungen anpaßten und sie somit die Fragebögen nur dann ausfüllen konnten, wenn eine für sie uninteressante Sportart auf dem Programm stand.

Man muß sich im klaren darüber sein, daß das Ausfüllen von Fragebögen eine zusätzliche Belastung für Patienten darstellt. Sie fühlen sich möglicherweise nicht wohl, befinden sich in einer unbequemen Schreibposition, ermüden leicht oder werden häufig durch Stationsaktivitäten unterbrochen (French, 1981). Gelangweilte Patienten, und dies waren vor allem jüngere Patienten auf chirurgischen Stationen sahen den Fragebogen eher als willkommene Abwechslung.

Entwicklung des Fragebogens und Pilotstudie

Prescott und Soeken (1989) betonen, daß Pilotstudien eine Reihe von Möglichkeiten eröffneten, sie beantworten z.B. methodologische Fragen und dienen als Teil der Entwicklung eines Forschungsplans. Diese Pilotstudie testete nicht nur die Anwendung der Likert-Skala, sondern auch, ob sie ein geeignetes Instrument für diese Datensammlung war.

Erster Schritt

Der Fragebogen begann mit einer kurzen Einführung und einem Beispiel zum Ausfüllen des Bogens. Der nächste Anschnitt bestand aus biographischen Daten, die, weil sie leicht zu beantworten sind, einen guten Anfang eines Fragebogens darstellen (Youngman, 1978). Sechzig Elemente wurden von den Interviewergebnissen ausgewählt. Die Wortwahl wurde von einigen deutschen Medizinstudenten, die an der University of Wales College of Medicine studierten, auf ihre Allgemeingültigkeit überprüft. Sie füllten auch die Fragebögen aus, um ein Überprüfen der Kodierung und der Analyse zu erlauben. Nur kleine

Veränderungen waren notwendig. Einige Elemente blieben in Umgangsprache, wie sie in den Interviews verwendet worden waren. Es schien notwendig, eine Sprache zu verwenden, die allen Teilnehmern geläufig war.

Zweiter Schritt

Der Fragebogen wurde noch einmal von einigen Pflegepersonen des Krankenhauses, in dem die Studie stattfand, überprüft. Änderungen waren nicht notwendig.

Dritter Schritt (Pilotstudie)

Der Fragebogen wurde einer Gruppe von zehn Patienten auf den gleichen Stationen, auf denen die Interviews stattgefunden hatten, vorgelegt. Sie wurden auf Schwierigkeiten beim Ausfüllen und die aufgewendete Zeit hin beobachtet. Wegen der kurzen Aufenthaltsdauer der Patienten war ein Testretest mit den gleichen Patienten nicht möglich. Die Patienten erklärten, daß vor allem die negativen Aussagen Konzentration verlangten. Veränderungen waren allerdings nicht mehr notwendig (siehe Anhang 3).

Durchführung der Hauptstudie

Die Datensammlung erfolgte auf den gleichen Stationen wie die Interviews, um sicherzustellen, daß die Patienten aus dem gleichen Umfeld kamen. Ein Informationsblatt wurde für die Patienten entworfen, um die Studie vorzustellen und sie der Freiwilligkeit der Teilnahme und der Vertraulichkeit der Daten zu versichern. Nachdem den Patienten das Ausfüllen der Bogen genau erklärt worden war, wurden diese persönlich verteilt und beim Einsammeln auf Vollständigkeit überprüft. Auf diese Weise wurde eine 100 Prozent Rücklaufrate erreicht. Patienten, die gerne an der Studie teilnehmen wollten, aber aus verschiedenen Gründen die Bögen nicht selbst ausfüllen konnten, wurden dahingehend unterstützt, daß sie der Autorin ihre Aussagen mitteilten, die dann die Bögen entsprechend ausfüllte. Hier kann eine Voreingenommenheit durch den direkten Kontakt zwischen Testperson und Autorin vermutet werden, im Gegensatz zu den Antworten, die allein ausgefüllt wurden.

Auf der letzten Seite des Fragebogen wurde eine Rangordnungsliste angefügt. Dieser Teil der Studie wird auf Seite 152 ff. beschrieben.

Analyse

Eine Likert-Skala ist normalerweise eine summative Skala, d.h. ein Gesamtwert pro Teilnehmer wird errechnet. Der Nachteil davon ist, daß der Gesamtwert wenig Bedeutung haben kann, weil verschiedene Beantwortungsmuster zum gleichen Gesamtwert führen (McLaughlin und Marascuilo, 1990). Das Beantwortungsmuster kann von größerem Interesse sein als der Gesamtwert eines einzelnen Teilnehmers (Oppenheim, 1992). In der gegenwärtigen Studie war die Bewertung jedes einzelnen Elements von Interesse, deshalb wurden die Elemente auch einzeln analysiert.

Wegen der großen Anzahl von Patienten (n = 200) wurde beschlossen, die Daten mit einem Computerprogramm zu analysieren. Das Kodieren der Antworten begann, sobald die ersten Fragebögen eingesammelt wurden, um Zeit zu sparen, was Lofland und Lofland (1984) «produktive Analyse» nannten. Eine Kodierungsliste wurde vorbereitet, um zu bestimmen, welcher Kode welchem Element im Fragebogen entsprach. Die Kodes wurden dann auf Datenbögen übertragen, die die Eingabe in den Computer erleichtern sollten, eine Aufgabe, die das Personal des Department of Medical Computing and Statistics an der University of Wales College of Medicine später übernahm. Die Kodierung wurde auf Korrektheit überpüft. Es gab keine fehlenden Daten.

Die Ergebnisse wurden dann mit Statistical Package for Social Sciences (SPSS/PC+) verarbeitet. SPSS/PC+ ist ein weitverbreitetes Statistikprogramm, das eine Vielzahl von Datenmanipulationen erlaubt. Ein Vorteil ist, daß es relativ leicht zu erlernen ist. Hilfreiche Lehrbücher gibt es von Frude (1987), Norušis (1988) und Foster (1992).

Die Analyse bestand aus:

– Charakteristik der Stichprobe; es war erwartet, daß es möglicherweise unterschiedliche Ergebnisse gab bezüglich Altersgruppen, Geschlecht der Teilnehmer, Aufenthaltsdauer, Zimmergröße usw.

– Häufigkeiten der Aussagen

– Crosstabulationen der Variablen mit Mann-Whitney-Test, Kruskal-Wallis-Test und Spearman Rank Correlation Coefficient je nach Art der Daten. Diese nonparametrischen Tests sind geeignet für Stichproben, die durch bewußte Auswahl bestimmt wurden, und für nominale und ordinale Daten.

2. Ergebnisse der Fragebögen

Nach der Beschreibung der biographischen Daten wurden die Bewertungen der Elemente unter die gleichen Themen geordnet wie die Ergebnisse der Interviews, um einen Vergleich zu ermöglichen. Die Daten des Fragebogens wurden mit den Variablen Geschlecht, Alter, Aufenthaltsdauer, Bettenanzahl pro Zimmer, Station und Gebäude crosstabuliert. Diese Ergebnisse werden im folgenden beschrieben. Korrelationen sind nur dann erwähnt, wenn sie statistisch signifikant waren.

Biographische Angaben

Insgesamt 200, davon 117 (58,5%) männliche und 83 (41,5%) weibliche Patienten nahmen an der Studie teil. Ihr Alter reichte von 17 bis 87 Jahren. Diese Spanne wurde dann in vier Altersgruppen eingeteilt, welche am besten die unterschiedlichen Lebensstile zu repräsentieren schienen, die auf Werten, Einstellungen und Erziehung basieren und durch die Generationen hinweg Veränderungen unterworfen sind. Altersgruppe 1 (17−34 Jahre) bestand aus 31 (15,5%) Patienten, Altersgruppe 2 (35−50 Jahre) aus 49 (24,5%) Patienten, Altersgruppe 3 (51−65 Jahre) aus 64 (32,0%) Patienten und Altersgruppe 4 (66−87 Jahre) aus 56 (28,0%) Patienten. Die Aufenthaltsdauer im Krankenhaus betrug zwischen 3 und 150 Tagen, die meisten Patienten wurden an ihrem dritten Tag befragt (39 Patienten, 19,5%), an ihrem vierten Tag (21 Patienten, 10,5%) und an ihrem fünften Tag (22 Patienten, 11,0%). Die meisten der teilnehmenden Patienten (114; 57,0%) hatten ein Zweibettzimmer, 46 (23,0%) ein Vierbettzimmer, 25 (12,5%) ein Dreibettzimmer, 13 (6,5%) ein Einzelzimmer und 2 (1,0%) waren in einem Vierbettzimmer mit eingeschobenem fünftem Bett. 112 (56,0%) waren chirurgische Patienten, 58 (29,0%) internistische Patienten, und 30 (15,0%) waren auf der onkologischen Station. Dieser Unterschied ist darin begründet, daß der Aufenthalt in chirurgischen Stationen viel kürzer war. Wann immer die Autorin auf diese Stationen kam, gab es neue Patienten. Durch die wiederholten Kurzzeitaufenthalte auf der onkologischen Station konnten einige Patienten, die bereits an der Studie teilgenommen hatten, nicht wieder um Teilnahme gebeten werden. Nur 77 (38,5%) der Patienten befanden sich im neuen Trakt des Krankenhauses, 123 (61,5%) Patienten waren in den älteren Teilen des Gebäudes untergebracht.

Angst vor der Bloßstellung der Identität

Zwölf Elemente des Fragebogens behandelten dieses Thema *(Tab.1)*. Frauen fanden es peinlicher, im Krankenhaus erkannt zu werden (p < 0,05). Je älter Patienten waren, desto mehr stimmten sie dieser Aussage zu (r = − 0,201; p <

Tabelle 1: Angst vor Bloßstellung der Identität

	++	+	0	−	− −
Es ist peinlich, im Krankenhaus als Patient erkannt zu werden	15 7,5%	20 10,0%	2 1,0%	109 54,5%	54 27,0%
Es macht nichts, wenn Patienten- namen an Bett oder Tür stehen	53 26,5%	73 36,5%	2 1,0%	43 21,5%	29 14,5%
Es geht niemanden etwas an, daß ich im Krankenhaus bin	57 28,5%	48 24,0%	3 1,5%	54 27,0%	38 19,0%
Mir wäre es lieber, wenn ich vor anderen Patienten nicht über meine Privatangelegenheiten sprechen müßte	82 41,0%	68 34,0%	2 1,0%	41 20,5%	7 3,5%
Es stört mich nicht, wenn Fremde/ Besucher Information über mich erhalten	13 6,5%	34 17,0%	− −	84 42,0%	69 34,5%
Ich höre Angaben anderer Patienten, und die hören meine, es gleicht sich aus	21 10,5%	75 37,5%	10 5,0%	61 30,5%	33 16,5%
Persönliches darf nicht vor anderen Patienten diskutiert werden	102 51,0%	71 35,5%	− −	17 8,5%	10 5,0%
Ich erfahre gerne, was den anderen Patienten in meinem Zimmer fehlt	27 13,5%	67 33,5%	13 6,5%	65 32,5%	28 14,0%
Es ist schwierig, Privates mit Besuchern zu besprechen	67 33,5%	77 38,5%	4 2,0%	42 21,0%	10 5,0%
Besucher anderer Patienten gehen mir auf die Nerven	31 15,5%	48 24,0%	8 4,0%	80 40,0%	33 16,5%
Ein Telefongespräch im Zimmer zieht die Aufmerksamkeit der anderen Patienten auf sich, ob sie wollen oder nicht	52 26,0%	84 42,0%	9 4,5%	50 25,0%	5 2,5%
Man weiß nie, ob und wie das Personal über einen redet	38 19,0%	87 43,5%	22 11,0%	41 20,5%	12 6,0%

++ ich stimme voll zu — ich stimme nicht zu
+ ich stimme zu − − ich stimme überhaupt nicht zu
0 ich habe keine Meinung

0,01). Und wieder waren es mehr Frauen, die es nicht mochten, wenn ihre Namen an Türen oder Betten angebracht waren (p < 0,05), und die aussagten, daß niemand von ihrem Krankenhausaufenthalt wissen sollte (p < 0,05). Das letzte Element wurde auch mit zunehmendem Alter häufiger gewählt (r = − 0,229; p < 0,01). Je älter Patienten waren, desto mehr wünschten sie, daß sie nicht vor anderen Personen über ihre Privatangelegenheiten sprechen müßten (r = − 0,146; p < 0,05) und daß Persönliches nicht vor anderen Patienten diskutiert werden sollte (r = − 0,171; p < 0,05). Die Mehrheit der Frauen, 74 von 83, fand es völlig unakzeptabel, wenn Fremde oder Besucher Information über sie erhielten (p < 0,001). Je mehr Betten in einem Zimmer waren, desto mehr schienen die Patienten an Dingen, die ihre Mitpatienten angingen, interessiert zu sein (r = − 0,214; p < 0,01). Je jünger die Patienten waren, desto weniger schienen sie Probleme zu haben, was ihre Privatsphäre mit Besuchern anging (r = − 0,229; p < 0,01). Frauen störte dies allerdings mehr als Männer (p < 0,05). Die Zustimmung zu diesem Element nahm mit zunehmendem Alter zu (r = − 0,283; p < 0,001) und, interessanterweise, ebenso mit abnehmender Bettenzahl (r = 0,250; p < 0,001).

Persönliche Autonomie

Fünf Elemente, die auf den Interviewergebnissen beruhten, wurden in den Fragebogen aufgenommen *(Tab. 2)*.

Je älter die Patienten waren, desto mehr dachten sie, sie müssen ständig zur Verfügung stehen (r = − 0,179; p < 0,05), Patienten könnten sich nie zurück-

Tabelle 2: Persönliche Autonomie

	++	+	0	−	− −
Patienten müssen damit rechnen, daß sie zu jeder Zeit zur Verfügung stehen müssen	90 45,0%	76 38,0%	1 0,5%	28 14,0%	5 2,5%
Als Patient kann man sich nie zurückziehen	69 34,5%	69 34,5%	5 2,5%	48 24,0%	9 4,5%
Die Privatsphäre im Krankenhaus ist eingeschränkt, weil man sich nach bestimmten Vorschriften richten muß	75 37,5%	84 42,0%	–	34 17,0%	7 3,5%
Ich denke mir oft, ich wäre im Krankenhaus gerne besser informiert	57 28,5%	81 40,5%	–	57 28,5%	5 2,5%
Ich habe keine Probleme mit der Hygiene bei gemeinschaftlich	36 18,0%	77 38,5%	1 0,5%	47 23,5%	39 19,5%

++ ich stimme voll zu   + ich stimme zu   0 ich habe keine Meinung
− ich stimme nicht zu   − − ich stimme überhaupt nicht zu

ziehen (r = − 0,194; p < 0,01), und Privatsphäre in einem Krankenhaus sei wegen der hausinternen Regeln eingeschränkt (r = − 0,164; p < 0,05). Es gab eine schwache Korrelation zwischen der steigenden Bettenanzahl und der Ablehnung der letzteren Aussage (r = 0,165; p < 0,05). Patienten in Einzelzimmern fühlten sich besser informiert als Patienten in größeren Zimmern (r = − 0,156; p < 0,05). Mehr Patienten im neuen Gebäudetrakt stimmten der Aussage, daß sich ein Patient nie zurückziehen kann, zu (p < 0,01). Interessanterweise behaupteten mehr Patienten auf den alten Stationen, daß ihnen die hygienischen Verhältnisse nichts ausmachten (p < 0,01), so daß sie der Mangel an autonomer Einflußnahme auf diese Aspekte also wenig zu stören schien.

Angst vor körperlicher Entblößung

Da dieser Gesichtspunkt in den Interviews am ausführlichsten diskutiert wurde, wurden 20 Elemente vorbereitet, um die Ansichten der größeren Patientengruppe zu erfahren *(Tab. 3)*.

Das Benutzen von Gemeinschaftstoiletten war für Frauen ein größeres Problem als für Männer (p < 0,01). Je jünger die Patienten, desto weniger schienen sie Probleme mit den Toiletten zu haben (r = 0,176; p < 0,05). Patienten auf der onkologischen Station fanden Gemeinschaftstoiletten am unangenehmsten, chirurgische Patienten hatten die wenigsten Probleme (p < 0,01). Patienten im neuen Trakt fanden die Idee, eine Allgemeintoilette zu benutzen, sehr unangenehm (p < 0,001). Für Patienten, die am längsten im Krankenhaus waren (Durchschnitt 16,18 Tage) traf dies besonders zu (r = 0,157; p < 0,05). Die Mehrheit der Patienten erklärte, daß sie keine Kontrolle darüber hätten, wer die Toiletten benutzte. Patienten auf der onkologischen Station stimmten dieser Aussage am häufigsten zu (p < 0,05). Wiederum mehr Frauen waren dieser Meinung (p < 0,05), ebenso mehr ältere Patienten (r = − 0,155; p < 0,05). Patienten im Neubau stimmten öfter zu als die im Altbau (p < 0,001).

Frauen fanden ein Waschbecken im Zimmer nicht ausreichend, eine Meinung, die vor allem von Patienten in Zweibettzimmern geteilt wurde (r = − 0,214; p < 0,01) wie auch von Patienten im Altbau (p < 0,05). Der Wunsch nach einem Zimmer mit angegliederter Naßzelle wurde mit zunehmendem Alter (r = − 0,266; p < 0,001) und abnehmender Bettenzahl stärker (r = 0,217; p < 0,01). Die Durchschnittsaufenthaltsdauer von 139 Patienten, die dieser Aussage besonders zustimmten, war 13,48 Tage (r = − 0,180; p < 0,05), d.h. je länger man im Krankenhaus war, desto weniger mochte man allgemeine Sanitäreinrichtungen.

Frauen mehr als Männer (p < 0,05) und ältere Patienten mehr als jüngere (r = − 0,170; p < 0,05) fanden es unangenehm, gewaschen zu werden. Behandlungen im Intimbereich waren auch unangenehmer für Frauen (p < 0,01) und Patienten mit zunehmendem Alter (r = − 0,224; p < 0,05). Vor allem ältere Pa-

Tabelle 3: Angst vor körperlicher Entblößung.

	++	+	0	–	– –
Es stört mich nicht, die Toiletten mit anderen Patienten zu teilen	30 15,0%	70 35,0%	2 1,0%	53 26,5%	45 22,5%
Man hat keine Kontrolle darüber, welche Leute die Toilette benutzen	87 43,5%	56 28,0%	7 3,5%	36 18,0%	14 7,0%
Ein Waschbecken im Zimmer reicht für die Zeit im Krankenhaus völlig aus	14 7,0%	37 18,5%	1 0,5%	46 23,0%	102 51,0%
Ich würde immer versuchen, ein Zimmer mit Naßzelle zu bekommen	139 69,5%	46 23,0%	2 1,0%	11 5,5%	2 1,0%
Es ist unangenehm, gewaschen zu werden	63 31,5%	53 26,5%	3 1,5%	62 31,0%	19 9,5%
Eines der schlimmsten Dinge, die mir passieren könnten, wäre Intimpflege durch einen anderen Menschen	77 38,5%	58 29,0%	2 1,0%	53 26,5%	10 5,0%
Es stört mich nicht, Bettschüssel oder Nachtstuhl zu benutzen, weil jeder einmal in die Situation kommen kann	34 17,0%	67 33,5%	1 0,5%	43 21,5%	55 27,5%
Das schlimmste für mich wäre es, den Nachtstuhl im Beisein anderer Patienten zu benutzen	105 52,5%	57 28,5%	3 1,5%	28 14,0%	7 3,5%
Ich würde alles tun, um Bettschüssel oder Nachtstuhl zu vermeiden	116 58,0%	59 29,5%	– –	19 9,5%	6 3,0%
Geruch und Geräusche sind noch peinlicher als das Sitzen auf dem Nachtstuhl selbst	111 55,5%	65 32,5%	4 2,0%	15 7,5%	5 2,5%
Es stört mich nicht, wenn jeder den Inhalt von Urinbeuteln usw. sehen kann	34 17,0%	67 33,5%	2 1,0%	47 23,5%	50 25,0%
Ich mache keinen Unterschied zwischen Schwester und Pfleger, wenn es um die Hilfe bei persönlichen Verrichtungen geht	95 47,5%	68 34,0%	3 1,5%	20 10,0%	14 7,0%
Ich finde es besser, wenn persönliche Dinge von einer Pflegeperson meines Geschlechts verrichtet werden	56 28,0%	55 27,5%	3 1,5%	72 36,0%	14 7,0%
Es stört mich nicht, wenn ich von einer Pflegeperson anderen Geschlechts gewaschen werde	37 18,5%	88 44,0%	3 1,5%	42 21,0%	30 15,0%
Wandschirme sollten viel häufiger verwendet werden	67 33,5%	56 28,0%	16 8,0%	45 22,5%	16 8,0%
Wandschirme sind nicht nötig, da in einem Zimmer entweder nur Männer oder nur Frauen sind	30 15,0%	50 25,0%	7 3,5%	65 32,5%	48 24,0%
Man kann nie sicher sein, ob nicht doch jemand zuschaut	63 31,5%	70 35,0%	21 10,5%	34 17,0%	12 6,0%

Fortsetzung auf Seite 146

145

	++	+	0	–	– –
Für Untersuchungen oder Verbands- wechsel braucht man keinen Sicht- schutz, da wir ja doch alle gleich aussehen	46 23,0%	65 32,5%	3 1,5%	48 24,0%	38 19,0%
Mir ist es sehr unangenehm, mich vor anderen auszuziehen	42 21,0%	47 23,5%	1 0,5%	90 45,0%	20 10,0%
Es stört mich, daß man im Kranken- haus immer damit rechnen muß, daß die Tür aufgeht	35 17,5%	54 27,0%	4 2,0%	78 39,0%	29 14,5%

++	ich stimme voll zu
+	ich stimme zu
0	ich habe keine Meinung
–	ich stimme nicht zu
– –	ich stimme überhaupt nicht zu

tienten erklärten, sie würden alles versuchen, um den Gebrauch der Bettschüssel oder des Nachtstuhles ($r = -0,186$; $p < 0,01$) zu vermeiden, und daß sie Geruch und Geräusche sogar noch peinlicher empfanden als mit Bettschüssel oder Nachtstuhl gesehen zu werden ($r = -0,183$; $p < 0,01$). Mehr Frauen als Männer störte es, wenn der Inhalt von Drainagebeuteln für jedermann ersichtlich war ($p < 0,01$). Frauen bevorzugten generell Krankenschwestern ($p < 0,001$), besonders für eher persönliche Pflegetätigkeiten ($p < 0,001$) oder wenn sie gewaschen werden mußten ($p < 0,001$).

Je älter Patienten waren, desto mehr bevorzugten sie Wandschirme ($r = -0,140$; $p < 0,05$), auch je weniger Betten in einem Zimmer waren ($r = -0,169$; $p < 0,05$), ungeachtet der Tatsache, daß alle Patienten in einem Zimmer gleichen Geschlechts waren. Frauen vertrauten mehr als Männer darauf, daß andere Patienten sie nicht bei bestimmten Verrichtungen beobachteten ($p < 0,05$). Sich vor Fremden zu entkleiden war für Frauen ($p < 0,05$), für ältere Patienten ($r = -0,270$; $p < 0,001$) und für Patienten in kleineren Zimmern ($r = 0,183$; $p < 0,01$) ein größeres Problem. Auch die Tatsache, daß man im Krankenhaus immer damit rechnen muß, daß die Tür ohne Vorwarnung geöffnet wird, störte Frauen mehr ($p < 0,05$).

Territorialität

Neun Aussagen bezüglich der Territorialität wurden den Patienten zum Beantworten angeboten *(Tab. 4)*.

Frauen waren gegen größere Zimmer als Zweibettzimmer (p < 0,05), zusätzliche Betten (p < 0,05), das Zurschaustellen ihrer Toilettenartikel (p < 0,05) und gegen die Tatsache, daß andere auf ihren Betten saßen (p < 0,05). Je weniger Betten in einem Zimmer waren, desto mehr waren die Teilnehmer für kleinere Zimmer (r = 0,481; p < 0,001), desto weniger mochten sie eingeschobene Betten (r = 0,280; p < 0,001) und desto mehr fanden sie, daß größere Zimmer weniger Privatsphäre bedeuteten (r = 0,305; p < 0,001). Mit zunehmendem Alter fanden Patienten eingeschobene Betten lästig (r = − 0,245; p < 0,001) und desto mehr fanden sie, daß man in größeren Zimmern weniger Privatsphäre habe (r = − 0,157; p < 0,05). Sie mochten es auch nicht, daß ihre Toilettenartikel für jeden zugänglich waren (r = − 0,201; p < 0,01) und waren gegen das Sitzen auf Betten (r = − 0,341; p < 0,001).

Tabelle 4: Territorialität.

	++	+	0	−	− −
Ich würde kein größeres Zimmer als ein Zweibettzimmer wollen	120 60,0%	45 22,5%	− − − −	25 12,5%	10 5,0%
Ich hoffe, ich bekomme kein zusätzliches Bett in mein Zimmer	104 52,0%	57 28,5%	3 1,5%	27 13,5%	9 4,5%
Pflegepersonen sollten anklopfen, wenn sie ins Zimmer kommen	51 25,5%	46 23,0%	12 6,0%	65 32,5%	26 13,0%
Je mehr Patienten in einem Raum sind, desto weniger Privatsphäre hat man	116 58,0%	67 33,5%	2 1,0%	9 4,5%	6 3,0%
Anklopfen nützt überhaupt nichts, wenn nicht auf Antwort gewartet wird	72 36,0%	78 39,0%	10 5,0%	34 17,0%	6 3,0%
Ich mag es nicht, daß meine Toilettensachen praktisch für jeden zugänglich sind	82 41,0%	64 32,0%	4 2,0%	39 19,5%	11 5,5%
Ich möchte nicht, daß Pflegepersonen ohne Zustimmung meinen Nachttisch oder Schrank öffnen	106 53,0%	53 26,5%	3 1,5%	32 16,0%	6 3,0%
Es stört mich generell, wenn jemand auf meinem Bett sitzt	39 19,5%	41 20,5%	4 2,0%	79 39,5%	37 18,5%
Nur Familienmitglieder dürfen auf meinem Bett sitzen	45 22,5%	44 22,0%	1 0,5%	66 33,0%	44 22,0%

++ ich stimme voll zu   − ich stimme nicht zu
+ ich stimme zu   − − ich stimme überhaupt nicht zu
0 ich habe keine Meinung

Persönlicher Raum

Dieses Thema war nur mit zwei Aussagen vertreten, da es in den Interviews keine allzugroße Bedeutung zu haben schien *(Tab. 5)*.

Tabelle 5: Persönlicher Raum.

	++	+	0	–	– –
Ich habe die Betten gerne weiter auseinander, weil man nie weiß, welche Krankheiten andere haben	64 32,0%	61 30,5%	8 4,0%	50 25,0%	17 8,5%
Ich brauche viel Platz um mein Bett herum	57 28,5%	85 42,5%	6 3,0%	39 19,5%	13 6,5%

++	ich stimme voll zu	–	ich stimme nicht zu
+	ich stimme zu	– –	ich stimme überhaupt nicht zu
0	ich habe keine Meinung		

Ältere Patienten bevorzugten mehr Platz um ihre Betten herum (r = – 0,164; p < 0.05) und sie wollten auch die Betten nicht so engstehend, um das Verbreiten von Krankheiten zu vermeiden (r = – 0,340; p < 0,001). Interessanterweise: je weniger Betten in einem Zimmer waren, desto eher bevorzugten die Patienten mehr Raum (r = 0,158; p < 0,05).

Auswirkung der Verletzung der Privatsphäre auf den einzelnen

Hier wurden fünf Elemente vorbereitet *(Tab. 6)*. Das Gefühl der Peinlichkeit durch Abhängigkeit von anderen nahm mit zunehmendem Alter (r = – 0,261; p < 0,001) und zunehmender Aufenthaltsdauer zu (r = – 0,153; p < 0,05) und mit zunehmender Bettenzahl pro Zimmer ab (r = 0,146; p < 0,05). Patienten in größeren Zimmer stimmten eher zu, daß sich Patienten nicht so anstellen sollten, wie peinlich auch immer die Situation sein mag (r = – 0,146; p < 0,05). Die Notwendigkeit, sich im Krankenhaus anzupassen, wurde vor allem von Patienten in der Altersgruppe 4 empfunden (r = – 0,279; p < 0,001). Sie fanden auch mehr als jüngere Patienten, daß sie gezwungen seien, Dinge zu tun, die sie nie in der Öffentlichkeit tun würden (r = – 0,292; p < 0,001).

Tabelle 6: Auswirkung der Verletzung der Privatsphäre auf den einzelnen.

	++	+	0	−	− −
Es ist peinlich, von anderen abhängig zu sein	84 42,0%	62 31,0%	1 0,5%	45 22,5%	8 4,0%
Patienten sollen sich nicht so anstellen, egal wie unangenehm manches sein mag	38 19,0%	77 38,5%	13 6,5%	48 24,0%	24 12,0%
Im Krankenhaus muß man viel über sich ergehen lassen, egal wie peinlich es ist	87 43,5%	79 39,5%	2 1,0%	26 13,0%	6 3,0%
Je kränker man ist desto weniger kümmert man sich um Schamgefühl oder Peinlichkeiten	99 49,0%	56 28,0%	3 1,5%	27 13,5%	15 7,5%
Patienten sind gezwungen, Dinge zu tun, die sie nie in der Öffentlichkeit tun würden	92 46,0%	64 32,0%	7 3,5%	32 16,0%	5 2,5%

++ ich stimme voll zu
+ ich stimme zu
0 ich habe keine Meinung
− ich stimme nicht zu
− − ich stimme überhaupt nicht zu

Der Patient als Teil der Patentientengemeinschaft

Vier Aussagen wurden den Patienten zu diesem Thema vorgelegt *(Tab. 7)*.

Tabelle 7: Der Patient als Teil der Patentientengemeinschaft.

	++	+	0	−	− −
Wenn ich ein gutes Beispiel gebe im Beachten der Privatsphäre anderer, dann werden andere meine Privatsphäre wahren	30 15,0%	90 45,0%	8 4,0%	58 29,0%	14 7,0%
Wenn das Verhältnis unter den Patienten gut ist, ist es nicht so schlimm, wenn die Privatsphäre verletzt wird	82 41,0%	82 41,0%	4 2,0%	27 13,5%	5 2,5%
Die eigene Privatsphäre muß zurückstehen, wenn andere Patienten zu berücksichtigen sind	65 32,5%	100 50,0%	5 2,5%	27 13,5%	3 1,5%
In bestimmten Dingen, wie z.B. dem Öffnen der Fenster, muß man sich nach den anderen Patienten richten	100 50,0%	75 37,5%	−	21 10,5%	4 2,0%

++ ich stimme voll zu
+ ich stimme zu
0 ich habe keine Meinung
− ich stimme nicht zu
− − ich stimme überhaupt nicht zu

Je älter die Patienten waren, desto mehr glaubten sie, daß es nicht so schlimm sei, wenn ihre Privatsphäre verletzt wird, vorausgesetzt, daß ein gutes Verhältnis untereinander herrsche (r = − 0,146; p < 0,05). Sie erklärten auch, daß die eigene Privatsphäre zweitrangig sei, wenn andere zu berücksichtigen seien (r = − 0,171; p < 0,05), und daß Anpassung notwendig sei, um Probleme zu vermeiden (r = − 0,286; p < 0,001). Die Zimmergröße spielte auch eine Rolle bei der Beantwortung des letzten Elements. Je weniger Betten in einem Zimmer waren, desto mehr stimmten die Patienten der Notwendigkeit der Anpassung zu (r = 0,161; p < 0,05).

Bewältigungsmechanismen

Dieses Thema wurde mit drei Fragen behandelt *(Tab. 8)*. Frauen waren generell vorsichtiger als Männer, wenn es darum ging, sich über ihre verletzte Privatsphäre zu beklagen (p < 0,001), ebenso hatten ältere Patienten mehr Hemmungen (r = − 0,161; p < 0,05). Frauen mehr als Männer (p < 0,01) zweifelten daran, daß Beschwerden einen Sinn hätten, was auch für Patienten der Altersgruppe 4 (66–87 Jahre) galt (r = − 0,263; p < 0,001). Frauen allerdings fanden es wichtiger als Männer (p < 0,05), daß man sich beschweren sollte. Dem stimmten ältere Patienten mehr als jüngere zu (r = − 0,255; p < 0,001).

Tabelle 8: Bewältigungsmechanismen.

	++	+	0	−	− −
Wenn meine Privatsphäre verletzt wird, beschwere ich mich nicht, aber innerlich ärgere ich mich	53 26,5%	78 39,0%	7 3,5%	51 25,5%	11 5,5%
Beschweren nützt nichts, da sich niemand darum kümmern würde	29 14,5%	31 15,5%	16 8,0%	102 51,0%	22 11,0%
Patienten sollten sich viel mehr beschweren, wenn ihre Privatsphäre	65 32,5%	80 40,0%	14 7,0%	35 17,5%	6 3,0%

++   ich stimme voll zu
+   ich stimme zu
0   ich habe keine Meinung
−   ich stimme nicht zu
− −   ich stimme überhaupt nicht zu

Zusammenfassung

Nach einer Beschreibung der teilnehmenden Patienten wurden die Ergebnisse unter den gleichen Themen wie die Interviews vorgestellt. Die Häufigkeiten der Aussagen wurde notiert wie auch zusätzliche Werte oder statistische Information. Generell kann man sagen, daß die Ergebnisse der Fragebögen die der Interviews bestätigten. Die meisten Themen, die für die befragten Patienten ein Problem waren, wurden in den Fragebögen ähnlich gewertet. Dies unterstützt wieder die Annahme, daß Verletzungen der Privatsphäre und Eindringen in das Territorium für hospitalisierte Menschen ernstzunehmende Probleme darstellen.

3. Rangordnungsskalen als zusätzliche Untersuchungsmethode in der ersten und zweiten Stufe der Studie

Das Erstellen einer Rangordnung wird verwendet, um eine vergleichende Beurteilung hervorzurufen (Crano und Brewer, 1986), indem man die Versuchspersonen eine Reihe von Elementen unter einem bestimmten Gesichtspunkt ordnen läßt. Das Ordnen ist sicherlich subjektiv (Fleiss, 1981), die Methode besitzt jedoch einen gewissen Grad von Gültigkeit, da die Versuchspersonen damit ihre persönlichen Ansichten zu einem bestimmten Thema äußern. Kerlinger (1986) beschrieb drei analytische Vorteile der Methode: erstens, Ranglisten verschiedener Personen können leicht miteinander verglichen werden; zweitens, Ranglistenwerte einer Serie von Elementen können leicht berechnet werden, und drittens, indem Elemente individuell geordnet werden müssen, vermeidet man stereotype Antworten oder die Tendenz, sich gesellschaftlich akzeptablen Ansichten anzuschließen.

Vorgegebene Elemente werden nach bestimmten Gesichtspunkten in eine Rangordnung gebracht. Die Gewichtung jedes einzelnen Elements im Vergleich zu jedem anderen muß eingeschätzt und beurteilt werden, d.h. es wird auf diesem Weg tatsächlich eine klare Aussage gemacht. Dies ist gerade bei der Verwendung der Methode an Patienten von Vorteil, die generell ihre Abhängigkeit vom Krankenhauspersonal nicht durch zu kritische Kommentare verschärfen wollen. Aussagen in Fragebogen oder Interview können so abgemildert oder verdreht werden, daß die tatsächliche, vielleicht negative Meinung nicht zum Ausdruck kommt und die Gültigkeit der Ergebnisse somit angezweifelt werden muß.

Dem zuvor beschriebenen Interviewleitfaden und den Fragebögen wurde als Anhang eine Liste von Ereignissen und Situationen beigefügt, die die Privatsphäre von Patienten beeinträchtigen. Diese Elemente wurden von den Patienten ihrer Gewichtung nach geordnet.

Die Methode des Rangordnens, die Entwicklung des Instruments und die Analyse der Daten ist an anderer Stelle detailliert beschrieben (Bauer, 1994 b).

4. Ergebnisse der Rangordnungsskalen

Erste Stufe der Studie

Die erste Gruppe von Ergebnissen stammt von der Rangordnung, die mit den ersten 20 Patienten durchgeführt wurde, sobald die Interviews abgeschlossen waren. Die einzelnen Elemente basierten auf der beruflichen Erfahrung der Autorin und Angaben in der Literatur *(Tab. 9)*.

Tabelle 9: Liste der in der ersten Stufe verwendeten Elemente.

A – Durchsuchen von persönlichen Gegenständen
B – Betreten des Zimmers ohne anzuklopfen
C – Nachtstuhl/Bettschüssel benützen
D – jemand sitzt auf dem Bett
E – sich freimachen für Untersuchungen, Verbände usw.
F – Beantworten von Fragen in Gegenwart von Mitpatienten
G – Körperpflege durch Pflegepersonen anderen Geschlechts
H – Betten stehen zu dicht aufeinander
I – persönliche Gegenstände sind frei zugänglich
J – keine Privatsphäre mit Besuchern

Die 20 befragten Patienten ordneten die zehn Elemente wie aus *Abbildung 2* ersichtlich.

Der Kendall's Coefficient of Concordance (W = 0,293) zeigte eine schwache, aber statistisch signifikante Übereinstimmung unter den Patienten (Friedman Two-Way-ANOVA p < 0,001). Die größtmögliche Übereinstimmung würde durch W = 1, die geringstmögliche durch W = 0 ausgedrückt (Conover, 1980). Um einen Überblick zu geben, wie die Patienten die einzelnen Elemente ordneten, werden die Daten hier in einer Weise präsentiert, die Guilford (1954) vorgeschlagen hat *(Abb. 3)*. Diese Abbildung wird folgendermaßen gelesen: zunächst wird ein Element (z.B. B) gewählt und dann ein Rang (z.B. 3). Am Kreuzungspunkt wird der Wert abgelesen (hier 2). Dies bedeutet, daß zwei Patienten das Element B (Betreten des Zimmers ohne Anzuklopfen) als die drittschlimmste (Rang 3) Verletzung der Privatsphäre empfanden.

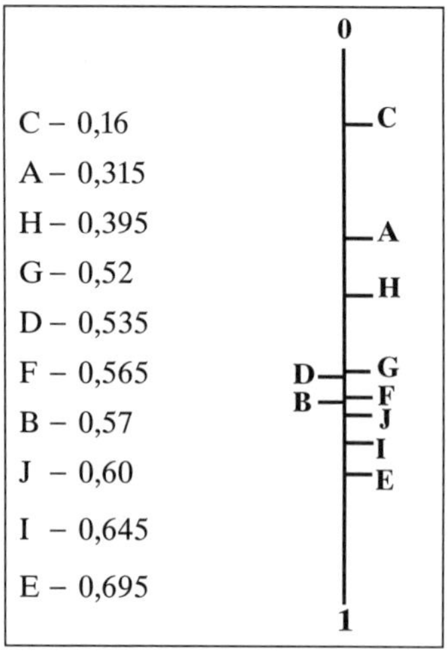

	0
C – 0,16	C
A – 0,315	
H – 0,395	A
G – 0,52	H
D – 0,535	
F – 0,565	D — G
B – 0,57	B — F
J – 0,60	J
I – 0,645	I
E – 0,695	E
	1

Abbildung 2: Summative Rangordnung von Ereignissen, die die Privatsphäre von Patienten verletzen, unter Verwendung der Berechnung von Ridits. Stufe 1: Interviews (entsprechend *Tab. 9).*

Rang	1	2	3	4	5	6	7	8	9	10	
Element											
A	5	4	3	1	2	2	0	2	1	0	20
B	1	1	2	3	2	2	2	0	3	4	20
C	10	5	2	1	1	0	1	0	0	0	20
D	0	6	1	2	1	1	0	3	1	5	20
E	0	0	2	2	0	0	4	5	3	4	20
F	0	0	3	3	2	2	2	6	2	0	20
G	3	2	1	1	2	3	1	1	3	3	20
H	1	1	5	4	4	3	0	1	1	0	20
I	0	1	1	1	1	3	5	1	6	1	20
J	0	0	0	2	5	4	5	1	0	3	20
	20	20	20	20	20	20	20	20	20	20	

Abbildung 3: Ordnungsmuster der befragten Patienten. Stufe 1: Interviews (entsprechend *Tab. 9).*

Zweite Stufe der Studie

Die Daten der zweiten Stufe entstammen einer Liste von Elementen, die auf den Ergebnissen der Interviews beruhen *(Tab. 10).*

Tabelle 10: Liste der in der zweiten Stufe verwendeten Elemente:

A – Toilette mit anderen teilen
B – Betreten des Zimmers ohne anzuklopfen
C – Nachtstuhl/Bettschüssel benützen
D – sich freimachen für Verbände, Untersuchungen usw.
E – Beantworten von Fragen in Gegenwart von Mitpatienten
F – Körperpflege durch Pflegepersonen anderen Geschlechts
G – keine Privatsphäre mit Besuchern
H – persönliche Gegenstände sind frei zugänglich
I – Betten stehen dicht aufeinander
J – als Patient erkannt werden
K – gewaschen werden
L – Maßnahmen im Intimbereich

Die 200 Patienten, die die Fragebögen ausfüllten, ordneten die Elemente wie aus Abbildung 4 ersichtlich.

Der Grad der Übereinstimmung zwischen den Rangordnungen der Patienten war moderat (W = 0,4457), aber von außerordentlicher statistischer Signifikanz ($p < 10^{-132}$), dies, weil die Anzahl der Testpersonen weit mehr als adäquat war, um einen Grad an Übereinstimmung zu demonstrieren.

Die Abbildung 5 repräsentiert das Ordnungsmuster der Patienten, dargestellt in derselben Weise wie in *Abbildung 2*.

Es wurde dann beschlossen, das Ordnen der Patienten bezüglich ihres Alters und Geschlechts zu untersuchen. In der folgenden Beschreibung der Ergebnisse, die sich nur auf die zweite Stufe der Studie beziehen, werden vor allem die ersten sechs Elemente in der Rangliste diskutiert werden, da dies die Elemente waren, die die größte Verletzung der Privatsphäre darstellten, und deshalb hier von besonderer Bedeutung sind. In jedem Fall ist der Grad der Übereinstimmung statistisch signifikant ($p < 0,001$).

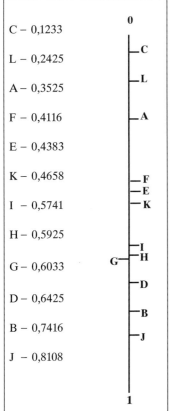

Abbildung 4: Summative Rangordnung von Ereignissen, die die Privatsphäre von Patienten verletzen, unter Verwendung der Berechnung von Ridits. Stufe 2: Fragebögen (entsprechend *Tab. 10*).

Rang	1	2	3	4	5	6	7	8	9	10	11	12	
Element													
A	30	17	38	20	24	20	17	9	7	8	6	4	200
B	2	6	2	8	6	8	13	8	26	25	40	56	200
C	116	45	12	12	4	3	3	2	0	2	1	0	200
D	0	3	5	14	18	16	23	19	23	27	35	17	200
E	5	11	26	23	29	36	23	15	16	8	7	1	200
F	11	10	29	35	24	27	18	18	13	8	3	4	200
G	0	9	5	6	18	22	21	36	29	28	19	7	200
H	7	5	7	13	13	18	23	29	26	30	16	13	200
I	8	9	7	18	14	11	25	27	25	18	28	10	200
J	1	0	5	2	3	6	6	12	17	30	37	81	200
K	2	10	23	29	30	24	23	20	13	13	7	6	200
L	18	75	41	20	17	9	5	5	5	3	1	1	200
	200	200	200	200	200	200	200	200	200	200	200	200	

Abbildung 5: Ordnungsmuster der befragten Patienten. Stufe 2: Fragebögen (entsprechend *Tab. 10*).

155

Vergleich der Rangordnung nach Geschlecht

Die Übereinstimmung der Rangordnungen männlicher Patienten war schwächer (W = 0,3937) als die der weiblichen Patienten (W = 0,5499), und es gab einen eindeutigen Unterschied in den Rangordnungen *(Abb. 6)*. Der Abstand zwischen den Elementen C (Nachtstuhl/Bettschüssel benützen) and L (Maßnahmen im Intimbereich), d.h. der Unterschied zwischen den Werten ist viel kleiner für Frauen als für Männer, was bedeutet, daß Maßnahmen im Intimbereich Frauen unangenehmer waren (0,1833) als Männern (0,285). Frauen fanden es auch peinlicher (0,33) als Männer (0,47), wenn Körperpflege durch Pflegepersonen anderen Geschlechts durchgeführt wird (Element F). Interessanterweise schien es Frauen weniger auszumachen, Fragen in Gegenwart anderer zu beantworten (Element E; 0,465), verglichen mit Männern (0,4192). Gewaschen werden (Element K) störte Frauen mehr (0,4308) als Männer (0,49). Das Teilen von Toiletten mit anderen (A) war für Frauen weniger ein Problem (0,3583). Männer erzielten 0,3483.

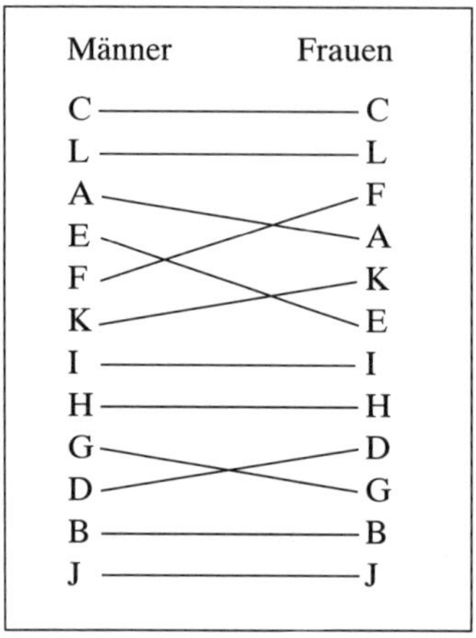

Männer	Frauen
C	C
L	L
A	F
E	A
F	K
K	E
I	I
H	H
G	D
D	G
B	B
J	J

Abbildung 6: Vergleich der Rangordnung von Ereignissen, die die Privatsphäre von Patienten verletzen (entsprechend *Tab. 10)* bei Männern und Frauen.

Vergleich der Rangordnung nach Altersgruppen

Der Kendall Coefficient of Concordance in Altersgruppe 1 war 0.3937, in Altersgruppe 2 0,4436, in Altersgruppe 3 0,4105, und in Altersgruppe 4 0,5735. Je älter Patienten waren, desto peinlicher war Element C − Nachtstuhl/Bettschüssel benützen − (von Altersgruppe 1 = 0,1652 zu Altersgruppe 2 = 0,08), das gleiche, wenn auch nicht so offensichtlich gilt für Maßnahmen im Intimbereich − Element L − (von Altersgruppe 1 = 0,2675 zu Altersgruppe 4 = 0,2158). Der Wert für Element K nimmt von Altergruppe 1 (0,3642) zu Altersgruppe 4 ständig ab (0.5075) was bedeutet, daß jüngere Patienten es nicht schätzten, wenn sie von anderen gewaschen werden. Element K erzielte den dritten Platz in der jüngsten Altersgruppe, in den anderen nur Platz sechs *(Abb. 7)*.

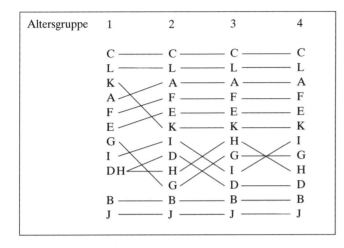

Abbildung 7: Vergleich der Rangordnung von Ereignissen, die die Privatsphäre von Patienten verletzen (entsprechend *Tab. 10)* in den vier verschiedenen Altersgruppen

Vergleich der Rangordnung männlicher Patienten nach Altersgruppen

Beim Vergleich der Altersgruppen muß man berücksichtigen, daß die absolute Anzahl der Testpersonen nicht groß ist. Kendall W war in Altersgruppe 1 0,3430, in Altersgruppe 2 0,3712, in Altersgruppe 3 0,3666, und in Altersgruppe 4 0,5536.

Element C war in allen Altersstufen das Ereignis, das die Privatsphäre am empfindlichsten verletzte *(Abb. 8)*. Element L zeigt eine leicht ansteigende Tendenz mit der höchsten Plazierung in Altersgruppe 4. Gewaschen werden (Element K) schien ein besonderes Problem für jüngere Männer zu sein. Verglichen mit anderen Altersgruppen schienen Gemeinschaftstoiletten (Element A) jüngere Patienten nicht so sehr zu stören. Die Einordnung von Element E (Beantworten von Fragen in Gegenwart von Mitpatienten) stieg leicht an mit zunehmendem Alter. Keine Privatsphäre mit Besuchern zu haben (Element G) schien jüngere Männer mehr zu stören. Element F (Körperpflege durch Pflegepersonen anderen Geschlechts) erzielte mit Platz 4 die höchste Wertung in Altersgruppe 2.

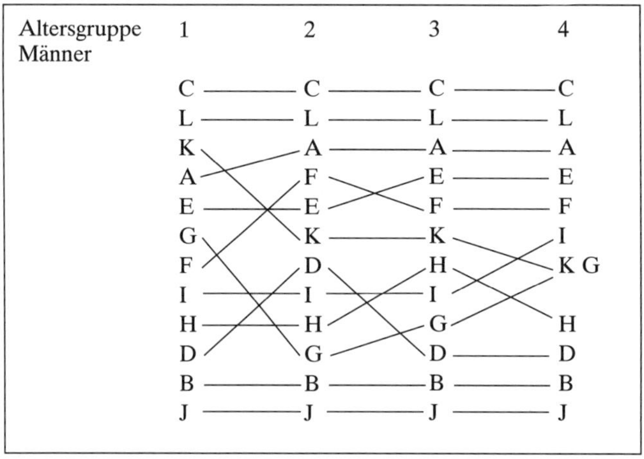

Altersgruppe Männer

	1	2	3	4
	C	C	C	C
	L	L	L	L
	K	A	A	A
	A	F	E	E
	E	E	F	F
	G	K	K	I
	F	D	H	K G
	I	I	I	H
	H	H	G	H
	D	G	D	D
	B	B	B	B
	J	J	J	J

Abbildung 8: Vergleich der Rangordnung von Ereignissen, die die Privatsphäre von Patienten verletzen (entsprechend *Tab. 10)* bei Männern in den vier verschiedenen Altersgruppen

Vergleich der Rangordnung weiblicher Patienten nach Altersgruppen

Kendall W in Altersgruppe 1 war 0,4771, in Altersgruppe 2 0,5319, in Altersgruppe 3 0,5699, and in Altersgruppe 4 0,6522.

Ähnlich wie die männlichen Testpersonen ordneten Frauen Element C als das schlimmste Ereignis ein, was auch mit zunehmendem Alter zunahm *(Abb. 9)*. Wieder wie bei den Männern ordnete Altersgruppe 1 Element K auf den dritten Platz. Element A (Toilette mit anderen teilen) kam auf Platz 3 in Altersgruppe 2, auf Platz 4 in den anderen Altersgruppen. «Körperpflege von Krankenpflegern durchgeführt» (Element F) erzielte Rang 5 in Altersgruppe 1, Rang 4 in Altersgruppe 2, aber stellte das drittschlimmste Ereignis in den beiden letzten Altersgruppen dar.

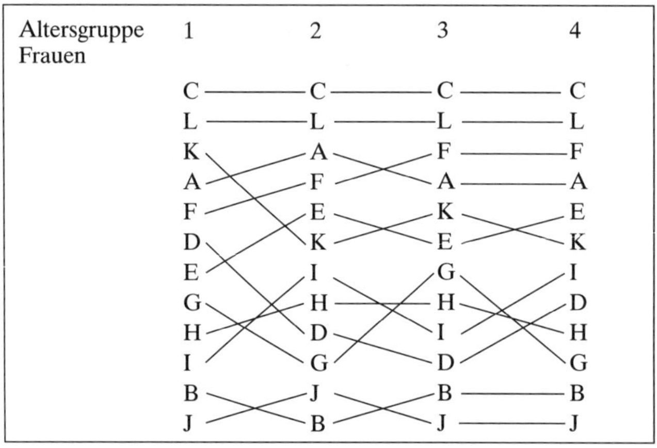

Altersgruppe Frauen

	1	2	3	4
	C	C	C	C
	L	L	L	L
	K	A	F	F
	A	F	A	A
	F	E	K	E
	D	K	E	K
	E	I	G	I
	G	H	H	D
	H	D	I	H
	I	G	D	G
	B	J	B	B
	J	B	J	J

Abbildung 9: Vergleich der Rangordnung von Ereignissen, die die Privatsphäre von Patienten verletzen (entsprechend *Tab. 10)* Frauen in den vier verschiedenen Altersgruppen.

Allgemeine Beschreibung der Ergebnisse

Abgesehen von Element C, das die schlimmste Verletzung der Privatsphäre darzustellen schien, können die Ergebnisse der Stufe 1 und 2 nicht sinnvoll verglichen werden, da unterschiedliche Elemente verwendet wurden. Deshalb sollen hier nur die Resultate der zweiten Stufe erläutert werden.

Wenn man die absoluten Ränge aller Tests vergleicht, sind die ersten beiden Elemente (C und L) und die letzten beiden Elemente (B und J) generell stabil. Man muß natürlich berücksichtigen, daß Rang 11 oder 12 nicht bedeutet, daß diese Elemente die Privatsphäre überhaupt nicht verletzen, es bedeutet nur, daß sie die am wenigsten störenden waren. Interessanterweise scheint es in diesen Vergleichen eine Linie zu geben zwischen den Rängen 1 bis 6 und 7 bis 12, die beide Gruppen von Elementen in zwei unterschiedlich verletzende Ereignisse teilt, die erste Gruppe schlimmer als die zweite.

Ein anderes Ergebnis ist, daß Frauen einen weniger großen Abstand zwischen Elementen C und L wählten, was bedeuten kann, das das Benutzen eines Nachtstuhles nicht viel unangenehmer ist als eine Maßnahme im Intimbereich. Kendall's Coefficient of Concordance war am höchsten (> 0,53) unter Frauen. Mit den vorliegenden Resultaten und der Größe der Stichprobe kann man allerdings keine Verallgemeinerungen anstellen im Hinblick auf eine Korrelation zwischen Geschlecht und Alter und dem Ordnen von Ereignissen, die die Privatsphäre verletzen. Die entstehenden Muster jedoch können einige Hinweise geben auf die unterschiedlichen Auffassungen von Patienten. Eine Wiederholung dieser Testmethode mit einer bedeutend größeren Stichprobe dürfte nützliche Einsichten geben in eine möglichen Interaktion von Geschlecht und Alter.

Teil 4:
Die Privatsphäre im Krankenhaus

Glasers und Strauss' (1967) Unterscheidung zwischen einer materialen Theorie, die für ein bestimmtes Umfeld – hier das Krankenhaus – entwickelt ist, und einer formalen (allgemeinen) Theorie, die abstrakt ist und auf einer materialen Theorie aufbaut, war sehr nützlich, um die Ergebnisse dieser Studie zu interpretieren und darauf eine generelle Theorie aufzubauen. Dieser Teil interpretiert zunächst die Ergebnisse dieser Studie und stellt eine Theorie der Privatsphäre im Krankenhaus vor. In Teil 5 wird der Versuch gemacht, diese Theorie auf eine allgemeingültige und abstraktere Ebene zu heben.

1. Vorerwartungen an die Privatsphäre im Krankenhaus

Wie nach dem Mangel an Definitionen in der untersuchten Literatur erwartet werden konnte, waren etliche Patienten nicht ganz sicher, wie der Begriff «Privatsphäre» zu verstehen sei. Nur ein Patient dachte an den Schutz des Körpers vor Entblößung, zwei an Datenschutz und sieben verbanden den Begriff mit Selbstbestimmung (Autonomie). Schon das weist darauf hin, daß der Mangel an Autonomie im Krankenhaus als herausragendste Verletzung der Privatsphäre empfunden wird. Die Patienten waren am Anfang der Interviews zum Teil recht überrascht und konnten mit dem Thema nicht viel anfangen. Es schien, als habe noch nie jemand danach gefragt oder sich darum gekümmert. Die Notwendigkeit einer gründlichen Untersuchung wurde schnell klar, nachdem die Patienten über spezifischere Details befragt wurden.

Daß die Privatsphäre im Krankenhaus anders ist als zu Hause, scheint allgemein akzeptiert zu werden, und je weniger Erwartungen man hatte, desto besser. Diese Ergebnisse ähneln denen von Allekian (1973), Cartwright (1964) und Johnson (1979). Hilflose Resignation scheint hinter den Antworten zu stehen. Sei es durch frühere Erfahrungen oder durch Hörensagen, ein Krankenhausaufenthalt hat offensichtlich so wenig Anziehungskraft, daß man «lieber zu Hause bleiben und dafür mehr leiden» würde. Es wäre interessant, herauszufinden, warum sich Kinder ohne Krankenhauserfahrung bei dem Gedanken an einen Krankenhausaufenthalt oft so ängstigen. Wie werden Kinder «indoktriniert» und von wem? Der Vergleich mit einem Gefängnis macht deutlich, was die Patienten am Anfang der Interviews nicht klar ausdrücken konnten: Zugänglichkeit der Person und der persönlichen Gegenstände, Bloßstellung der Identität und des Körpers und eingeschränkte Selbstbestimmung waren die Folge von Regeln in einem institutionalisierten Rahmen.

2. Bloßstellung und Indiskretion

Bloßstellung vor Fremden und mögliches Erkanntwerden

Als Krankenhauspatient erkannt zu werden, kann gleichgesetzt werden mit als fehlerhaft erkannt werden. Kranke Menschen sind nicht vereinbar mit dem Image des jungen, gesunden und erfolgreichen Menschen, das wir gerne zu kopieren versuchen. Frauen waren noch mehr als Männer daran interessiert, den Krankenhausaufenthalt geheim zu halten. Wird man von Angehörigen der eigenen Gemeinde erkannt, scheint das Problem in möglichem Klatsch zu stecken, über den man keine Kontrolle hat. Ein praktisches Beispiel dafür ist Goffmans (1961) Aussage, daß ein Patient sich zurückzieht, wenn er jemandem über den Weg zu laufen droht, den er von zu Hause kennt. Die Ergebnisse des Fragebogens scheinen dem zu widersprechen. Allerdings war das Erkanntwerden Thema der ersten Aussage des Fragebogens. Es ist schlecht abzuschätzen, wie ernst diese Antwort zu nehmen ist, wenn man sich an die Haltung des «alles ist in Ordnung» erinnert, die Patienten gerne zeigen. Keine Kontrolle zu haben über visuelle Zugänglichkeit, scheint ein sehr ernstes Problem darzustellen. Mitglied einer Außenseitergruppe von Fehlerhaften zu sein, ist offensichtlich kein Zustand, in dem man sich gerne zeigt. Im Krankenhaus ergeben sich viele Gelegenheiten, wo Patienten mit «Nicht-Patienten» zusammenkommen. Die Eingangshalle eines Krankenhauses ist ein gutes Beispiel dafür. Sie scheint noch einen Teil der Außenwelt darzustellen, wo «normale» Menschen das Recht haben, sich aufzuhalten und herumzuspazieren. Patienten in ihren Schlafanzügen/Nachthemden und Bademänteln sind dort eher die Außenseiter, die eigentlich auf ihre Stationen gehören.

Die meisten interviewten Patienten sahen das Geheimhalten von Namen als einen Weg, ihre Privatsphäre zu schützen und die Gefahr von Klatsch einzuschränken. Daher sollten Patientendaten nicht am Bett oder gar an der Zimmertür öffentlich gemacht werden. In den Fragebögen erklärten mehr Patienten (und mehr Männer), es würde ihnen nichts ausmachen, wenn ihre Namen frei zugänglich wären. Da dies allerdings die zweite Frage war, kann nicht ausgeschlossen werden, daß die Antwort verzerrt ist.

Daß PflegeschülerInnen im Hinblick auf Datenschutz nicht getraut werden könne, war eine interessante Aussage, die noch abzuklären wäre.

Besprechen von Privatangelegenheiten vor anderen

Im Krankenhaus gibt es viele Gelegenheiten, bei denen Patienten über Privates sprechen müssen und andere mithören können, die Visite ist sicher das beste Beispiel dafür. Patienten scheinen vier unterschiedliche Einstellungen dazu zu haben. Eine Minderheit erklärte, es würde ihnen generell nichts ausmachen. Eine weitere Gruppe störte es «nicht wirklich» (was aber bedeutet, es stört sie schon), weil dies jedem so ginge und es sich somit ausgleiche. Die dritte Gruppe war auf dem Standpunkt, daß eher persönlichere Dinge mit den betreffenden Patienten alleine besprochen werden sollten, die restlichen interviewten Patienten fanden jegliche Besprechung vor anderen unakzeptabel. Die Verteilung dieser vier unterschiedlichen Ansichten zeigte der Fragebogen. 75 Prozent der Patienten wünschten, sie könnten Dinge privat besprechen (was also nicht der Fall ist), und fast 90 Prozent erklärten, daß Persönliches nie vor anderen besprochen werden sollte. Vor anderen aussagen zu müssen, war in der Rangordnung die fünftschlimmste Situation.

Ein wichtiger Gesichtspunkt muß hier berücksichtigt werden: Es ist sehr wahrscheinlich, daß eine Reihe von Patienten bei der Visite Fragen im Zusammenhang mit ihrem Krankheitsbild haben, diese aber nicht vor anderen stellen (wollen), und so durch Zeiten unnötiger Besorgnis gehen. Für viele Patienten ist aber die Visite die einzige Gelegenheit, den Arzt zu sehen. Eine andere Peinlichkeit, die jeder Patient über sich ergehen lassen muß, ist die tägliche, öffentlich gestellte Frage nach dem Stuhlgang. Roper, Logan und Tierney (1990) bemerkten,

> «Zuvor hat niemand den Patienten täglich gefragt, ob er Stuhlgang hatte oder nicht. Dies ist jedoch Routine in vielen Krankenhäusern, und einige Patienten, die nicht wegen Störungen im Verdauungstrakt aufgenommen wurden, können dies sehr wohl als eine Verletzung ihrer Privatsphäre auffassen» (S. 182).

Am empfangenden Ende der unbefugt mitgehörten Unterredung waren all diejenigen Mitpatienten, die behaupteten, sie würden nicht zuhören (jedoch «das hört man einfach, da kann man nichts machen») oder es peinlich fanden, zuhören zu müssen. In anderem Zusammenhang wies Goffman (1959) darauf hin, daß «backstage behaviour» (nicht für die Öffentlichkeit vorgesehenes Verhalten) manchmal kaum möglich ist wegen architektonischer Probleme (in seinem Beispiel dünne Wände). Er fuhr fort:

> «Nachbarn, die sich kaum kennen, finden sich in der peinlichen Situation zu wissen, daß sie viel zu viel voneinander wissen» (S. 122)

Es scheint, daß Personen, die selbst empfindlich sind, was die Verletzung der Privatsphäre anbelangt, es peinlich finden, bei der Verletzung der Privatsphäre anderer anwesend zu sein. Sie befinden sich dadurch selbst in einer unangenehmen Lage.

Interessanterweise gab es einige Patienten, die dachten, es sei besser, alles über die anderen Patienten zu wissen, um besser mitfühlen, beraten und helfen zu können. Es waren vor allem Patienten in großen Zimmern, die an mehr Information interessiert waren. Der Grund dafür könnte sein, daß sich Patienten in Zweibettzimmern nach einer Gewöhnungsphase generell freiwillig sehr viel erzählen.

Ein sicher unterschätzter Aspekt war, daß jemand, der an der Visite teilnimmt, aber den Patienten unbekannt ist, ein unbehagliches Gefühl hervorruft. Obwohl diese Person höchstwahrscheinlich einer Berufsgruppe angehört, die das Recht hat, anwesend zu sein, stellt ihre Anonymität sie auf die gleiche Ebene mit Fremden, die vom Zugang zu Privatinformationen ausgeschlossen sein sollten.

Privatsphäre mit Besuchern

Drei Viertel der Patienten fanden, sie hätten nicht genug Privatsphäre mit ihren Besuchern; hier ging es besonders um die akustische Privatsphäre. Auch wenn sie sagten, es mache ihnen nichts aus, setzten sie eine Vielzahl von Maßnahmen ein, um wenigstens etwas abgeschirmt zu sein. Erwünschte Besucher stellen die Verbindung zur Außenwelt dar, bringen Neuigkeiten und lassen die Zeit schneller vergehen. Auch wenn keine Staatsgeheimnisse ausgetauscht werden, möchte man doch verschiedene Dinge besprechen, die niemanden etwas angehen. Diejenigen, die aufstehen können, können das Zimmer verlassen und einen ruhigen Ort für die Unterhaltung suchen. Bettlägerige Patienten haben nicht so viel Glück und müssen sich mit der Situation abfinden, es sei denn, ihr Mitpatient ist so freundlich und auch in der Lage, das Zimmer zu verlassen. Die Zimmergröße der Patienten beeinflußte nicht die Klagen über fehlende Privatsphäre mit Besuchern, was darauf schließen läßt, daß es keinen großen Unterschied macht, ob ein oder mehrere Ohrenpaare zuhören.

Die Besucher anderer Patienten konnten zur Plage werden, besonders, wenn sie laut waren und in großer Zahl auftraten, und man selbst etwas Ruhe suchte. Diese Antwort kam vermehrt von Patienten in kleineren Zimmern. Möglicherweise haben sich Patienten in Mehrbettzimmern schon an das Vorhandensein von mehreren Personen gewöhnt. Es könnte deshalb sein, daß Aktivität und Neugier von Besuchern leichter zu ertragen war, wenn sie auf drei oder vier Patienten verteilt war, statt konzentriert auf einen in einem Zweibettzimmer. Ein anderer Grund für dieses Ergebnis könnte sein, daß Leute, die sich durch viele Besucher gestört fühlen, von vornherein ein kleineres Zimmer wählen. Auch wenn Besucher zu flüstern versuchten, um den zweiten Patienten nicht zu stören, konnte es doch für diesen unangenehm sein, Quelle einer Unannehmlichkeit zu sein. Das Murmeln kann außerdem genauso störend sein wie normale Unterhaltung, die wenigstens zu verstehen ist.

Keine Privatsphäre am Telefon

Das Telefonieren im Patientenzimmer stellte für empfindlichere Patienten ein größeres Problem dar. Damit die Person am Telefon der Unterhaltung folgen kann, muß es im Raum einigermaßen ruhig sein. Dies hat aber zur Folge, daß es andererseits für die Mitpatienten noch einfacher ist, wenigstens eine Hälfte des Gesprächs mitzuhören. Die zweite Hälfte läßt sich dann leicht selbst ergänzen. Wie anstrengend muß eine derartige Unterhaltung sein im Wissen, daß jedes Wort von einer unfreiwilligen Hörerschaft eingesogen wird. Erwartungsvolle Gesichter verpflichten anschließend den Patienten, Erklärungen zu Anrufer und Zweck des Anrufs abzugeben. Mit Recht kann man anführen, wenigstens haben die Patienten heutzutage ein Telefon. Pflege bedeutet allerdings sicher mehr als das Bereitstellen von Selbstverständlichkeiten.

Diskretion

Patienten befinden sich zweifellos am empfangenden Ende der Krankenhaushierarchie. Sie müssen sich den sogenannten Experten ausliefern in der Hoffnung, daß diese es am besten wissen und sie auch im besten Interesse der Patienten handeln. Auch wenn es keine Hinweise darauf geben mag, wie wichtig der individuelle Patient als Person für die Pflegekräfte ist, sein Hauptinteresse liegt sicher primär und ganz besonders in seinem momentanen Zustand. Das Mithören von (nach Minckley, 1968) «leichtfertigen Bemerkungen» über Gegebenheiten, die andere Patienten betreffen, zerstören sicherlich jedes Vertrauen, das Patienten vielleicht während ihres Krankenhausaufenthaltes entwickelt haben mögen. Mehr als 60 Prozent der Patienten waren nicht sicher, ob und in welcher Weise Pflegekräfte über sie redeten. Lachen und Kichern über Patienten degradieren diese zu witzigen Objekten. Jeglicher gedankenlose Hinweis auf Menschen als Arbeitsgegenstände kann so verstanden werden, daß die Persönlichkeit hinter der physikalischen Masse nicht ernstgenommen wird. Wie verletzend muß es ein, derartige Unterhaltungen mitzuhören, nicht wissend, ob man nicht selbst auch Gegenstand von Frohsinn ist.

3. Einschränkung der persönlichen Autonomie

Diese Kategorie war nicht Teil der Fragenliste für die Interviews, trat aber in den Aussagen der Patienten stark zutage, was auf die Bedeutung des Themas hinweist. Die Autonomie einer Person erlaubt dieser, unabhängig und selbstbestimmend zu handeln. Ihre Aufrechterhaltung scheint für das psychische Wohlbefinden unumgänglich. Aber auch wenn die Fähigkeit zur Selbstbestimmung durch Krankheit eingeschränkt ist, heißt das nicht, daß man keine einen selbst betreffende Entscheidungen mehr treffen möchte oder kann.

Patienten spielen die von ihnen erwartete Rolle

Personen, die ins Krankenhaus aufgenommen werden, spielen sehr schnell die Patientenrolle, wie sie von ihnen erwartet wird. Wenn sie nicht bereits wissen, wie sie sich benehmen müssen, so lernen sie es doch recht schnell von Mitpatienten oder Pflegekräften. Auf diese Weise ist ein störungsfreier Ablauf der Institution Krankenhaus gesichert (Freidson, 1970). Die Mehrheit der Patienten fand, daß ihre Privatsphäre im Krankenhaus eingeschränkt sei, weil man sich dem System anpassen und Vorschriften beachten müsse. Das Übernehmen der Patientenrolle schließt die Tatsache mit ein, daß das Fällen von Entscheidungen auf Pflegekräfte übertragen wird und eigene Interessen nachrangig sind. Mehr als 80 Prozent der Patienten fanden, sie müßten zu jeder Zeit parat sein, fast 70 Prozent beklagten, sie könnten sich nie zurückziehen. Der persönliche Tagesablauf der Patienten muß geändert werden, da Anpassung gewünscht ist.

Mangel an Respekt, wie in Williamson (1992) diskutiert, war ebenso ein Problem. Patienten, die nicht mit ihrem Namen, sondern mit gönnerhaften Synonymen angesprochen werden, fühlen sich degradiert, depersonalisiert und nicht ernst genommen. «Eine der schmerzlichsten Erfahrungen des Krankenbettes ist es, wieder und wieder zu entdecken, daß man eine Sache geworden ist» (van den Berg, 1972 b:97).

Fehlende Auswahl

Selbstbestimmung zeigt sich auch in der Möglichkeit, freie Auswahl zu haben. Hier soll nur die Auswahl der Mahlzeiten genannt werden, da dieser Aspekt in den Interviews genannt wurde. Angenehmer Geschmack von Speisen ist für kranke Menschen ganz besonders wichtig. Die Geschmäcker sind verschieden, und die meisten scheinen Speisen zu bevorzugen, die nach eigenem Geschmack und Gewohnheit zubereitet sind. Es gibt immer noch Krankenhäuser, die keine Auswahl an Speisen oder Variationen anbieten. Das Essen muß so angenommen werden, wie es aus der Küche kommt, kreiert zur Zufriedenstellung von mehreren hundert Konsumenten. Dies erinnert uns an die Zeit, als Kaffee bereits mit Milch und Zucker versetzt in die Tassen gegossen wurde, oder das Brot bereits mit Butter und Marmelade bestrichen war, um Essenszeiten zu beschleunigen.

Fehlende Information

Ein sehr wichtiger Punkt, den Patienten mit Autonomie verbanden, war das Bereitstellen von angemessener Information, die sie in die Lage versetzt hätte, Entscheidungen zu treffen. Fast 70 Prozent der Patienten wären gerne besser informiert gewesen. Interessanterweise fanden sich Patienten in kleineren Zimmern besser informiert. Dies mag daher kommen, daß viele Patienten in Einzel- oder Zweibettzimmern Privatpatienten sind, denen gegenüber man sich anders verhält. Eine andere Erklärung könnte sein, daß Patienten in kleineren Zimmern weniger Zuhörer haben und es ihnen deshalb leichter fällt, mehr und persönlichere Fragen zu stellen.

Fehlende Kontrolle

Fehlende Kontrolle tauchte besonders im Zusammenhang mit Hygiene auf. Obwohl die Hälfte der Patienten behauptete, dies würde sie nicht belasten, war der anderen Hälfte das Problem der Sauberkeit und Hygiene bewußt, das auftritt, wenn so viele Menschen Einrichtungen gemeinsam benützen müssen. Die Tatsache, daß diese Menschen krank oder behindert sind und ihre persönliche Hygiene nicht wie üblich ausführen können, oder daß sie sogar infektiös sind, erschwert das Problem. Auch eine absolut saubere Umgebung scheint nicht viel zu helfen, wenn Mißtrauen und Abscheu den Krankenhausaufenthalt zu einer Tortur für sensible Menschen macht.

4. Körperliche Entblößung

Ein Teil der Definition von Privatsphäre war in dieser Studie, daß private Information nicht mit anderen geteilt wird. Den Blicken anderer ausgesetzt sein bedeutet, daß diese visuelle Information bekommen. Ein Patient, der körperlich entblößt ist, hat keine Kontrolle über seine visuelle Zugänglichkeit und empfindet Scham und Verlegenheit. Medizinische und pflegerische Tätigkeiten erfordern häufigen direkten Kontakt mit dem Körper des Patienten in all seinen Problemen und Unzulänglichkeiten. Tätigkeiten, die gewöhnlich hinter verschlossenen Türen und ohne Zuschauer ausgeführt werden – vom Ankleiden bis zur Ausscheidung – werden plötzlich zum öffentlichen Geschehen. Dieses Thema war, wie zu erwarten, Gegenstand ausführlicher Kommentare.

Sanitäre Einrichtungen im Krankenhaus

Ältere Stationen bestehen gewöhnlich aus Zimmern mit einem Waschbecken. Drei Viertel der Patienten, und Frauen ganz besonders, hielt dies nicht für ausreichend zur Aufrechterhaltung der täglichen Körperpflege. Daß Patienten im Altbau diese Ansicht vertraten, war zu erwarten. Patienten in Zweibettzimmern im Neubau erklärten wiederum, in welch glücklicher Lage sie sich befanden. Ein Problem mit dem Waschbecken ist der hygienische Gesichtspunkt; zugleich geht es aber generell auch um die mangelnde Abschirmung. Vorhänge – soweit vorhanden – schließen nicht richtig, sind zu kurz, oder der eingeschlossene Raum ist zu klein, behindert die freie Bewegung und läßt nicht genug Platz für einen Rollstuhl. Abgesehen von Patienten in den neuen Einzelzimmern, die ihre eigene Toilette hatten, mußten die Patienten entweder die Toilette auf dem Gang oder in der Naßzelle teilen. Die Hälfte der Patienten, die den Fragebogen ausfüllten, erklärten, dies mache ihnen nicht allzuviel aus. Die Interviews jedoch brachten andere Ergebnisse zutage, insofern als das gemeinsame Benutzen der Toilette (vorwiegend im Hinblick auf die Hygiene) als unangenehm und peinlich empfunden wurde. Frauen bevorzugten Toiletten, die nur für ihre eigene Benutzung ausgezeichnet waren. Generell wurde das gemeinsame Benutzen der Toilette als die drittunangenehmste Sache im Krankenhaus empfunden. Obwohl Frauen diesbezüglich besonders empfindlich waren, ordneten sie diese Situation an vierter Stelle ein, verdrängt von der «Körperpflege durchgeführt von Pflegekräften des anderen Geschlechts». Über 70 Prozent fanden, sie hätten keinerlei Kontrolle darüber, wer die Toiletten benutze; wiederum waren die Frauen überrepräsentiert, und erstaunlicherweise die Patienten im

Neubau. Man könnte sich fragen warum, wo doch die meisten in Zweibettzimmern untergebracht waren. Dieses Ergebnis ist wohl so zu verstehen, daß einer der Gründe, warum sie ein Zweibettzimmer wollten, die Tatsache war, daß sie nicht mit Unbekannten eine Toilette teilen wollten. Ein Patient wich dem Dilemma aus, in dem er die Besuchertoilette benutzte. Obwohl man das Gegenteil erwarten möchte, wurde diese selten benutzt, aber genausooft gereinigt wie die anderen und machte deshalb stets einen frischen, sauberen Eindruck.

Über 90 Prozent der Patienten unterstrichen die oben genannten Ergebnisse und erklärten, sie würden immer versuchen, ein Zimmer mit Naßzelle zu bekommen. Patienten, die bereits in einem derartigen Zimmer untergebracht waren, wollten dieses Arrangement auf jeden Fall wieder haben. Es scheint auch der Fall zu sein, daß Langzeitpatienten ganz besonders an angegliederten Naßzellen interessiert sind. Offensichtlich lassen sich Gemeinschaftstoiletten nur eine bestimmte Zeit ertragen. Neben der Tatsache, daß Naßzellen nur von einer begrenzten Personenzahl benutzt werden, bringen sie auch Vorteile für diejenigen Patienten, die nicht weit gehen können oder die mehr Platz benötigen, wenn sie das Bad mit Rollstuhl oder Gehrahmen betreten wollen.

Unglücklicherweise waren die Naßzellen in diesem Krankenhaus durch einen technischen Defekt nicht schalldicht und konnten nicht ausreichend belüftet werden. Dies führte zu einem weiteren Problem: Geräusche und Geruch wurden als überaus peinlich empfunden. In einer Gemeinschaftstoilette auf dem Gang hat der Benutzer eine gute Chance, anonym zu bleiben, während in einem Zweibettzimmer jeder weiß, wer die Peinlichkeit verursacht hat. Dieses Wissen scheint die ganze Situation noch zu verschlimmern, ein Punkt, der wiederum von dem Patienten anerkannt wurde, der die Besuchertoilette benutzte. Es scheint, daß er die für ihn beste Lösung gefunden hat. Trotz dieser technischen Probleme, die sicher die Ausnahme darstellen, bevorzugten die Patienten nachdrücklich die Naßzellen.

Gewaschen werden und Entblößung des Intimbereichs

Anteilig mehr Patienten in den Interviews als in den Fragebögen erklärten, daß sie es nicht schätzten, von anderen gewaschen zu werden. Dies war ein größeres Problem für Frauen und ältere Patienten. Für Männer war es das sechstschlimmste, für Frauen das fünftschlimmste Ereignis, das ihnen im Krankenhaus zustoßen könnte. Aus den Ergebnissen kann nicht darauf geschlossen werden, ob das Problem die Abhängigkeit von anderen ist für etwas, was man eigentlich selbst zu erledigen in der Lage sein sollte, oder ob es damit zu tun hat, daß man von Fremden berührt wird, oder mit der Entblößung des Körpers. Der letzte Gesichtspunkt wurde vor allem von dem Patienten bestätigt, der «schwierige Teile» von Familienmitgliedern waschen läßt. Dieses Gebiet muß sicher in Zukunft näher untersucht werden.

Der Mensch scheint aus zwei verschiedenen Arten von Körperteilen zu bestehen, die einen sind kulturell vorzeigbar, die anderen nicht. Wir sind generell so erzogen, daß wir bestimmte Körperteile bedecken. Im Krankenhaus können jedoch plötzlich Fremde Zugang dazu verlangen und werden auch noch zugelassen. Es gehört zum Wesen der Krankenpflege, daß mit Körperteilen umgegangen wird, die normalerweise nur in sexuellem Kontext berührt werden (Lawler, 1991). Seien es Reinigung, Untersuchungen oder lokale Behandlungen, viele dieser Tätigkeiten können die Patienten beachtlich belasten. Es scheint als ob die Aussicht auf das technische Vorgehen (wie z.B. Katheterisieren) weniger angsteinflößend ist als das notwendige Entblößen des Körpers. Diese Situation wurde von allen Gruppen und Untergruppen als die zweitschlimmste eingeordnet. Tätigkeiten, die für die Pflegepersonen zur Routine geworden sind, können für Patienten, denen dies zum ersten Mal passiert oder die noch nicht daran gewöhnt sind, zum Alptraum werden. Frauen fanden es schlimmer, ebenso ältere Patienten. Ein Weg, damit umzugehen, ist die Überlegung, daß die Prozedur für das eigene Wohlergehen notwendig ist, oder daß sonst möglicherweise eine ernste Erkrankung nicht rechtzeitig erkannt wird. Diese Versuche sind aber wahrscheinlich eher halbherzig und machen die Angelegenheit nicht wirklich erträglicher. Auch die «man gewöhnt sich daran»-Einstellung ist nicht besonders hilfreich. Sich an etwas Schlimmes zu gewöhnen macht das Schlimme als solches nicht besser. Behandlungen im Intimbereich werden immer notwendig sein. Ein hilfreicher Vorschlag für die Praxis mag sein, die Zahl der Pflegekräfte, die eine derartige Pflegetätigkeit verrichten, auf das notwendige Maß zu verringern, wie auch die Anzahl der Pflegeschüler oder anderer, die «nur zusehen» wollen.

Ausscheidung

Normalerweise eine Funktion, die in Abgeschlossenheit erledigt wird, kann Ausscheidung im Krankenhaus zu einem Ereignis werden, das auch die Aufmerksamkeit anderer auf sich zieht. Es gibt wohl kaum eine andere Einrichtung, in der es gesellschaftlich akzeptabel ist, an der Ausscheidung einer anderen Person teilzuhaben. Ursprünglich an Unabhängigkeit gewöhnt, kann ein Patient gezwungen sein, Bettschüssel oder Nachtstuhl zu benutzen, er braucht vielleicht Hilfe, seine Ausscheidung wird zum Gesprächsthema anderer. Nachtstuhl oder Bettschüssel benützen zu müssen, wurde als das Schlimmste bezeichnet, was einem im Krankenhaus passieren könne. Die Ergebnisse der Fragebogen waren zunächst verwirrend. Die Hälfte der Patienten erklärte, es mache ihnen nichts aus, da es jedem passieren könne. In der nächsten Frage aber war eine große Mehrheit der Meinung, daß der Gebrauch eines Nachtstuhls vor anderen Mitpatienten unerträglich wäre. Außerdem würden 90 Prozent aller Patienten alles tun, um Bettschüssel oder Nachtstuhl zu vermeiden. Man kann davon ausgehen, daß in der ersten Frage wieder die abwiegelnde Haltung des «es macht eigentlich nicht so viel aus» zu finden ist, während die zweite und dritte Aussage die Patienten konkret auf die Situation hinführt. Die vorgestellten Situationen schienen so peinlich zu sein, daß es nicht mehr möglich war, eine nichtssagende Antwort zu geben. Die reichhaltigen Ergebnisse der Interviews scheinen eher Licht in die Sache zu bringen.

In den meisten Kulturen gilt Ausscheidung als eine sehr persönliche Körperfunktion, die alleine und außerhalb des Blickwinkels anderer durchzuführen ist. Es handelt sich um eine Aktion, die unserem Sauberkeitsempfinden widerspricht, und sie ist auch kein Thema für eine unverbindliche Unterhaltung. Wüßten wir nicht von ihrer Existenz, wir würden sie kaum wahrnehmen. Patienten, die Bettschüssel oder Nachtstuhl benötigen, sind nicht länger in der Lage, sich entsprechend der gesellschaftlichen Regeln zu benehmen. Ausscheidung wird zu einem höchst peinlichen und entwürdigenden Vorgang. Eines der beiden wichtigsten Probleme war das Fehlen einer vernünftigen visuellen Abschirmung. Da wir an abschließbare Toilettentüren gewöhnt sind, wird das Gesehenwerden oder auch nur die geringste Möglichkeit dazu als fast unerträglich empfunden. Schlimmer noch war der mögliche Geruch. Es war nicht ganz klar, ob das Problem die Vermutung der Patienten war, daß sie andere damit belästigen. Der wichtigere Grund könnte sein, daß sie unter Umständen als jemand gesehen werden, dessen physische Unfähigkeit ihn davon abhält, sich angemessen zu benehmen. Abgesehen davon ist der Patient in eine hilflose und verwundbare Position gebracht, in der er unbeabsichtigt etwas preisgibt, was normalerweise verborgen ist. Die Tatsache, daß jeder in die Situation kommen kann, war nicht besonders hilfreich, wenn es darum ging, mit der momentanen Situation fertig zu werden. Ein anderer in dieser Lage scheint leichter ertragen zu sein, als wenn es einen selbst betrifft.

Besucher bildeten ein besonderes Problem, weil sie nicht zum Kreis der «Insider» (Personal, Patienten) gehörten, die das Recht hatten, sich um diesen Aspekt zu kümmern. Interessant war die Antwort: «Ich bin nicht prüde, aber...». Was immer die Patienten unter prüde verstanden, gemeint war, daß es ihnen in Wirklichkeit doch etwas ausmachte. Der Gebrauch einer Bettschüssel war für einen Patienten so unerträglich, daß es keinen Unterschied mehr machte, ob sich eine Krankenschwester oder ein Krankenpfleger um ihn kümmerte, ein Unterschied, der für viele Patienten eigentlich eine große Rolle spielt. Wie peinlich diese Situation ist, mag die Aussage zeigen, daß Patienten es riskieren, heimlich aufzustehen und zur Toilette zu gehen. Ein solches Verhalten ist verständlich, aber nichtsdestoweniger besorgniserregend, weil gefährlich. Und wer hat noch nicht die Erfahrung gemacht, daß Patienten versucht haben, weniger zu essen und zu trinken, um den Gebrauch der Bettschüssel so lange wie möglich hinauszuzögern – eine besondere Gefahr für dehydrierte ältere Patienten.

Ein anderer Aspekt der Ausscheidung, der oft vergessen wird, ist die Verwendung von Sammelbeuteln an Drainagen und Kathetern. Es gibt zwei mögliche Quellen der Verlegenheit. Zum einen werden Urin und andere Körperflüssigkeiten üblicherweise nicht anderen zur Schau gestellt. Werden transparente Beutel benutzt, ist der Inhalt für jeden sichtbar. Zusätzlich kann das Hineinfließen beobachtet werden. Ist der Beutel undurchsichtig mit nur einem kleinen transparenten Abschnitt für die einfachere Beobachtung durch das Personal, ist nur ein Teil des Problems gelöst. Das zweite Problem ist, daß der Patient den Fluß der Sekrete offensichtlich nicht kontrollieren kann und deshalb in einer hilflosen Position gesehen wird.

Persönliche Tätigkeiten werden von andersgeschlechtlichen Pflegekräften ausgeführt

Frauen hatten mehr Hemmungen, wenn es darum ging, von einem Pfleger betreut zu werden. Dies zeigte sich deutlich in den Fragebögen, wie auch beim Erstellen der Rangordnung, wo Männer dies als das fünftschlimmste Ereignis einordneten, Frauen als das drittschlimmste. Die erste der drei Fragen deutete an, daß die überragende Mehrheit keinen Unterschied zwischen Schwester und Pfleger machte. Die Ergebnisse der zweiten Frage waren anders. Es könnte sein, daß die Formulierung eindeutiger den Gefühlen der Patienten entsprach und deshalb eine deutlichere Antwort hervorrief. Nur ein Patient warf ein, daß es sich um eine Kontrollfrage handelte. Von einer Pflegekraft anderen Geschlechts gewaschen zu werden, wurde von der Mehrheit der Patienten nicht als allzu großes Problem bezeichnet. Pfleger und Schwestern erledigten die gleiche Arbeit, wüßten von vornherein, worauf sie sich einlassen, und seien das sowieso gewohnt. Inwieweit diese Überlegungen zur eigenen Beruhigung eingesetzt werden, kann aus den vorliegenden Ergebnissen nicht gefolgert werden. Wie das Rangordnen nahelegt, kann es nicht so unwichtig sein. Hilfe bei der Ausscheidung war sicher unangenehmer als gewaschen werden.

Es gab Patienten, die darauf bestanden, von einer Pflegekraft ihren Geschlechts gewaschen zu werden. Ein interessanter Gesichtspunkt ergab sich, als zwei junge Patientinnen unterschiedliche Ansichten hatten über das Verhältnis zwischen dem Alter von Patientinnen und deren Hemmungen und Schamgefühl. Die Ergebnisse der Rangordnung weisen darauf hin, daß mit steigendem Alter Patientinnen weibliche Pflegekräfte bevorzugen. Ältere Frauen bildeten jedoch einen höheren Anteil in der Stichprobe. Diese Frage müßte mit einer stratifizierten Stichprobe neu untersucht werden. Es wäre interessant, herauszufinden, ob dieser Gesichtspunkt auch männlichen Ärzten gegenüber gilt.

Wandschirme

Lawler (1991) nahm an, daß ein wichtiger Grund für Wandschirme das Verbergen von «schmutzigen» Pflegetätigkeiten sei. Im deutschen Kontext scheint das nicht der Fall zu sein. Wandschirme sind während der letzten Jahrzehnte fast völlig von der Bildfläche verschwunden. Ihre unpraktische Handhabung wurde als ein Grund genannt, auch besteht die Annahme, daß sich die Menschen heutzutage weniger «anstellen» als früher. Über dieses Thema befragt, lieferten die Patienten eine Fülle von reichhaltigen Daten. Wie zu erwarten war, störte es einige Patienten nicht, keinen Wandschirm zu haben. Wie die Ergebnisse aber generell zeigen, und dies deutlicher in den Interviews als in den Fragebogen, waren die meisten Patienten sehr an jeglicher Art von visueller Barriere interessiert, die im Bedarfsfalle verwendet werden konnte. Beispiele waren Körperpflege, Ausscheidung, etwas Ruhe haben, Schlaf, nicht mit dem Anblick von Schwerkranken konfrontiert zu sein. Daß in einem Zimmer entweder nur Männer oder nur Frauen waren, wurde als eher schwache Entschuldigung dafür gesehen, daß keine Wandschirme verwendet wurden. Bezogen auf Untersuchungen und Verbände hatten Patienten eine etwas andere Einstellung. Wenn das Ziel der Aufmerksamkeit nicht gerade der Intimbereich war, waren Wandschirme nicht so notwendig, «da wir alle gleich aussehen». Man muß hier jedoch einen wichtigen Gesichtspunkt berücksichtigen, und das ist die Ungewißheit über Ansichten und Verhalten von Mitpatienten. Es gab keine Garantie, daß die anderen nicht zuschauten oder wenigstens einen schnellen Blick riskierten. Frauen waren mißtrauischer. Sie schienen sich vor einem unbarmherzigen Vergleich ihrer Figuren zu fürchten, etwas, was bei Männern weniger wesentlich zu sein scheint. Wie in vorhergehenden Abschnitten erwähnt, ist beobachtet werden jedermanns Los. Es scheint, als ob das Zulassen von körperlicher Entblößung der Preis dafür ist, daß man andere sehen darf. Das kann soweit gehen, daß Patienten glaubten, sie hätten ein Recht zuzusehen, wie eine Dame bemerkte.

Sich vor Fremden auszuziehen war ein weiteres peinliches Ereignis. Es scheint immer noch üblich zu sein, daß Patienten beim Ausziehen nicht alleine gelassen werden. Frauen hatten wieder mehr Probleme, möglicherweise die gleiche Angst, auf körperliche Unzulänglichkeiten hin kritisch begutachtet zu werden; ganz abgesehen von einem generellen Widerwillen, sich vor Fremden auszuziehen, auch wenn sie zum medizinischen Berufsbereich gehören. Die gegenwärtigen Ergebnisse lassen keinen Schluß darauf zu, inwieweit sich die Aktionen «ausgezogen werden» und «sich selbst ausziehen» unterscheiden.

Etwas überraschend auf den ersten Blick ist das Resultat, daß Patienten in kleineren Zimmern eher Wandschirme verlangten und es auch unangenehmer fanden, sich vor anderen auszuziehen. Da Wandschirme nicht zur Verfügung standen, versuchten wohl in dieser Hinsicht empfindlichere Patienten, ein kleineres Zimmer zu bekommen, um die Zahl der Zuschauer zu senken. In einem

Zweibettzimmer kann man mit dem zweiten Patienten verhandeln, oder man hat wenigstens dessen Bewegungen besser unter Kontrolle.

Zusammenfassend kann gesagt werden, daß die Ergebnisse nahelegen, daß Wandschirme viel öfter verwendet werden sollten. Es schien auch, daß, wenn die betreffende Person passiv ist (d.h. während Untersuchungen, Verbandwechsel o.ä.) es weniger ausmachte, visuell entblößt zu sein. Ist dieser Körper jedoch aktiv, (z.B. bei der Körperpflege oder Ausscheidung), war es ein großes Problem. Dies kann zunächst nur als Vermutung stehenbleiben. Die Grenze zwischen passiv und aktiv müßte sorgfältig untersucht werden, um das Thema abzuklären.

Öffnen der Tür ohne Vorwarnung

Dieser Aspekt wird später noch einmal besprochen, wenn es um Territorialität geht. In diesem Abschnitt handelt es sich um plötzlich geöffnete Türen, die den Blick auf Patienten freigeben, die sich nicht in gesellschaftlich akzeptablem Zustand befinden, z.B. teilweise oder völlig unbekleidet oder auf der Toilette. Die Hälfte der Patienten störte sich nicht daran, allerdings nur, wenn es sich um Pflegekräfte handelte. Aufgrund ihres Status hatten Pflegekräfte das Recht, hereinzuplatzen und Patienten in einem Zustand zu sehen, die diese normalerweise als peinlich empfinden würden. Man muß im Krankenhaus offensichtlich damit rechnen. Eine mögliche Interpretation der Aussage, es sei «sowieso nur eine Krankenschwester» wird später diskutiert. Es gab jedoch auch Patienten, die es sehr störte, wenn Pflegekräfte sie in nicht gesellschaftsfähigem Zustand sahen. Welchen Status auch immer die Pflegekraft in den Augen dieser Patienten hatte, die Zeit zwischen Hereinplatzen und Erkennen des Eindringlings mag kurz sein, ist aber nichtsdestoweniger ausreichend, um einen zu verstören. Die Konsequenz ist, daß wenn auch für eine kurze Zeit dem Patient die fehlende Kontrolle über seine visuelle Zugänglichkeit bewußt ist.

Tragen von OP-Hemden

Obwohl offene Hemden für manche Patienten praktisch waren und sie gewöhnlich nur für eine kurze Zeit getragen wurden, fühlte sich eine Reihe von Patienten nicht wohl bei dem Gedanken, daß ihr Rücken frei war, wenn sie keine Gegenmaßnahmen trafen. Wenn überhaupt akzeptabel, so war dies vor Mitpatienten oder Pflegekräften, nie vor Besuchern. Personen, die andere in offenen Hemden sehen mußten, fühlten sich selbst belästigt. Ein Ehepaar sah diskret zur Seite, um einem Patienten die Peinlichkeit zu ersparen, in einem offenen Hemd gesehen zu werden.

Aktive Kontrolle über den eigenen Körper

Mangelnde Kontrolle über den eigenen Körper war ein Grund größerer Besorgnis. Im Krankenhaus kann sich ein Mensch in einer Reihe von Zuständen befinden, wie z.B. Schlaf, Narkose, Koma, in denen er keine Kontrolle darüber hat, wie er sich einem potentiellen Zuschauer präsentiert. Goffman (1963) beschrieb das Bedürfnis, nach dem Aufwachen eine angemessene Komposition der Gesichtszüge zu erhalten, um wieder ansehnlich zu sein. Dies mag für die anderen oben genannten Situationen ebenso gelten.

5. Territorialität

Das Krankenhaus scheint ein Territorium zu repräsentieren, das rechtmäßig von Ärzten und Pflegekräften besetzt wird. Die Aufnahme ins Krankenhaus bedeutet, daß diese Personen – durch die Krankheit gerechtfertigt – vorübergehend einen kleinen Teil des Territoriums eines anderen für sich in Anspruch nehmen dürfen. Die Befragten hatten unterschiedliche Ansichten zur Größe ihres Bereichs, was von «nur das Bett» über alle möglichen Kombinationen von Bett, Nachttisch und Schrank, bis zur Hälfte von Zimmer und Einrichtung im Falle eines Zweibettzimmers reichte. Dies erinnert uns stark an Altmans (1975) Primärterritorium. Im Gegensatz zu Altmans Theorie haben die Primärterritorien von Patienten auch Attribute von Sekundärterritorien, besonders der Mangel an Ausschließlichkeit und die eingeschränkte Kontrolle. Tätigkeiten, die gewöhnlich in Primärterritorien ausgeführt werden, finden jetzt in Sekundärterritorien statt. Welche Wirkung dies auf Patienten hat, muß noch näher untersucht werden.

Als rechtmäßiges Mitglied der Organisation Krankenhaus (Freidson, 1970) besetzen Patienten vorübergehend Bereiche wie Badezimmer, Telefonzellen, Leseräume etc. Obwohl dies öffentliche Plätze sind, scheinen Patienten ein größeres Anrecht darauf zu haben als irgendjemand von außen. Im Gegensatz dazu ist ihr permanenter Bereich das Bett, der Nachttisch, der Schrank und die Konsole für ihre Toilettenartikel, Bereiche, die einem räumlich nahe sind und die persönliche Gegenstände beinhalten. Die Sicherheit eines festen Bereichs erlaubte ein wenig das Gefühl, «ein bißchen wie zu Hause» zu sein. Auch Territorien im Krankenhaus müssen gekennzeichnet werden. Obwohl Haken zur Verfügung stehen, werden häufig Bademäntel über das Fußende der Betten gelegt. Nachttische werden personalisiert mit Photos, Blumen und persönlichen Gegenständen. Dieses Verhalten stimmt mit den Sozialsystemregulationen überein, in denen ein frühes Warnen «Krieg» verhindert (Altman und Chemers, 1980).

Bevorzugte Zimmergröße

Das am meisten bevorzugte Arrangement scheint das Zweibettzimmer zu sein. Eine große Mehrheit, und vor allem Frauen, wollte kein größeres Zimmer. Auch wenn die Ärzteschaft dies nicht gerne hört: Privatversicherungen werden abgeschlossen wegen der kleineren Zimmer und möglicher anderer Annehmlichkeiten, nicht wegen der Chefarztbehandlung. Daß kleinere Zimmer mehr Privatsphäre erlauben, wurde von mehr als 90 Prozent der Patienten betont. Patienten in kleineren Zimmern wollten nicht in größere umziehen. Es gab auch viele positive Stimmen für Einzelzimmer, wenigstens um Ruhe zu haben. Es wurde allerdings angenommen, daß schwerkranke Patienten aus Sicherheitsgründen gerne einen zweiten Patienten im Zimmer hatten.

«[In Einzelzimmern im Krankenhaus] kann Einsamkeit erschreckender sein als unter normalen Umständen. Die physische Nähe anderer Patienten alleine kombiniert mit dem zusätzlichen Gefühl der geteilten Probleme dient einem guten Zweck» (Visotsky, Hamburg, Goss und Lebovits, 1961:431).

In vielen Krankenhäusern ist es üblich, Schwerkranke in ein Einzelzimmer zu verlegen unter dem Vorwand, sie bräuchten Ruhe, in Wirklichkeit aber eher, um andere nicht zu belästigen.

Obwohl größere Zimmer für Unterhaltung sorgten – wenn man sich dazu in der Lage fühlte – und auch für Gesellschaft, waren sie doch weniger populär. Männer störten sich weniger daran, möglicherweise ein Relikt aus ihrer Militärzeit.

Dominanzstrukturen in Patientenzimmern, wie von Sundstrom und Altman (1974) beschrieben, waren auch der Autorin während einer früheren Studie (Bauer, 1991) aufgefallen. Es wäre interessant, herauszufinden, wie die Zimmergröße das Verhältnis unter den Patienten beeinflußt.

Das zusätzlich eingeschobene Bett

Manchmal ist es nötig, ein Bett einzuschieben. Obwohl man nicht viel dagegen tun kann, war doch eine große Mehrheit dagegen. Ein zusätzlicher Patient ist gezwungen, einen Bereich zu beanspruchen, der ursprünglich jemand anderem gehörte. Der «erste» Besetzer wird zur Seite geschoben, muß einen Teil seines Bereiches aufgeben, vielleicht sogar Stauraum im Schrank. Es ist wahrscheinlich nur das Wissen, daß dies nur in Notsituationen geschieht, daß Patienten keine oder wenig Verteidigungsmechanismen einsetzen. Aber «stille» Kämpfe können stattfinden, ohne daß das Personal davon etwas mitbekommt. Patienten in größeren Zimmern fühlten sich weniger belästigt. Eine Erklärung könnte sein, daß sie sich ohnehin bereits mit einer Anzahl von Mitpatienten arrangieren mußten. Einer mehr macht unter diesen Umständen keinen großen Unterschied. Ein anderer Grund könnte sein, daß in den neuen Zweibettzimmern die architektonischen Gegebenheiten und Einrichtungen für zwei Personen ausgerichtet sind. Zwei Schränke unter drei Patienten aufzuteilen ist nicht angenehm und kann zu Unstimmigkeiten und Mißmut führen. Ältere größere Zimmer haben keine derartige Einrichtungen. Obwohl weniger geräumig, scheint es einfacher zu sein, eine zusätzliche Person unterzubringen.

Es ist nicht verwunderlich, daß sich Patienten, die in eine wohletablierte Zimmergemeinschaft hineingezwungen werden, auch selbst nicht wohl dabei fühlen. Die Annahme, daß die eigene Anwesenheit für die anderen störend ist, kann sicherlich der Anfang von Meinungsverschiedenheiten sein. Auch ein angenehmer «Gastgeber» kann über diese Tatsache nicht hinwegtäuschen. Auf die Gnade anderer angewiesen zu sein, macht die Situation sicher nicht erträglicher.

Anklopfen

Es ist üblich, das Betreten des Territoriums eines anderen anzukündigen. Im Falle des Betretens von Zimmern klopfen Menschen an die Tür. Es war interessant, herauszufinden, ob das gleiche Verhalten auf Stationen anzutreffen ist, und wenn, wie dies von den Patienten aufgenommen wird. Es gab Zeiten, in denen es nicht üblich war, an Patiententüren zu klopfen, auch nicht bei Privatpatienten, wohl weil die Station den Pflegekräften «gehörte». Aufgrund ihrer Stellung und der Arbeit, die erledigt werden mußte, bewegten sie sich auf eigenem Gebiet, in dem eher die Patienten die Eindringlinge waren. Was wir als grundlegende Höflichkeit bezeichnen würden, wurde nicht für notwendig erachtet. Die Zeiten haben sich geändert, und das Anklopfen gehört immer mehr zum Krankenhausalltag. Es scheint jedoch von den einzelnen Stationen abzuhängen sowie von der Erziehung und dem Benehmen der jeweiligen Person.

Die Reaktionen der Patienten auf das Anklopfen unterschieden sich sehr. Etwa die Hälfte der Patienten bevorzugten das Anklopfen, obwohl es, wie dreiviertel aller Patienten kritisierten, nicht viel Sinn machte, da niemand auf Antwort wartete. Trotz dieses Nachteils war es wenigstens ein Mittel der Warnung, wenn auch nicht viel anders als das Herunterdrücken der Klinke selbst. Patienten versuchten, diese Eile mit dem Arbeitsanfall und der Zeitnot der Pflegekräfte zu erklären und auch damit, daß nicht alle Patienten fähig waren, zu antworten. Die Erklärung, warum eine Patientin das Klopfen sogar als störend empfand, mag sein, daß Besucher klopfen und Klopfen deshalb mit einer nicht zum Personal gehörenden Person assoziiert wird, die dabei ist, das Zimmer zu betreten. Diese Patientin wurde durch das Klopfen unnötig alarmiert. Die unterschiedliche Auffassung der Patienten, je nachdem ob sie den Raum, den sie besetzen, als ihren Bereich ansehen oder nicht, könnte Vorliebe für oder Abneigung gegen das Klopfen beeinflussen.

Zugänglichkeit von persönlichen Gegenständen

Um einen Nachttisch abwischen zu können, müssen die persönlichen Gegenstände der Patienten beiseite geräumt werden. Dies geschieht gewöhnlich im Beisein des Patienten und stellte für die meisten der Befragten kein großes Problem dar. Wenn Patienten die Sachen selbst wegräumten, erklärten sie dies als kleine Handreichung für die Putzfrau. Inwieweit es aber auch ein Schutzmechanismus war, bleibt offen.

Ein ernsteres Problem war die Tatsache, daß jegliche Toilettenartikel für jeden zugänglich waren, sowohl visuell als auch tatsächlich. Patienten, und hier vor allem Frauen, fühlten sich nicht wohl und sogar abgestoßen bei dem Gedanken, jemand könnte diese Utensilien – absichtlich oder aus Versehen – benutzen. Ein Grund, warum gerade Frauen so empfindlich reagierten, könnte auch sein, daß der Beobachter sehen konnte, welche Mittel sie verwendeten, um ihr Erscheinungsbild aufrechtzuerhalten, etwas, was man gewöhnlich nicht jedem zeigen mag. Obwohl das aus vielen Gründen unpraktisch ist, war es einigen Patienten lieber, diese Utensilien nahe bei sich aufzubewahren, wo sie beaufsichtigt werden konnten. Die Sicherheit der persönlichen Gegenstände stellte kein größeres Problem dar. Die Patienten vertrauten sich gegenseitig und schlossen ihre Schränke nicht ab.

Eine sehr schwerwiegende Verletzung der Privatsphäre war jedoch das unerlaubte Öffnen von Nachttischen und Schränken durch Pflegekräfte. Nur in außergewöhnlichen Umständen, wenn z.B. die Erlaubnis nicht gegeben werden konnte, konnten Ausnahmen gemacht werden. Wie wir uns erinnern, waren Nachttisch und Schrank Teil des Primärterritoriums der Patienten. Die Übereinkunft, daß diese Bereiche unantastbar waren, betrifft also nicht nur Mitpatienten, sondern auch Personal. Dies kann leicht vergessen werden, wenn eine Pflegekraft sehr beschäftigt und in Eile ist. Wie schnell ist eine Schranktür geöffnet, um «nur mal schnell ein sauberes Hemd rauszuholen», nicht wissend, daß in diesem kurzen Moment das Gefühl des Patienten für Privatsphäre beträchtlich kompromittiert wurde.

In diesem Zusammenhang trat ein interessanter Gesichtspunkt zutage. Die Patienten bezahlten eine kleine Gebühr für den Gebrauch des Telefons. Diese Apparate konnten auch vom Personal für interne Gespräche verwendet werden. Obwohl diese Gespräche kostenfrei waren, stellte der selbstverständliche Gebrauch einer Einrichtung, die der Patient als seine, weil von ihm bezahlte ansah, eine Verletzung seines Besitzgefühls dar. Nur ein Patient sprach diesen Tatbestand an, es kann aber angenommen werden, daß mehrere Patienten mit dem Problem konfrontiert waren und sich möglicherweise darüber ärgerten.

Die Besetzung des Bettes

Ein Teil des Primärterritoriums, und dessen Zentrum, wird durch das Patientenbett repräsentiert. Altman und Haythorn (1967) betonten «die Unverletzlichkeit von Bett, Bettzeug und Kissen» (S. 178). Im deutschen Krankenhäusern war es lange Brauch, auf Patientenbetten zu sitzen, sei es, weil es eine bequeme Position für mancherlei Tätigkeiten war, oder weil das Zeigen von Mitgefühl und Nähe während Gesprächen beabsichtigt war. Die Aufgabe dieser Gewohnheit war mit hygienischen Gründen erklärt worden. Obwohl die wenigsten Pflegekräfte noch auf den Betten sitzen, nehmen viele Ärzte immer noch unaufgefordert Platz. Die Antworten der Patienten waren nicht eindeutig und beinhalteten eine Fülle von Kombinationen, wer unter bestimmten Umständen auf dem Bett sitzen darf und wer nicht. Einige mochten es generell nicht, andere ließen Familienmitglieder zu. Wieder andere erlaubten ausnahmsweise Zugang zu ihrem Territorium, wenn Besucher keinen anderen Platz zum Sitzen fanden. Hygienische Gründe wurden als Erklärung gegeben, der Schutz des Territoriums muß angenommen werden. Wo die Grenze liegt, kann nur vermutet werden. Das gleiche gilt für Gegenstände, die auf dem Bett abgelegt werden, was uns an van den Bergs (1972 b) «Psychologie des Krankenbetts» erinnert. Besucher, die ihre Mäntel aufs Bett legen, legen sie gewöhnlich genau dorthin, wo die Patienten ihre Betten mit den Bademänteln markieren. Könnte dies nicht unbewußt als Übernahme des Territoriums empfunden werden? Das gleiche mag gelten für alle Arten von Pflegematerialien, die gedankenlos auf den Betten abgelegt werden. Interessant war die Aussage, daß, wenn es schon sein müsse, daß das Bett besetzt wird (durch Material oder Personal), dies wenigstens dem eigenen Nutzen dienen müsse, nicht dem Nutzen eines Mitpatienten. Das Besetzen eines Patientenbettes kann nicht nur als Invasion des Territoriums gesehen werden, sondern auch als Eindringen in den persönlichen Raum eines Menschen.

Nähe von Menschen und Gerätschaften

Eine große Zahl von Patienten bevorzugte reichlich Platz um ihr Bett herum, nicht nur wegen des unbehaglichen Gefühls einer möglichen Infektion, wenn man in zu engen Kontakt mit anderen Patienten komme. Ältere Patienten brauchten sogar noch mehr Raum. Nähe könnte als erstickend empfunden werden, besonders wenn sie mit einem Gefühl von Ekel und Abscheu kombiniert ist. Möglicherweise senkt Krankheit die Toleranzschwelle. Nähe, die für eine gesunde Person akzeptabel ist, kann für eine kranke Person unerträglich sein.

Ein anderer interessanter Aspekt war, daß auch Gerätschaften anderer Patienten sowie deren Besucher gerne auf größerer Distanz gesehen wurden. Dies legt nahe, daß Nähe nur dann akzeptiert wird, wenn das nahe Individuum oder Objekt in irgendeiner Weise mit einem selbst in Verbindung steht; was, wie wir gesehen haben, auch für das Sitzen auf dem Bett gilt. Territorien grenzen manchmal an ein Fenster oder einen anderen Ort, der häufig von anderen besucht wird, z.B. Schrank, Waschbecken oder Tisch. Je nach Auffassung des Patienten von seinem Territorium könnten diese zahlreichen Invasionen als ärgerlich empfunden werden.

Vorausgesetzt, daß eine Berührung durch Pflegekräfte nicht in einer «eigentümlichen» sexuellen Weise stattfand, war das Eindringen des von Hall (1966) «intimer Raum» genannten Bereichs für die meisten Patienten kein Problem. In welchem Ausmaß dies reflektiert, daß man sich in das Unvermeidbare fügen muß, muß noch ergründet werden. Die Stichprobe der interviewten Patienten war zu klein, um Ähnlichkeiten mit Allekians (1973) oder Lanes (1989) Ergebnissen aufzuzeigen, in denen Frauen es weniger als Männer schätzten, angefaßt zu werden.

6. Auswirkung der Verletzung der Privatsphäre auf den einzelnen

Abhängigkeit

Abhängigkeit von anderen (Personal oder Patienten) stellt ein größeres Problem für eine Person dar, die ihre üblichen Verrichtungen nicht wie gewohnt selbst aufrechterhalten bzw. durchführen kann. Dies war ein zunehmendes Problem für Patienten, die länger im Krankenhaus waren. Hilfe scheint leichter annehmbar zu sein – so unangenehm es auch sein mag – wenn es sich nur um einen kurzen Zeitraum handelt. Eine längere Zeit über eine «Last» darzustellen, scheint unerträglich zu werden. Auch Patienten in kleineren Zimmern fanden die Abhängigkeit von anderen unangenehmer. Der Grund dafür könnte sein, daß sich Bitten um Hilfe auf eine kleinere Gruppe konzentrieren, die dann am Ende auch mehr helfen muß. Drei Komponenten von Abhängigkeit traten aus den Daten hervor. Patienten waren darüber besorgt, daß sie sich nicht unter Kontrolle hatten, daß sie andere belästigen mußten und daß Hilfe von anderen sich auf peinliche Situationen konzentrierte, z.B. auf die Ausscheidung. Innerhalb eines Einzelfalles sind alle möglichen Kombinationen denkbar. Und wieder finden wir, daß Patienten alle Arten von Risiko auf sich nehmen, um Abhängigkeit zu vermeiden. Ein Grund für die Abneigung gegen Hilfe oder «Verhätschelung» mag sein, daß man sich damit als Konsequenz automatisch in eine hilflose Rolle hineinbegibt.

Patienten finden sich selbst in einer paradoxen Situation. Sie müssen für etwas dankbar sein, was seinem Wesen nach als äußerst unangenehm empfunden wird. Dankbarkeit den Pflegekräften gegenüber hat einen hohen Stellenwert. Dankbarkeit, daß es jemanden gibt, der unangenehme Tätigkeiten übernimmt, wurde oft erwähnt. Interessanterweise handelte es sich dabei jedoch ausschließlich um Tätigkeiten in Verbindung mit Körperpflege, nie mit Ausscheidung. Die Verlegenheit im letzteren Fall scheint jede normale Reaktion zu überschatten und zu lähmen. Wenn man Dank ausdrückt, konzentriert sich die Konversation auf etwas, das nicht ein konventioneller Gesprächsstoff ist. Die Frage, wann dieser Übergang von verlegen sein zu dankbar sein eintritt, muß noch genauer geklärt werden.

Hilflosigkeit

Was immer auch mit einem getan wird, und wie unangenehm es auch sein mag, die große Mehrheit der Befragten sah sich als völlig machtlos und ohne jede Möglichkeit, der Falle, in der sie sich befanden, zu entkommen. Ältere Patienten empfanden diese Hilflosigkeit sogar noch deutlicher. Dies mag an ihrer traditionellen Erziehung liegen, die zu einer Zeit stattfand, als das selbstbewußte Auftreten einer Person nicht unterstützt wurde. Wieder fand eine Mehrheit, daß sie entwürdigende Dinge tun mußten, die sie nie in der Öffentlichkeit tun würden, und wieder waren ältere Patienten in der Überzahl. Im Gegensatz dazu stand die Meinung, daß sich Patienten nicht so anstellen sollten, was immer auch mit ihnen geschehe; dies wurde von der Hälfte der Patienten geäußert, eher von denen in größeren Zimmern. Dies könnte als ein Zeichen von Kameradschaft gewertet werden, darauf hinweisend, daß alle manchmal in schwierigen Situationen sind, oder aber als Warnung, daß es ernsthafte Problem gäbe, wenn alle vier oder fünf in einem Zimmer «sich anstellen» würden.

Hilflosigkeit erwächst aus der Situation, in der ein Individuum einen außerordentlichen Grad an Kontrolle über das physische und soziale Umfeld einer anderen Person hat (Lazarus, 1966), in diesem Zusammenhang Pflegekräfte über Patienten. Mangel an Kontrolle hat wahrschienlich einen negativen Einfluß auf Patienten. Hilflosigkeit «vergrößert die Last der Krankheit» (Lazarus, 1966:98) und «schwächt eine kranke Person noch mehr» (Seligman, 1975:182). Anstatt einem Patienten zu helfen, scheinen die Umstände, die seine Privatsphäre im Krankenhaus verletzen, seine Genesung zu verlangsamen oder eine zusätzliche Belastung darzustellen. Wie an anderer Stelle bereits erwähnt, wird vom Patienten erwartet, daß er sich unterordnet, um einen reibungslosen Ablauf der Institution Krankenhaus zu ermöglichen. Die Kontrolle muß deshalb bei denen liegen, die es am besten wissen, den angestellten und bezahlten Experten. Seligman (1975) nennt dieses Phänomen «institutionalisierte Hilflosigkeit» und erklärt:

> «institutionelle Systeme sind allzu oft insensitiv gegenüber den Bedürfnissen ihrer Bewohner nach Kontrolle über wichtige Ereignisse. Das übliche Arzt-Patient-Verhältnis ist nicht geschaffen, um dem Patienten ein Gefühl der Kontrolle zu vermitteln. Der Arzt weiß alles und sagt gewöhnlich wenig; vom Patienten wird erwartet, daß er sich geduldig zurücklehnt und sich auf die professionelle Hilfe verläßt. Während diese extreme Abhängigkeit für manche Patienten zu bestimmten Zeiten hilfreich sein kann, würde anderen etwas mehr Kontrolle helfen. Hospitalisiert zu sein und dann der Kontrolle über die einfachsten Dinge, wie z.B. wann man aufwachen soll oder welchen Schlafanzug man tragen soll, beraubt zu werden, fördert sicherlich die Effektivität, aber es fördert nicht die Gesundheit» (S. 181 – 182).

Das Wort «Arzt» kann leicht durch «Pflegekraft» ersetzt werden. Wichtig ist, daß in fast allen Aussagen der Begriff Kontrolle – oder besser fehlende Kontrolle – auftritt. Kontrolle bedeutet Macht, der Patient hat keines von beiden.

Seligmans Theorie (1975) erläutert, daß «Organismen, die unkontrollierbaren Ereignissen ausgesetzt werden, lernen, daß Reaktion sinnlos ist» (S. 74). Es lohnt sich vielleicht, für einen Moment an alle bettlägerigen Patienten zu denken, die mehr als jeder andere zum Gefühl der Hilflosigkeit verurteilt sind. «Die Kombination von Hilflosigkeit, Mangel an fachlicher Kompetenz und emotioneller Störung machen ihn [den Patienten] zu einem besonders verletzbaren Objekt der Ausbeutung» (Parsons, 1951:445). Man kann wohl mit Recht behaupten, daß das Ausmaß der Verantwortlichkeit der Pflegekräfte, die Privatsphäre des Patienten zu schützen, proportional wächst mit dem Ausmaß seiner Abhängigkeit.

Ernste Erkrankung führt zu Kapitulation

Die Schwelle des Bedürfnisses nach Privatsphäre ist viel niedriger gesetzt, wenn eine schwere Krankheit mit der darausfolgenden Unfähigkeit, sich selbst angemessen zu präsentieren, auftritt. Extreme physische Hilflosigkeit scheint das psychische Gefühl von Scham oder Verlegenheit zu beeinflussen. Offensichtlich gibt es drei Stadien: (1) eine gesunde Person erfährt Verlegenheit, wenn sie sich nicht anständig benimmt oder zurechtmacht; (2) das gleiche gilt für eine kranke Person, die geistig wach ist; (3) ist der Patient schwerkrank, untergräbt die physische Schwäche seines Körpers jegliche mentale Kontrolle, und jegliches Bedürfnis für Privatsphäre wird aufgegeben. Es gab nur eine kleine Minderheit, die dieser Ansicht widersprach. Es mag Personen geben, für die die Verletzung der Privatsphäre derartige Dimensionen annimmt, daß sie sich mit aller Macht an ihre Aufrechterhaltung klammern würden. Eine andere Erklärung wäre, daß sie nie krank genug waren, um ihr Verhalten unter diesen Umständen einschätzen zu können.

7. Das Individuum als Teil der Patientengemeinschaft

Ingham (1978) nahm an, daß bei einem gutem Verhältnis zwischen Individuen die Privatsphäre mit der Zeit auf freiwilliger Basis leichter gehandhabt wird. Diese Ansicht wurde von einer großen Mehrheit der Patienten unterstützt. Harmonie zwischen Menschen scheint Situationen zu mildern, die ansonsten unüberwindbar wären. Viele nahmen an, daß «gutes» Verhalten erwartet werden konnte und dann im Gegenzug auch gewährt wurde, basierend auf gegenseitiger Toleranz, Verständnis und Mitgefühl. Wunschdenken (es kann nicht sein, was nicht sein darf) mag Teil des Verhaltens sein, das es einem erlaubt, seine Bedenken zu zerstreuen, indem man einfach das beste annimmt. Zweifel bleiben, inwieweit die häufig erwähnte Rücksichtnahme auf andere echt ist oder schlicht «Teil des Abkommens». Es wäre interessant, herauszufinden, wo die Grenze liegt zwischen einem guten Verhältnis, das auf Aufrichtigkeit basiert, oder aber auf Notwendigkeit. Um ein harmonisches Miteinander aufrechtzuhalten, müssen Regulationsmechanismen für das Benehmen in der Öffentlichkeit wie von die Goffman (1963) erwähnten eingesetzt werden. Anpassung unter den Patienten muß erreicht werden, um größeren Ärger zu vermeiden.

Ein interessantes Ergebnis ist, daß Patienten in kleineren Zimmern Anpassung mehr betonten. Eine Erklärung kann sein, daß Patienten in großen Zimmern eher erlaubt wird, daß sie einfach den Meinungen oder Wünschen anderer zustimmen oder nicht oder sich unentschieden verhalten, wenn sie möchten. In einem Zweibettzimmer ist nur ein «Gegner», der auf keinen Fall anonym bleiben kann, sondern Stellung beziehen muß. Welche Sanktionen für unangebrachtes Verhalten eingesetzt werden, konnte nicht in Erfahrung gebracht werden. Es schien jedoch, daß der Verweis auf das Einzelzimmer als Waffe eingesetzt wird bei Patienten, die sich nicht anpassen können. Ihre Unfähigkeit, eine teure Versicherung abzuschließen, wird als Mittel benutzt, andere zu zwingen sich anzupassen und sich entsprechend zu benehmen («wenn du nicht zahlen kannst, mußt du eben hier bleiben und dich anpassen»). Wie wichtig das Zusammenlegen von passenden Patienten ist, wird durch den oben diskutierten Abschnitt klar.

8. Reaktionen auf die Verletzung der Privatsphäre

Schuster (1976 a) entwickelte ein Modell des interpersonellen Distanzierens mit dem Verhalten Rückzug / Verschließen an der einen Seite eines Kontinuums und Offenlegung / Kommunikation auf der anderen, abhängig von dem individuallen Bedürfnis in einer individuellen Situation. Sie räumt ein, daß physisches Distanzieren im Krankenhaus schwieriger ist als unter anderen Umständen, ebenso auch Shumaker und Reizenstein (1982): «Strategien, die Patienten mit inadäquate Kontrolle in Krankenhäusern zur Verfügung stehen, sind deutlich begrenzt» (S. 206). Die populärste Methode scheint der Rückzug zu sein. Die Anstrengung, Konfrontation mit unangenehmen Situationen oder Personen zu vermeiden, zeigte sich in Aktionen wie: in ein anderes Zimmer wechseln, keinen Kontakt mit potentiellen Eindringlingen pflegen, oder im Versuch, irgendeine Lösung für das Problem zu finden. Andere zogen sich zurück, in dem sie sich die Decke über den Kopf zogen, um sich von der feindseligen Umwelt abzusondern. Die sicher beunruhigendste Methode war das Verlassen das Krankenhauses auf eigene Verantwortung.

Wenn sich diese Methoden als nicht erfolgreich zeigen, fügt sich die Mehrheit der Patienten ärgerlich. Auf Frauen und ältere Patienten trifft dies ganz besonders zu. Dies unterstützt Lorbers (1979) Ergebnis, daß ältere Patienten unterwürfiger zu sein scheinen. Ob diese Reaktion nun als höflicher Widerstand oder als aggressive Ablehnung gezeigt wird, hängt sicher von der Persönlichkeit des jeweiligen Patienten ab. Sich beschweren war keine populäre Methode. Ein Drittel der Patienten dachte, es wäre sowieso zwecklos, da sich niemand darum kümmern würde. Andere befürchteten, dies könnte als unverschämt aufgefaßt werden, obwohl es eigentlich richtig wäre, etwas zu sagen, wie fast drei Viertel aller Befragten erklärten. Frauen und ältere Patienten, die eher bereit waren, sich ärgerlich zu fügen, wünschten, sie hätten den Mut, sich zu beschweren. Das Widerstreben, sich zu beschweren, ähnelt Frenchs (1979) Ergebnissen, daß die Patienten für den Mangel an Privatsphäre eher die Schuld auf sich nahmen, als das Krankenhaus zu beschuldigen. Man muß annehmen, daß im Gegenzug für all die Arbeit, die Pflegekräfte leisten, es das mindeste ist, daß man sie nicht kritisiert. Nehring und Geach (1973) nahmen an, daß dieses fortwährende Widerstreben, Kritik zu äußern, aus einer Angst vor Nachteilen erwächst. Es scheint, daß heute, 20 Jahre später, die Patienten immer noch nicht selbstbewußter und ihrer Rechte gewahr sind. Aber dann wiederum: wie kann man sich beschweren, wenn man dankbar sein muß?

Es scheint jedoch Grenzen der Toleranz zu geben. Rücksichtnahme auf andere und Respekt vor den Pflegekräften reichen nur bis zu einem bestimmten Punkt. Wenn es zu schlimm wird, werden Maßnahmen eingesetzt. In diesen Ausnahmefällen riskieren Patienten Beschwerden, obwohl sie annehmen, daß dies vom Personal nicht gerne gesehen wird. Wenn man sich die Literatur über die «unpopulären» Patienten wieder vor Augen führt (z.B. Stockwell, 1984), erinnert man sich, daß Beschwerden ein Attribut von «schlechten» Patienten waren. Als ein Patient um ein Interview gebeten wurde, warnten die Pflegekräfte davor, daß dieser Herr ein «Motzer» sei. Es stellte sich heraus, daß er vieles, was er nicht für richtig hielt, kritisierte. Die Autorin war erfreut, «wahre» Aussagen zur Erfahrung des Patienten zu hören, das Personal nicht. Unter diesen Umständen ist es nicht verwunderlich, daß Patienten sich ruhig verhalten in der Hoffnung, die Pflegekräfte bei Laune zu halten, um sicher zu gehen, daß man die Pflege erhält, die die Pflegekräfte für richtig erachten, und nur auf den Entlassungstermin zu warten, damit der Alptraum ein Ende hat. Dieser Gesichtspunkt ist eine weitere Folge der oben beschriebenen Abhängigkeit. Dies erklärt auch, warum so viele Patienten nicht wußten, was sie geändert haben möchten, obwohl ihre Aussagen jede Menge Vorschläge in diese Richtung erwarten ließen. Wenn überhaupt, wurden architektonische Änderungen vorgeschlagen, für die ein anonymer Architekt verantwortlich war. Nur sehr wenige Aspekte, die von gegenwärtig angestellten und sichtbaren Personen abhingen, wurden kritisiert.

9. Ein theoretisches Konzept der Privatsphäre der Patienten im Krankenhaus

Parsons (1951) Beschreibung eines Patienten soll diesen Abschnitt einleiten:

> «... er ist von seinen normalen Sphären der Aktivität abgeschnitten, und von vielen seiner normalen Freuden. Er ist oft erniedrigt in seiner Unfähigkeit, normal zu funktionieren. Seine sozialen Beziehungen sind mehr oder weniger unterbrochen. Er hat vielleicht Unbehagen in Kauf zu nehmen oder Schmerz, der sehr schwer zu ertragen ist, und er muß möglicherweise ernsthaften Veränderungen der Zukunft ins Auge sehen, im extremen aber keinesfalls ungewöhnlichen Fall, dem Ende seines Lebens» (S. 443).

Wer ist dieses unglückliche Individuum, das ins Krankenhaus kommen muß und mit einem so harten Los konfrontiert wird? Wer ist dieser Mensch, der mit oft radikalen Veränderungen in seiner Privatsphäre fertigwerden muß? Patienten bringen eine ganze Reihe von Attributen ins Krankenhaus mit: Alter, Geschlecht, Erziehung, frühere Krankenhausaufenthalte, Hörensagen und möglicherweise sogar Familiengröße oder Wohnbedingungen, welche alle wichtig zu sein scheinen in ihrem Einfluß auf das Bedürfnis nach Privatsphäre. Die Reaktion eines Patienten auf Invasionen seiner Privatsphäre sind auch von diesen Faktoren beeinflußt. Kultur hat einen wichtigen Einfluß auf diese Faktoren und muß ebenfalls genannt werden. Dies bezieht sich nicht nur auf ausländische Patienten, sondern, wie MacGregor (1976) meint, auch auf Patienten, die von verschiedenen Gebieten innerhalb eines Landes kommen, seien die Unterschiede geographisch, ethnisch oder zwischen Stadt und Land. Der unterschiedliche soziale Hintergrund spielt ebenfalls eine wichtige Rolle.

Die Ergebnisse der vorliegenden Untersuchung verweisen auf viele verschiedene Eigenschaften der Theorien über Privatsphäre und Territorialität, wie sie in der Literatur diskutiert sind. Die Theorie des persönlichen Raums – oder präziser des intimen Raums – scheint im Krankenhaus nicht den Stellenwert zu haben, den sie in Alltag einnimmt. Eine Verletzung des Raums durch Diagnostik und Therapie wird erwartet und scheint im allgemeinen kein ernstes Problem darzustellen.

Schuster (1976b) identifiziert vier Faktoren, die im Empfinden der Privatsphäre des Patienten eine Rolle spielen: (1) Ausmaß an Bewußtsein und Wahrnehmung, (2) spezifischer Charakter der Beziehung der Patienten untereinander, (3) Mobilität (Hilflosigkeit) und (4) Auffassung einer gespielten Rolle. Alle diese Gesichtspunkte sind in den Daten dieser Studie erkennbar. Der

190

Schlüsselfaktor bei der Wahrnehmung von Privatsphäre scheint jedoch das Ausmaß an Kontrolle zu sein, die ein Patient hat. Kontrolle korreliert mit Macht. Wird die Kontrolle entzogen, z.B. durch institutionelle Regelungen, physische oder geistige Einschränkungen oder andere Gründe, wird der Patient machtlos. Die gegenseitige Beziehung von einem positiven oder negativen Gefühl der Kontrolle korreliert mit einer positiven oder negativen Wahrnehmung der unverletzten Privatsphäre.

Um diesen Zustand der Machtlosigkeit zu verhindern, muß der erwünschte Grad von Privatsphäre aufrechterhalten werden. Ein angemessenes Ausmaß an Kontrolle muß erhalten, und eine Reihe von regulierenden Verhaltensmechanismen (Privatsphäre) und/oder Verteidigungsmechanismen (Territorium) müssen eingesetzt werden. Man kann annehmen, daß das Unvermögen, seine Privatsphäre zu erhalten («man kann nichts machen...»), dem Wohlbefinden einer Person entgegen wirkt. Im Krankenhauskontext kann es psychische oder physische Störungen verschlimmern. Dies ist jedoch nicht, was wir wünschen: nach wie vor gilt Florence Nightingales Forderung, daß man zumindest verlangen kann, daß Krankenhäuser die Patienten nicht kränker machen.

Das folgende Modell *(Abb. 10)* zeigt einen interessanten Zusammenhang der Variablen quer durch die Kategorien Privatsphäre, Territorialität und Verhalten. Es zeigt die Auswirkung des Bedürfnisses eines Patienten nach Privatsphäre (gesteuert von einer Reihe von Faktoren wie Alter, Geschlecht, Erziehung, Kultur usw.) auf die Wahrnehmung des Territoriums, das während des Krankenhausaufenthalts besetzt wird, und das darauffolgende Verhalten, wie auch die mögliche Beurteilung durch die Pflegepersonen.

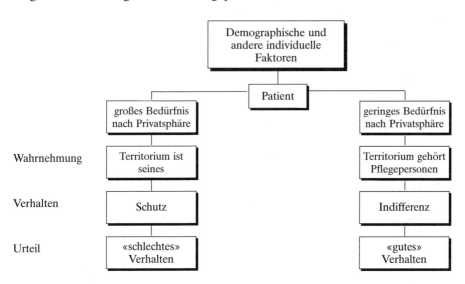

Abbildung 10: Variablen, die das Verhalten zum Schutz der Privatsphäre und seine Beurteilung durch die Pflegepersonen beeinflussen.

Das Engagement in Regulations- und Verteidigungsverhalten wird auch von der Art der eindringenden Person beeinflußt. Es scheint verschiedene Stufen von akzeptabler Zuhörerschaft zu geben. Pflegekräften ist es durch ihren Status erlaubt, sehr nahe an den Patienten zu kommen und Tätigkeiten durchzuführen, die außerhalb des medizinischen Kontexts nicht erlaubt wären. Vertrauen hat offensichtlich einen Einfluß auf die Unterscheidung von zugelassenem Personal. Die Frage, die beantwortet werden muß, ist z.B., welche Eigenschaften muß eine Pflegekraft haben, um vertrauenswürdig zu erscheinen?

PflegeschülerInnen gehören noch nicht recht zum etablierten Pflegepersonal und müssen deshalb mit Vorsicht genossen werden. Bis sie die höheren Weihen erhalten, gehören sie immer noch zur Außenwelt («Zivilisten») und werden von einem anderen Standpunkt aus gesehen. Ein interessanter Gedanke trat während der Analyse der Daten zutage. Pflegekräften, die ins Zimmer oder Bad platzten, konnte ihr Benehmen verziehen werden. Abgesehen von der Frage, auf welchem Territorium sie sich bewegten, könnte eine Erklärung dafür sein, daß Patienten die Pflegekräfte als ihnen nahestehender sehen als Ärzte (die klopfen). Die Bemerkung «es wäre ja nur eine Krankenschwester» erinnert uns jedoch an die Dienerschaft früherer Zeiten. Diese wurden als Nichtpersonen gesehen, denen gegenüber ihre Herren sich nicht um ein «Frontstage»-Verhalten bemühen mußten. Die Reaktion der Pflegekräfte auf die Möglichkeit, als Nichtperson gesehen zu werden, müßte näher untersucht werden. Andere Mitpatienten sind ein akzeptabler Personenkreis, solange eine harmonische Beziehung zwischen ihnen besteht, obwohl auch hier Grenzen gesetzt sind. Da sie sich als im selben Boot sitzend sehen, macht ihr geteilter Kampf gegen das System ein Herabsetzen der Restriktionen, die ihre Privatsphäre schützen, wahrscheinlich. Besucher gehören zur Außenwelt, und nur ihr Verhältnis zu einem der Mitpatienten mag gewisse Zugeständnisse auslösen. Völlig Fremde oder Passanten haben keinerlei Recht, in die Privatsphäre eines Patienten einzudringen. Familienmitglieder scheinen einen Spezialstatus zu haben, der von ihrem Verhältnis zum Patienten sowie von ihrer üblichen Nähe und dem Verhalten untereinander zu Hause abhängt. Als Folge werden sie manchmal bereitwillig akzeptiert, wo Pflegekräfte ein Problem darstellen, während sie bei anderen Gelegenheiten aus dem Zimmer geschickt werden wie jeder andere Fremde, wenn eher «delikate» Tätigkeiten zu verrichten sind. Die Tatsache, daß ein Junge als Kind hundertmal von seiner Mutter gebadet wurde, heißt nicht, daß er dies schätzt, wenn er erwachsen ist.

Zusammenfassend kann angenommen werden, daß es ein Distanz-Kontinuum von akzeptablen Personen gibt, das von Pflegekräften über Mitpatienten und Besucher bis zu Fremden reicht mit Familienmitgliedern als freie Größe.

Es scheint eine klare Hierarchie von akzeptablen Eindringlingen zu geben, aber die Anzahl dieser Individuen stellt eine weitere Variable dar in der Entscheidung, Zutritt zu gewähren. Ein oder zwei Pflegekräfte, die die Privatsphäre eines Patienten verletzen müssen, werden schnell akzeptiert. Vergrößert sich aber die Anzahl, scheint das Privileg, das Pflegepersonen normalerweise gewährt wird, aufgehoben zu sein. Der Grad der Bekanntschaft scheint auch ein wichtiger Faktor zu sein. Einige bevorzugen eher anonyme und deshalb neutrale Personen für intimere Tätigkeiten, wo es für sie keinen Grund zur Verlegenheit gibt, da keine persönliche Beziehung zwischen ihnen besteht. Andere müssen einen bestimmten Grad an Vertrauen entwickeln, bevor sie den Zugang zu ihrem Körper gestatten.

Abgesehen von der Unterscheidung von akzeptablen Eindringlingen scheint auch eine bestimmte geistige Kapazität notwendig zu sein, um das Bedürfnis nach Privatsphäre aufrechtzuhalten und auszudrücken. Wenn die Schwere einer Krankheit den psychischen Aspekt überschattet, ist die Toleranzschwelle für Invasionen erheblich erhöht.

10. Folgerungen für die Krankenpflege

In der ersten Stufe der Datensammlung für dieses Projekt wurde ein phänomenologischer Blickwinkel eingesetzt, weil es die am angemessensten erscheinende Methode war, die Lebenswelt der Informanten zu verstehen, so wie sie von ihnen erlebt wurde. Nach all den Anstrengungen, diese Erfahrungen zu verstehen, wäre es recht unvernünftig, wenn man nicht die gleichen Betrachtungsweise anwenden würde, wenn es um die tatsächliche Betreuung von Patienten geht. Wenn wir uns selbst öfter in die Lage der Patienten versetzen würden, wäre unsere tägliche Praxis mehr von individuellem Verständnis geprägt und weniger von Lehrbuch-Richtlinien. Diese Einstellung wurde bei der Diskussion der folgenden Gesichtspunkte eingenommen.

Es scheint nicht der Fall zu sein, daß die allmählichen Veränderungen von Einstellungen und Moral in einer Gesellschaft automatisch jeden mit einschliessen. Die Wandschirme, die im Laufe der Zeit von der Bildfläche verschwanden, mögen als Beispiel dienen. Dieses Verschwinden spiegelte offensichtlich nicht die tatsächlichen Bedürfnisse der Patienten wieder, denen es sehr unangenehm war, körperlich entblößt zu sein. Es scheint höchste Zeit zu sein, ihr Vorhandensein auf Station selbstverständlich zu machen, so daß Patienten, die einen Wandschirm wollen, keine Angst haben müssen, als prüde oder altmodisch dazustehen.

Inwieweit die sogenannten gedankenlosen Verletzungen der Privatsphäre der Patienten tatsächlich gedankenlos sind, muß noch geklärt werden. Die Tatsache, daß Privatpatienten eine andere Behandlung bekommen, zeigt, daß eine gewisses Verständnis für das Bedürfnis nach Privatsphäre vorhanden ist, auch wenn es in einer selektiven Weise ausgedrückt wird. Die absichtliche Verletzung der Privatsphäre eines Patienten könnte als Machtdemonstration der Pflegekräfte gesehen werden, ausgerichtet auf den wehrlosen «Normal»patienten.

Es scheint unter Pflegekräften die allgemeine Auffassung zu bestehen, daß Frauen und/oder ältere Patienten generell empfindlicher sind, wenn es um die Verletzung ihrer Privatsphäre geht. Männer werden eher als unkomplizierter in diese Hinsicht gesehen. Diese Studie weist auf mögliche Trends hinsichtlich des Zusammenhanges zwischen Alter und Geschlecht und der Wahrnehmung der Privatsphäre hin. Es wäre leicht, eine Liste aller Faktoren, die in dieser Studie verwendet wurden, aufzustellen mit den jeweiligen Resultaten als Richtlinie. Hier ist jedoch ein Wort der Warnung angebracht. So wie die Menschen unterschiedlich sind, so unterscheiden sich mögliche Kombinationen von Faktoren,

194

die das Bedürfnis nach Privatsphäre und auch die regulierenden Verhaltensweisen beeinflussen. Ein Alters- oder Geschlechtsetikett sagt niemandem, welche Einstellung der betreffende Patient zu seiner Privatsphäre hat. Deshalb besteht die Gefahr, daß z. B. junge Leute glauben, von ihnen würde ein ganz bestimmtes, eher lässiges Verhalten erwartet, und es daraufhin nicht wagen, Einspruch zu erheben.

Eine andere Vermutung ist, daß Patienten aus ländlichen Gebieten sich weniger um ihre Privatsphäre sorgen, weil sie eine bodenständigere Erziehung genossen haben; oder, auf der anderen Seite, daß sie empfindlicher sind, weil ihnen traditionelle, religiöse oder moralische Wertvorstellungen noch wichtiger sind als der städtischen Bevölkerung. Wenn wir das Konzept der Privatsphäre und die Mechanismen der Regulierung nicht kennen, und wenn wir keine guten Beobachter sind, können wir nicht notwendigerweise erkennen, wer verlegen ist und wer nicht.

Basierend auf dem Wissen, daß Kontrolle der Schlüsselfaktor ist für der Art und Weise, wie Privatsphäre empfunden ist, muß die Interaktion mit den Patienten genau hier beginnen. Um einem Patienten das Gefühl zu geben, daß sein Bedürfnis nach Privatsphäre erfüllt wird, sollten alle Tätigkeiten, die möglicherweise seine Privatsphäre verletzen, ausreichend erklärt werden. Diese Information ermöglicht es dem Patienten, die Notwendigkeit der Invasion zu verstehen und es erlaubt ihm, informierte Entscheidungen zu treffen im Hinblick darauf, wer Zutritt zu seinem Selbst/Körper erhält. Diese Erlaubnis ist jedoch nicht unbegrenzt gültig. Situationen ändern sich laufend, wodurch sich die Notwendigkeit für erneute Verhandlungen mit dem Patienten ergibt. Wenn er sehr krank und schwach ist, wird seine Toleranzschwelle höher sein, weil er Hilfe braucht, und er akzeptiert, daß diese Hilfe notgedrungen seine Privatsphäre verletzt. Fühlt er sich wieder besser, nähert sich sein Bedürfnis nach Privatsphäre dem normalen Ausmaß, und jede potentielle Pflegetätigkeit muß von neuem verhandelt werden.

Dies zeigt deutlich, daß es nicht möglich ist, Richtlinien für den Umgang mit Patienten aufzustellen, die für jeden Patienten gelten. Für jeden Patienten in jeder Situation muß der Zutritt zu ihm besprochen und verhandelt werden. Die sicherste Methode ist es, jeden Patienten so zu behandeln, als ob er die empfindlichste Person überhaupt wäre. Es ist auch notwendig, dem Patienten zu versichern, daß es absolut in Ordnung ist, daß er seine Vorlieben nennt, ohne Angst vor Nachteilen haben zu müssen. Schaffung und Aufrechterhaltung einer machtlosen Subkultur von Patienten kann nicht das Ziel einer modernen Krankenpflege sein.

Der Schutz der Privatsphäre schadet denen nicht, denen sie egal ist, den anderen aber bedeutet er alles.

11. Zusammenfassung

Dieser Teil lieferte eine materiale Theorie der Privatsphäre der Patienten in einem Akutkrankenhaus, die auf den Ergebnissen der Studie beruht. Große Teile der Patientenaussagen entsprachen den Erwartungen, die durch die Aussagen in den Theorien über Privatsphäre und Territorialität geweckt wurden.

Wichtige Aspekte für die Patienten waren die Bloßstellung ihrer Identität und die oft notwendige Entblößung ihres Körpers, ganz besonders im Zusammenhang mit Hygiene und Ausscheidung. Mangel an persönlicher Autonomie, dargestellt in dem Mangel an Information, Auswahl und Kontrolle, stellte ein weiteres Problem dar. Patienten berichteten auch von ihrem Bedürfnis nach einem eigenen Bereich, auch wenn es nur vorübergehend war. Themen des persönlichen Raums waren überraschenderweise nicht so wesentlich. Das Wissen, daß medizinische und pflegerische Tätigkeiten ihrem Wesen nach sehr nahe am Körper durchgeführt werden mußten, verhinderte das Entstehen von falschen Vorstellungen.

Die Rolle, die ein Patient als Teil der Stationsgemeinschaft spielt, wurde ebenso diskutiert wie der nachteilige Effekt der Invasion der Privatsphäre, der sich in Gefühlen von Abhängigkeit, Hilflosigkeit und Kapitulation ausdrückte. Patienten scheinen eine Hierarchie von akzeptablen Distanzen zu potentiellen Eindringlingen zu konstruieren, mit den Pflegepersonen am nächsten, dann die Mitpatienten, Besucher und, am weitesten entfernt, die Fremden. Die besondere Rolle der Familienmitglieder wurde diskutiert. Ähnlich zu den bekannten, die Privatsphäre regulierenden Mechanismen, versuchen Patienten ein bestimmtes Verhalten einzusetzen, um ihr gewünschtes Ausmaß an Privatsphäre zu erhalten und Zutritt zu ihnen selbst oder ihrem Körper zu erlauben oder zu verweigern. Schließlich wurden die Auswirkungen dieser Theorie für die Pflege diskutiert, wobei die Notwendigkeit ständiger individueller Verhandlungen betont wurde, um auf der einen Seite das Bedürfnis des Patienten nach Kontrolle zu befriedigen und auf der anderen Seite die Erlaubnis zum Zutritt zu erhalten, um die notwendigen Pflegetätigkeiten auszuführen. Diese materiale Theorie stellt den Ausgangspunkt einer formalen Theorie dar, die im nächsten Teil aufgezeigt wird.

Teil 5:

Eine allgemeine Theorie der Privatsphäre

Dieser Teil stellt den Versuch dar, eine Theorie der Wahrnehmung der Privatsphäre zu entwickeln, die – obwohl material auf dem Krankenhauskontext beruhend – auf andere Bereiche ebenfalls angewendet kann. Man könnte einwenden, daß es dafür recht früh ist, weil diese Theorie vorwiegend auf phänomenologischen Daten beruht, die aufgrund ihrer Eigenschaften sich nur auf die jeweilige befragte Person beziehen. Van Manen (1990) verglich die phänomenologische Studie mit einem Gedicht:

> «wie in einem Gedicht ist es unangemessen, nach einer Schlußfolgerung oder Zusammenfassung einer phänomenologischen Studie zu fragen. Ein Gedicht zusammenfassen, um die Ergebnisse darzustellen, würde das Ergebnis zerstören, weil das Gedicht selbst das Ergebnis ist» (S. 13).

Es wird jedoch hier ein Versuch gemacht, aufzuzeigen, in welche Richtung sich eine formale Theorie entwickeln könnte. Diese vorläufige Theorie müßte daraufhin getestet werden. Verschiedene Möglichkeiten werden etwas später vorgestellt.

In der folgenden Diskussion wird der Begriff «Privatsphäre» für das komplexe Phänomen verwendet, einschließlich der damit verbundenen Gebiete wie Territorialität, persönlicher Raum, Crowding und so weiter, wie es vom jeweiligen Individuum empfunden und repräsentiert würde. Diese Entscheidung wurde getroffen unter Berücksichtigung von Dubins (1978) Klassifizierung von Konzepten, die er Einheit nannte. In seiner Taxonomie würde Privatsphäre eine summative Einheit darstellen. Deren zentrale Eigenschaft ist, «daß sie eine Anzahl von verschiedenen Eigenschaften einer Sache zusammenzieht und ihnen den Namen einer der wichtigeren Eigenschaften gibt» (S. 66). Die Festlegung eines solchen Konzepts ist der erste Schritt bei der Entwicklung einer Theorie. Der zweite Schritt ist die Festlegung von Lehrsätzen, die diese Konzepte beschreiben oder verbinden (Fawcett und Downs, 1992). Dieser Teil versucht, einige mögliche Lehrsätze zu entwickeln.

Im folgenden geht es darum, (1) wie Privatsphäre als ein subjektives Gefühl in Verbindung zum Selbst steht, um (2) die Aspekte der Kontrolle über Bloßstellung (psychisch und physisch), über Territorium und Raum, und über die Akzeptanz von potentiellen Eindringlingen, sowie um (3) Bewältigungsverhalten.

1. «Selbst» und Privatsphäre

Dieser letzte Teil handelt von der Privatsphäre von Individuen, nicht von Gruppen, obwohl gewisse Parallelen zwischen beiden Konzepten vermutet werden können. Es ist hier nicht die Absicht, eine ausführliche Diskussion des Konzepts des «Selbst» aufzugreifen; das Ziel ist eher, die Individualität des Konzepts Privatsphäre aufzuzeigen.

Jedes Individuum erfährt sich selbst als eine Einheit von exklusiver Einzigartigkeit und Wichtigkeit. Dieses Gefühl von «Selbst» hat jedoch kaum eine Bedeutung, wenn es keine anderen gibt, von denen wir uns unterscheiden. Nur die bewußte Interaktion mit anderen erzeugt das Selbst. Da überall auf der Welt Individuen in sozialem Kontakt mit anderen stehen, haben alle Individuen das Bedürfnis nach Privatsphäre. Wenn es nur einen einzigen Menschen auf der Welt gäbe, gäbe es dann ein Gefühl von Selbst? Mead (1934) nahm an, daß

> «das Selbst etwas ist, das eine Entwicklung aufweist; es ist nicht da zu Beginn, bei der Geburt, aber es entsteht in einem Prozeß von sozialer Erfahrung und Aktivität, das heißt, es entwickelt sich in dem entsprechenden Individuum als ein Ergebnis seiner Beziehungen zu diesem Prozeß als ganzes und zu anderen Individuen in diesem Prozeß» (S. 135).

Das Zentrum des Selbst – oder «Kernselbst», wie es Goffman (1959) nannte – muß unter allen Umständen beschützt werden. Unsichtbare Grenzen und Barrieren schließen aus oder erlauben den Zutritt auf verschiedenen Ebenen. Aspekte des Selbst, zu denen kein anderer Zugang hat, werden privat genannt. Das Ausmaß dieser Empfindung hängt davon ab, wie stark das Individuum sein Selbst empfindet, und daraus folgend sein Selbstbewußtsein. Eine Reihe von Faktoren und Variablen ergeben ein Set von Charakteristika, die einzigartig sind für das Individuum und die das Empfinden der Privatsphäre beeinflussen. Deshalb muß das Empfinden von Privatsphäre immer subjektiv sein. Subjektiv ist jede Erfahrung, zu der wir alleine Zugang haben (Mead, 1934). Das Gefühl für Privatsphäre bezieht sich nur auf Bereiche, die für die Person wichtig sind.

Hier spielt aber auch die soziale Interaktion eine Rolle; was immer wir tun, um den gewünschten Grad an Privatsphäre zu erhalten, wir können sie nur dann erreichen, wenn andere dies zulassen (Brill, 1990). Sensible Menschen haben, als soziale Kreaturen, nicht nur eine bestimmte Einstellung ihrer eigenen Privatsphäre gegenüber, sondern sind auch empfindlich der Privatsphäre anderer gegenüber. Verletzung der Privatsphäre anderer wird von ihnen als genauso schmerzlich empfunden, wie die Verletzung ihrer eigenen.

Die Existenz des Selbst macht den Menschen, wie er ist, deshalb muß es sorgfältig bewahrt werden. Abhängig von seinem Bewußtsein vom Selbst und dem daranhängenden Körper ist das Individuum darum besorgt, wie es sich anderen darstellt. Dauernde soziale Interaktion mit anderen stellt eine ständige Gefahr für die Integrität des Selbst dar. Jede Begegnung muß individuell überprüft werden, und abhängig vom Ergebnis dieser Überprüfung wird der Zugang genehmigt oder verwehrt. Jeder Mensch teilt jedoch sein Konzept von Privatsphäre auf in verschiedene Gesichtspunkte, die in dieser Form nur für ihn Bedeutung haben, weil, was die eine Person als privat empfindet, nicht die gleiche Wichtigkeit für eine andere haben muß. Eine Person mag z.B. sehr besorgt sein über den Schutz persönlicher Daten, aber eher unbesorgt, wenn es um den Schutz des Körpers geht, und völlig sorglos über Invasionen ihres Territoriums. Die Hauptsorge eines anderen Individuums kann das Entblößen des Körpers sein und die Verletzung des persönlichen Raums, aber es kann leicht den Verlust der Kontrolle in anderen Bereichen ertragen. Entsprechend werden die Verhandlungen, in denen die Zugänglichkeit der verschiedenen Aspekte des Selbst überprüft wird, unterschiedlich ausfallen.

Die vier Funktionen der Privatsphäre nach Westin (1967): persönliche Autonomie, emotionelle Erleichterung, Selbst-Evaluation und geschützte Kommunikation, scheinen sehr wichtige Strategien in der Erhaltung des Selbst zu sein. Wenn sich das Selbst im Laufe der Zeit entwickelt, wie Mead (1934) erklärte, ist das sicherlich ein langsamer Prozeß. Schnelle Veränderungen können nicht erwartet werden. Dies bedeutet folglich, daß auch die Empfindung der Privatsphäre sich nicht schnell ändert. Normen und Moralvorstellungen einer Gesellschaft ändern sich im Laufe der Zeit, und dies manchmal sehr schnell, eine Veränderung in der Wahrnehmung der Privatsphäre eines Individuums folgt nicht notwendigerweise im gleichen Tempo.

2. Kontrolle

Der Schlüsselfaktor in der Empfindung des Selbst ist Kontrolle. Kontrolle ist ein Zeichen von Autonomie und bedeutet Macht. Attribute von Kontrolle können Auswahl, Unabhängigkeit, Information, Freiheit von Einmischung und Selbstbestimmung sein. Im Zusammenhang mit Privatsphäre bedeutet Kontrolle die Fähigkeit, Zugang zu verschiedenen Aspekten des Selbst zu gewähren oder zu verweigern. Das Gefühl, Kontrolle zu haben, beeinflußt positiv das Gefühl einer unverletzten Privatsphäre, während der Verlust von Kontrolle die Notwendigkeit bedeutet, ständig auf der Hut vor Verletzungen der Privatsphäre zu sein.

Es können Situationen auftreten, in denen das Individuum aus einer Reihe von Gründen die Kontrolle verliert. Die Kontrolle ist anderen Autoritäten übertragen oder von ihnen genommen worden, wie z.B. in Krankenhäusern, Gefängnissen, Heimen oder unter bestimmten politischen Umständen. Plötzlich kann der Mensch nicht mehr entscheiden, wer Zugang zu ihm und zu welchem Aspekt des Selbst hat. Etwas, z.B. eine visuelle oder akustische Information, wird ohne Erlaubnis genommen. Verlorene Kontrolle bedeutet Hilflosigkeit und Abhängigkeit, Situationen, die nicht mit Selbstbewußtsein und Selbstintegrität vereinbar sind.

Dies ist auch der Grund, warum es für manche Menschen so schwierig ist, Hilfe anzunehmen. Wir schätzen im allgemeinen Unabhängigkeit sehr hoch, aber es gibt Zeiten, in denen eine eingeschränkte Unabhängigkeit zu unserem eigenen Wohl ist. Wenn z.B. eine Person, die an Unabhängigkeit gewöhnt ist, körperlich behindert wird, könnte sich die Zurückweisung von Hilfe als sehr schädlich herausstellen. Ein anderes Problem ist, daß wir keine Kontrolle darüber haben, was andere mit der Information machen, die sie über uns haben. Abgesehen vom professionellen Kontext, wo wir hoffen, daß unser Vertrauen in die Vertreter eines Berufsstandes gerechtfertigt ist und daß bestimmte Richtlinien befolgt werden, können wir nicht auf die Diskretion und Loyalität der anderen vertrauen.

Es scheint ein enges Verhältnis zwischen Kontrolle und Vertrauen zu geben. Sobald – basierend auf Information und darauffolgende Verhandlungen – eine Entscheidung getroffen ist darüber, wie weit und unter welchen Umständen Zugang gewährt wird, setzt die Partei, die das Ziel der Invasion wird, Vertrauen in die eindringende Partei, hoffend, daß die abgesprochenen Grenzen nicht überschritten werden. Kontrolle wird dem potentiellen Eindringling übertragen, aber unter ausgehandelten Voraussetzungen. Im professionellen Kontext gehen wir diesen Vertrag ein, indem wir uns an die Vertreter bestimmter Berufsstände um Hilfe wenden. Wir können jedoch nicht notwendigerweise sicher sein, daß andere unsere Privatsphäre beachten, da wir die Bedingungen nicht mit ihnen ausgehandelt und deshalb auch keine Kontrolle über ihre Aktionen haben.

Zusammenfassend ist zu sagen, daß das Gefühl von Privatsphäre eng mit dem Grad der Kontrolle, die eine Person hat, verknüpft ist. Drei Hauptbereiche, in denen Kontrolle eine wichtige Rolle spielt, werden in den nächsten Abschnitten behandelt.

Bloßstellung

Da es zwei völlig verschiedene Arten von Bloßstellung gibt, Preisgabe der Identität und physische Entblößung, werden diese separat diskutiert.

Preisgabe der Identität

Wie bereits oben erwähnt, besteht das Selbst aus verschiedenen Aspekten, die vor dem Zugriff durch andere geschützt werden müssen. Private Gedanken und Gefühle sollten nicht anderen als denen, denen wir die Erlaubnis gegeben haben, offengelegt werden. Eingeschränkte und geschützte Kommunikation, sei sie mündlich, schriftlich oder mit audiovisuellen Hilfsmitteln, ist ein Weg, die Zahl möglicher Eindringlinge zu verringern. Übertragung jeglicher Art von persönlichen Daten über eine Person ist tatsächlich nicht nur eine Preisgabe dieser Daten, sondern auch eine Preisgabe des Selbst, von dem die Daten ein untrennbarer Teil sind. Ebenso gibt das Erkanntwerden an bestimmten Plätzen Informationen über einen selbst, wie z.B. im Krankenhaus, im Rotlichtbezirk einer Stadt oder in der Armenküche. Dort gesehen werden heißt, daß «mit einem etwas nicht in Ordnung ist». Es würde jedoch kaum einen stören, bei einem angesehenen Sportereignis gesehen zu werden oder beim Einkaufen in der teuersten Boutique am Ort. Die Vermittlung von Information wird in den genannten Beispielen einmal geschätzt und gefördert, im anderen Falle gefürchtet.

Physische Entblößung

Weitergabe von Daten bezieht sich nicht nur auf Daten im üblichen Sinne, wie z.B. beschreibende persönliche Information, sondern auch auf visuelle und/oder akustische Informationen. In meisten Kulturen werden Teile des Körpers mit Kleidungsstücken aus Stoff oder anderen Materialien bedeckt. Dies ist nicht nur ein Schutz gegen widrige Umwelteinflüsse, sondern auch vor dem Zurschaustellen bestimmte Körperteile, die von einer Aura der Unzugänglichkeit umgeben sind und passenderweise privat genannt werden. Wir finden es nicht schicklich, diese in tagtäglichen Begegnungen freizulegen.

Teil des Selbst ist eine gesellschaftlich akzeptable Darstellung des Körpers. Dies beinhaltet «anständige» Kleidung, Kontrolle über Mimik und Gestik, und von unhöflichem, abweichendem, ungebührlichem oder peinlichem Verhalten Abstand zu nehmen. Visueller Zugang, während man in einem unpräsentablen Zustand ist, zerstört den Sinn des unverletzten Selbst. Auch die kleinste Möglichkeit des Beobachtetwerdens führt zu Unsicherheit und Unbehagen. Intime Körperteile als solche und alles, was mit Auscheidung in Verbindung steht, sind die letzten Dinge, die wir anderen zu zeigen bereit sind. Es scheint jedoch eine Unterscheidung zu geben zwischen Gesehenwerden in einer passiven Rolle und Gesehenwerden als aktiver Teil. Visueller Zugang während des Entkleidens, Waschens oder während der Ausscheidung wird als schlimmer empfunden als der Vorgang des Entkleidetwerdens, Gewaschen-, Behandelt- oder Untersuchtwerdens. Der Partner einer Person mag jeden Quadratzentimeter deren Haut kennen, und doch muß es ihm nicht notwendigerweise erlaubt sein, diese Person auf der Toilette sitzend zu beobachten. Inwieweit eine sexuelle Komponente im Erlauben oder Verweigern von visuellem Zugang eine Rolle spielt, muß erst noch untersucht werden.

Territorium und Raum

Die Wahrnehmung der Privatsphäre einer Person hängt nicht nur von der Integrität der auf sie selbst bezogenen Bereiche ab, sondern auch von dem Besitz eines persönlich identifizierten Territoriums und von der Kontrolle darüber. Demarkationslinien werden nicht nur als Barriere zur Außenwelt genutzt, sondern auch als ein umfassender Sicherheitsgürtel für alles, was sich innerhalb dieser Grenzen befindet. Jeder, der Zugang begehrt, muß die üblichen Mittel wie Klopfen, Läuten, Rufen usw. einsetzen. Es liegt dann am Besitzer, Zugang zu gewähren oder nicht. Das Betreten eines Territoriums ohne Genehmigung ist ein ernstes Vergehen, wie auch Veränderungen im Umfeld ohne die Erlaubnis des Besitzers. Persönliche Gegenstände werden als sicher gesehen, solange sie sich innerhalb des markierten Territoriums und an ihrem rechtmäßigen Platz befinden. Es gibt Unterschiede, inwieweit diese Gegenstände privat sind. Sie repräsentieren verschiedene Aspekte des Selbst, was von dem Verhältnis zwischen den Gegenständen und dem Individuum abhängt. Briefe, Photos, Tagebücher, die mit den innersten Bereichen des Selbst zu tun haben, werden nicht so leicht zugänglich gemacht wie z.B. Möbel oder Kleidung, von denen erwartet wird, daß sie mit anderen in Berührung kommen, und die deshalb nicht so sehr beschützt werden müssen. Es ist schwierig, sein eigenes Territorium zu bewahren, aber es ist auch belastend, gezwungen zu sein, das Territorium anderer zu besetzen.

Invasionen geschehen nicht nur in das eigene markierte Gebiet, sondern auch quer durch psychische Barrieren. Wenn eine Person näher kommt, als die andere es will, ist das Gefühl von Selbstbestimmung und Autonomie gestört. Physisches Distanzieren ist wichtig beim Aufrechterhalten des psychischen «Selbst». Aussagen aus der Literatur über den persönlichen Raum weisen darauf hin, daß Berührung als ein Eindringen in die intime Zone einer Person verstanden werden kann. Von den Kommentaren der Patienten in dieser Studie kann jedoch diese Aussage nicht bestätigt werden. Der Grund dafür mag in den besonderen Umständen liegen, in denen sich die Patienten wiederfinden, wie in Teil 4 beschrieben. Inwieweit Berührung generell ein Problem ist, müßte noch weiter untersucht werden.

Hierarchie des zugelassenen Personenkreises

Obwohl der Zugang zum Selbst sorgfältig bewacht werden muß, werden Unterschiede zwischen potentiellen Eindringlingen gemacht. Je nach dem Verhältnis zwischen dem Individuum und dem anderen kann die Annäherung eng sein oder muß entfernt bleiben. Leute, die näher kommen können, sind solche, die entweder ein gutes Verhältnis mit dem Betreffenden haben oder die vernünftigerweise wegen ihres professionellen Status akzeptiert werden. Unbekannte oder ungeliebte Personen haben keinen Zutritt. Deshalb kann der Zugang zur Privatsphäre einer Person als Privileg gewährt werden; andernfalls wird er als Aggression und Verletzung aufgefaßt. Wenn das Verhältnis zwischen den beiden Personen gut ist, wird Information freiwillig weitergegeben, und das Bedürfnis nach Privatsphäre verringert sich im Laufe der Zeit. Wenn Fremde gezwungenermaßen für eine bestimmte Zeit zusammen sein müssen (in Hotels, Krankenhäusern usw.), besteht die unausgesprochene Erwartung, daß sich jeder nach den Regeln benimmt und den anderen nicht in Verlegenheit bringt, innerlich hoffend, daß es zu keiner Konfrontation kommt.

Altman (1975) unterschied zwischen drei verschiedenen Arten von Territorien: Primärterritorien, Sekundärterritorien und öffentlichen Territorien, abhängig vom Ausmaß der Intensität des Gebrauchs und auch von der Kontrolle, die der Besitzer über dieses festgesetzte Gebiet hat. Man kann allerdings behaupten, daß diese Klassifizierung nicht nur von der tatsächlichen physischen Einheit abhängt, sondern auch vom potentiellen Eindringling. Die Wohnstraße einer Person mag generell ihr Sekundärterritorium sein, es wird aber zum Primärterritorium, wenn Bewohner einer anderen Gegend eindringen. Die Anzahl der Zuschauer, Zuhörer oder Eindringlinge spielt ebenfalls eine Rolle bei der Entscheidung, Zutritt zu gewähren oder zu verweigern, aber die Hierarchie von akzeptablen Personen entsprechend ihrer Beziehung zu dem Individuum und der Nähe zu ihm scheinen wichtiger zu sein.

3. Bewältigungsverhalten

Nach Altman (1975) ist es nicht nur der Ausschluß oder Einschluß anderer, der notwendig ist, um das Selbstbewußtsein aufrecht zu erhalten, sondern auch die Fähigkeit, den erwünschten Grad des Kontakts zu regulieren und zu kontrollieren. Ein Problem tritt auf, wenn die Verteidigungs- und Regulationsmechanismen nicht funktionieren, besonders, weil die Kontrolle jemandem anderen übergeben oder von jemandem genommen wurde. Eine Verletzung der Privatsphäre, von der die Person nichts merkt, wird nicht als solche empfunden und löst keine Reaktion aus. Eine wahrgenommene Verletzung der Privatsphäre, die nicht erfolgreich abgewehrt werden kann, führt zu Streß und Störungen. Eine Verletzung der Privatsphäre scheint nur dann erlaubt, wenn es zum eigenen Wohl ist, z.B. um Hilfe zu erhalten, um etwas zu erreichen, damit es einem besser geht usw. Das informierte Fällen von Entscheidungen erlaubt dem einzelnen, die Invasion zu verstehen und deshalb zu tolerieren. Das rationale Verständnis muß das unangenehme Gefühl übertreffen, oder die Invasion wird unerträglich. Zeichen erfolgloser Verteidigung oder Regulierung kann Aggression oder Rückzug sein, entweder psychisch oder physisch. Das Aufgeben einer ursprünglich beabsichtigten Aktion, wie z.B. keinen Vortrag halten, kein Interview geben oder nicht zu einer medizinischen Untersuchung zu gehen, ist eine andere Form von Rückzug.

Das Modell in *Abbildung 11* zeigt die Reaktionen auf unterschiedlich wahrgenommene Invasionen der Privatsphäre, abhängig von den Bedürfnissen des Einzelnen. Die wichtigste Aussage ist, daß Individuen mit starkem Bedürfnis nach Privatsphäre, die aber daran gehindert sind, entsprechende Maßnahmen zur Erhaltung des gewünschten Grades ihrer Privatsphäre einzusetzen, Streß erleiden. Diese Theorie ist nun offen für Tests. Eine Methode wäre, kleine Teile der Theorie zu verifizieren, z.B. das Konzept der Kontrolle im Verhältnis zur Privatsphäre, oder auch zugrundeliegende Faktoren von regulierendem Verhalten in einem spezifischen substantiven Bereich, wie von Glaser und Strauss (1967) vorgeschlagen. Inwieweit diese Theorie in einem anderen als dem deutschen Umfeld angewandt werden kann, muß erst noch geprüft werden. Eine andere Möglichkeit ist, zusätzlich weitere formale Theorien von Privatsphäre und verwandte Bereiche anzuwenden und ihre gemeinsamen oder gegensätzlichen Eigenschaften zu untersuchen. Dies würde der Theorie, die auf den Daten dieser Studie beruht, mehr Gewicht verleihen. Wir verwenden Theorien, um die Beziehung zwischen beobachteten Phänomenen zu erklären, oder wie es Dubin (1978) formulierte:

«die <Notwendigkeit> für Theorien liegt im menschlichen Verhalten, Ordnung in ungeordnete Erfahrungen bringen zu wollen» (S. 6).

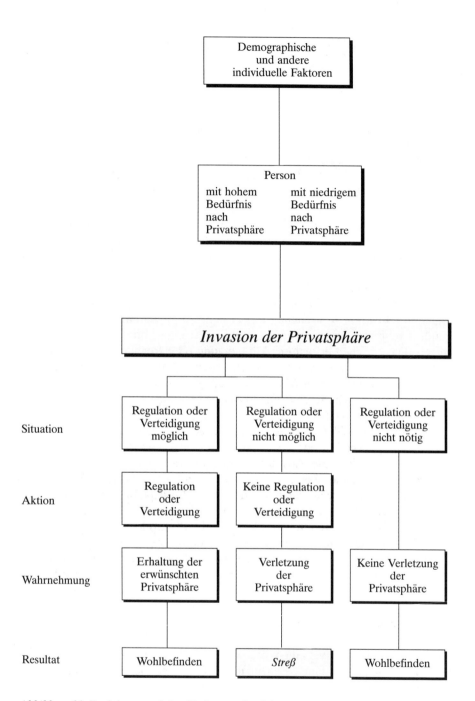

Abbildung 11: Reaktionen auf eine Verletzung der Privatsphäre, in Abhängigkeit von der individuellen Konstitution und Situation.

Indem empirisches Wissen den existierenden Theorien beigefügt wird und sie modifiziert und reformuliert werden, werden sie immer nützlicher in der oben erwähnten Funktion des Erklärens von Lehrsätzen, die die betreffenden Konzepte verbinden. Sie vergrößern deshalb unser Verständnis von unserer erlebten Welt. Diese Theorien könnten dann in verschiedenen Umfeldern angewandt werden, wo sie verwendet werden können zum Beschreiben und Erklären von auftretenden Phänomenen und auch zur Vorhersage deren Endergebnis. Auf die Privatsphäre zurückkommend könnte das Vorhandensein einer solch umfassenden Theorie die Entwicklung von Strategien ermöglichen, um belastende Invasionen in die Privatsphäre einer Person zu verhindern, oder die Interpretation eines beobachteten Resultats (z. B. unangemessenes oder unverständliches Verhalten). Ungerechte Reaktionen, die auf Unkenntnis basieren, würden verringert werden. Man könnte dann weitergehen und Modelle für die Praxis entwickeln, die die Faktoren von Privatsphäre und ihrer Verletzung berücksichtigen und deshalb ein etwas fürsorglicheres und therapeutischeres Umfeld für die menschliche Interaktion verschaffen, wo immer sie stattfinden mag.

4. Zusammenfassung

Dieser Teil beschrieb eine formale (allgemeine) Theorie der Privatsphäre, basierend auf der materialen Theorie im Krankenhauskontext, die in Teil 4 beschrieben war. Die Aussagen sind provisorisch, da sie vorwiegend auf phänomenologischen Daten dieses speziellen Umfeldes beruhen. Nichtsdestoweniger könnte diese Theorie in die Richtung weisen, in die eine zukünftige Theorie sich entwickeln könnte. Die wichtige Verbindung der Privatsphäre als subjektives Empfinden mit dem individuellen Selbst wurde betont. Kontrolle wurde als der Schlüsselfaktor in der Wahrnehmung der Privatsphäre identifiziert. Dieses Gefühl der Kontrolle wird aufrechterhalten durch Verhandlungen und informierte Entscheidungen, wer wozu und in welchem Ausmaß Zugang hat. Der erste größere Bereich, der in der Kontrolle des einzelnen sein muß, ist die Preisgabe seiner Identität sowie seiner physischen Erscheinung. Der zweite Aspekt ist der Zutritt zum Territorium und persönlichen Raum einer Person. Drittens muß jeder potentielle Eindringling überprüft werden im Hinblick auf sein Verhältnis zur Person und daraufhin, wie nahe dieser Eindringling zugelassen werden kann. Am Ende des Teils wurde ein Modell von Reaktion und Resultat der Verletzung der Privatsphäre, abhängig von der Konstitution des Indiviuums, entwickelt. Schließlich wurde das Testen dieser Theorie empfohlen.

Nachwort

Der letzte Teil dieses Buches ist einer Evaluierung der Studie gewidmet sowie einigen Empfehlungen, die sich auf die vorliegende Arbeit stützen. Die Evaluierung besteht aus zwei Teilen, erstens der Bewertung relevanter methodologischer Gesichtspunkte, und zweitens einer Beschreibung der persönlichen Erfahrungen der Autorin. Dies ist wichtig, um zu verstehen, warum bestimmte Entscheidungen gefällt wurden und ist deshalb vor allem für jene Leser hilfreich, die eine ähnliche Studie durchführen wollen.

Methodologische Evaluierung

Die Wahl der Methoden der Datensammlung und die Art und Weise ihrer Kombination erwies sich als gut geeignet, um das Ziel der Studie zu erreichen. Jede Methode soll hier separat besprochen werden.

Interviews

Wenn sich das Thema um die Erfahrung einer Person handelt, gibt es sicher keinen besseren Weg als den phänomenologischen Ansatz und Interviews als Methode der Datensammlung. Zu Beginn der Interviews konnten nur einige Patienten irgendwelche Ideen bezüglich der Privatsphäre verbalisieren, und dies waren möglicherweise diejenigen, die etwas artikulierter und eine weiterführende Ausbildung genossen hatten. Aber die Meinung von Menschen, die diese Eigenschaften nicht aufweisen konnten, war ebenso gefragt. Aus diesem Grunde waren halbstrukturierte Interviews am besten geeignet, da sie ein Umformulieren und ein Erklären der Fragen erlauben. Es scheint auch, daß die rechte Wahl getroffen wurde, indem die Befragung noch im Krankenhaus durchgeführt wurde. Man kann argumentieren, daß die Teilnehmer unbefangener geantwortet hätten, wenn sie nach der Entlassung befragt woren wären. Die Gefahr dabei ist allerdings, daß das Gedächtnis nachläßt bzw. selektiv wird und nach einer gewissen Zeit ein möglicherweise zu positives Bild des Krankenhausaufenthalts entsteht. French (1981) nahm an, daß zwei Faktoren – das Gedächtnis der Patienten und die meist unangenehme Seite des Themas – das Erinnerungsvermögen beeinflussen.

Fragebögen

Fragebögen wurden eingesetzt mit der Absicht, Tendenzen in den Interviews möglicherweise auch in einer größeren Stichprobe wiederzufinden. Soweit es um die Nutzung einer umfangreicheren Stichprobe und um das Einsparen von Zeit geht, ist der Einsatz von Fragebögen berechtigt. Allerdings müssen einige wichtige methodologische Gesichtspunkte berücksichtigt werden.

Es stellte sich heraus, daß der Einsatz von Fragebögen eine «alles in Ordnung»-Mentalität unterstützt, die Patienten schnell annehmen, wenn sie im Krankenhaus und auf die Gnade Mächtigerer angewiesen sind. Ihre eigenen Erfahrungen berücksichtigend warnten Nehring und Geach (1973) vor dem Gebrauch von Formularen und Fragebögen bei Patienten, da dies keine produktive Methode sei, wenn ehrliche Meinungen erwünscht seien. Antworten, die in dieser Studie gegeben wurden, unterstreichen diese Warnung. Wenn verschiedene Aussagen zu einem bestimmten Thema beantwortet werden mußten, wurde die erste Frage eher in einer indifferenten Art beantwortet, während die nächsten Fragen − detaillierter und konkreter − andere, ja sogar gegensätzliche Antworten hervorriefen. Eine Gefahr im Einsatz von Fragebögen scheint zu sein, daß Teilnehmer mit angenehmen, wenig fordernden Antworten davonkommen. In dieser Studie war es jedoch gewollt, daß die Patienten klar zu ihrer Meinung standen. Verglichen mit der Befragung scheint es, daß Patienten in gut durchgeführten Interviews nicht nur ausführlicher, sondern auch ehrlicher antworten als in Fragebögen. Ein Punkt der Kritik mag sein, daß Patienten, die Hilfe beim Ausfüllen benötigten, durch die Anwesenheit der Autorin beeinflußt waren. Eine mögliche Beeinflussung durch den direkten Kontakt wird anerkannt. Aber Fragebögen, die allein ausgefüllt wurden, sind nicht unbedingt frei von dieser Beeinflussung, wenn wir uns erinnern, daß Patienten ungern negative Aussagen zu ihrem Krankenhausaufenthalt machen. Interviews ohne das Risiko einer persönlichen Beeinflussung der Befragten durch den Forscher wären wohl auch kaum möglich.

Die Likert-Skala wurde hier nicht als klassische summative Skala von psychologischen Eigenschaften verwendet wegen des unfangreichen Themas mit so abgrenzbaren Gebieten wie persönlicher Raum, Territorialität usw. In einer zukünftigen Studie könnte allerdings der klassische Ansatz sinnvoll sein, wenn diese Gebiete getrennt untersucht werden. Der Gebrauch von SPSS/PC+ für die Analyse kann für zukünftige ähnliche Studien nur empfohlen werden.

Rangordnungsskalen

Die Methode der Rangordnungsskalen stellte sich als einfache aber wirkungsvolle Vorgehensweise heraus, um vergleichende Beurteilungen zu erhalten. Obwohl subjektiv, scheinen die Ergebnisse gültiger und verläßlicher zu sein als die der Fragebögen, weil Entscheidungen in der einen oder anderen Weise getroffen werden müssen, während manche Fragebögen eine unentschiedene Haltung erlauben. Die Analyse dieser Ergebnisse stellte sich als so einfach heraus (sowohl manuell als auch mit SPSS/PC+), daß der Gebrauch der Rangordnungsskalen in der Pflegeforschung eindeutig empfohlen werden kann.

Andere methodologische Gesichtspunkte

Die Studie fand in einem Krankenhaus mit einem großen ländlichen Einzugsgebiet statt. Studien von Patienten in anderen Gebieten Deutschlands, mit anderem kulturellen und sozialen Hintergrund und/oder in großen Städten würden möglicherweise andere Ergebnisse erzielen.

Aspekte der Validität wurden in den jeweiligen Beschreibungen der verschiedenen Methoden diskutiert. Nur ein paar Bemerkungen sollen hier gemacht werden. Das Fehlen einer kompletten Bestimmung der Validität bedeutet, daß die Ergebnisse in entsprechendem Licht gesehen werden müssen. Wegen der begrenzten Zeit mußte die Größe der Stichprobe in beiden Stufen der Studie auf einen zu bewältigenden Umfang eingeschränkt werden. Im quantitativen Teil der Arbeit hätte eine größere Stichprobe und eine Zufallsauswahl die Repräsentativität und damit die Generalisierbarkeit der Ergebnisse theoretisch erhöht. Diese Studie strebte allerdings nach einem Verstehen der Erfahrungen von Menschen, deshalb war Repräsentativität nicht der wesentliche Punkt. Eine oft empfohlene Sicherstellung der Gültigkeit von qualitativen Daten ist, zu den Teilnehmern zurückzugehen für eine Validierung der analysierten Ergebnisse. Dieser Ansatz wirft einige Probleme auf. Zunächst waren weder die Patienten noch die Autorin lange genug im Krankenhaus, um diesem Rat zu folgen. Ein zweites Problem ist, daß im Laufe der Zeit das Gedächtnis nachläßt, und dies scheint besonders der Fall zu sein bei Personen nach der Entlassung aus dem Krankenhaus. Sie scheinen Dinge in einem anderen Licht zu sehen, sobald sie wieder in ihrer eigenen Umgebung sind (selektives Gedächtnis). Dies und die Tendenz, negative Aspekte nach einiger Zeit auszufiltern, genügt den Anforderungen eines Validitätstests nicht. Eine zusätzliche Anmerkung soll hier noch gemacht werden bezüglich der Kritik an qualitativer Forschung und der oft angemeldeten Zweifel an ihrer Gültigkeit. Was kann gültiger sein als die Aussagen einer Person zu ihrer, und ausschließlich ihrer, Erfahrung? Wenn wir der Meinung sind, daß wir den Teilnehmern nicht trauen können, sollten wir uns nicht erst die Mühe machen, sie zu befragen.

Hätte ich die gleiche Studie wieder durchzuführen, würden die Interviews und die Rangordnung ohne Modifikation wieder eingesetzt. Bei einer Likert-Skala müßte eine sorgfältige Abwägung aller Aspekte vorausgehen sowie ein Konzentrieren auf konkrete Unterthemen und eine möglicherweise noch spezifischere Formulierung der Aussagen. Daß Vor- und Nachteile der verschiedenen Vorgehensweisen zur Datensammlung gegenseitig abgewogen werden können, wie hier kurz demonstriert, ist im übrigen ein weiterer Vorteil einer Triangulation.

Persönliche Evaluierung

Als ich anfing, Patienten auf eine Teilnahme an der Studie hin anzusprechen, dachte ich sorgfältig darüber nach, wie ich mich und das Projekt am besten vorstellen könnte. Das sensitive Thema berücksichtigend fing ich zu vorsichtig an und betonte so sehr die Freiwilligkeit der Teilnahme, daß deshalb und wahrscheinlich wegen des Unbehagens darüber, unter Umständen kritische Aussagen machen zu müssen, viele der Patienten eine Teilnahme ablehnten (ähnlich wie bei Nehring und Geach, 1973). Dieser Ansatz stellte sich als nicht sehr nutzbringend heraus, außerdem hatte ich nur eine begrenzte Zeit für die Datensammlung zur Verfügung. Ähnlich wie Smith (1992) wechselte ich daraufhin zu einer mehr bestimmten Art der Vorstellung über, und ich betonte auch die Wichtigkeit der Studie für die Pflegepraxis und den Wert der persönlichen Meinung der Patienten. Offensichtlich wurde erst, nachdem ich hinzufügte, daß ich unabhängig vom Krankenhaus arbeite, die Direktion aber die Arbeit unterstütze, das Gewinnen von Teilnehmern erfolgreicher. Inwieweit dies die Patienten beeinflußte, ist schwer zu sagen. Nachdem ich etwa 100 Patienten gefunden hatte, fand ich es ziemlich entnervend, diese Einladung wieder und wieder vorzutragen und immer noch überzeugend und enthusiastisch zu klingen. Ich mußte mich immer wieder selbst erinnern, daß, obwohl ich auswendig wußte, worum die Studie ging, die angesprochenen Patienten dies zum ersten Mal hörten und ihre Teilnahme davon abhing, wie ich die Idee «verkaufte». Ich fand mich dann in dem Dilemma, auf der einen Seite dem Patienten die Möglichkeit geben zu wollen, die Teilnahme abzulehnen, und auf der anderen Seite aber die Daten dringend zu benötigen. Es war fast als ob zwei Personen vor dem Patienten standen, die eine, die die Freiwilligkeit der Teilnahme betonte und die Rechte der Teilnehmer schützte, und die andere, die im geheimen hoffte: «bitte, sag ja». Mit Sicherheit gab es einige Patienten, die teilnahmen, um mir zu helfen. Einige von ihnen erzählten mir, sie hätten Kinder, die promoviert hätten oder gerade daran arbeiteten.

Bevor ich die Befragungen anfing, war ich sehr besorgt über das Ergebnis der Unterhaltungen. Würden die Patienten irgendetwas sagen, das ich verwenden konnte, und vor allem, würden sie mir die «Wahrheit» sagen? Die Befragungen stellten sich als ein sehr angenehmes Erlebnis heraus. Nur ab und zu wurde ich etwas mißtrauisch, wenn ältere Damen versuchten, mir zu erzählen, daß sie in keiner Weise irgendwelche Problem mit der Privatsphäre im Krankenhaus hätten, ihr Verhalten aber eine andere Nachricht übermittelte. Ich erinnerte mich dann an Colaizzi (1978), der sagte, «was von der Logik her unerklärbar ist, kann existentiell sehr wohl reell und gültig sein» (S. 61). Dies könnte bedeuten, daß diese Teilnehmer ihr Schutzverhalten unbewußt einsetzten und damit rechtmäßig sagen konnten, sie hätten keine Probleme, da sie die ja mittlerweile ausgeschaltet hatten.

Ich fragte mich auch, ob die Tatsache, daß ich Krankenschwester bin, die Antworten beeinflußt hat. Hätte ein pensionierter Lehrer, ein Architekt, ein Mitpatient oder ein Krankenpfleger die gleichen Antworten hervorgerufen? So sehr es mir auch gefiel, mich mit den Patienten zu unterhalten, ich fühlte mich auch sehr oft schuldig: sie wollten sich unterhalten, ich wollte Daten. Ich beruhigte mein Gewissen ein wenig damit, daß ich den Patienten die Gelegenheit gab, ihre Erfahrungen zu reflektieren mit jemandem, der zuhören wollte. So konnte ich am Ende sagen, daß ich sogar eine gute Tat vollbracht habe. Was mich allerdings manchmal betreten machte war, daß, wenn das Interview vorüber war und ich mich über die reichhaltigen Daten freute, Patienten mir für das Zuhören dankten!

Der Zwiespalt, Pflegeperson und Forscher zugleich zu sein, ist von verschiedenen Autoren beschrieben (z.B. Malone, 1962). Sie bemerkte, «die Pflegeperson in Ihnen wird die Antworten, die die Forscherin erfreuen, abstreiten wollen» (S. 67), eine Erfahrung, die ich nur bestätigen kann. Aber es waren nicht nur die Antworten in den Interviews, die mich als Vertreterin des Pflegeberufs in eine peinliche Lage brachten, es waren auch die Beobachtungen der täglichen Routine. Ich erinnere mich an einen bestimmten Zwischenfall. Ich war gerade in einem Zweibettzimmer, fragte eine Patientin, ob sie an der Studie teilnehmen wollte und unterhielt mich eine Weile mit ihr, als ein Arzt das Zimmer betrat und anfing, eine zweite Patientin aufzunehmen. Diese hatte sich auszuziehen, und die Untersuchung begann. Obwohl Krankenschwester, war ich doch nicht die Pflegeperson dieser Patientin. Ich dachte, ich hätte nicht das ungeschriebene Recht, bei der Untersuchung dabeizusein. Ich verließ das Zimmer, obwohl Arzt und Pflegepersonen meinten, es wäre kein Problem, wenn ich bliebe. Niemand fragte die Patientin. Mit den Aussagen der Patienten im Sinn wurde ich sogar noch vorsichtiger, was die Privatsphäre der Patienten anging. Es war nicht leicht, Verletzungen der Privatsphäre zu beobachten ohne die Autorität, eingreifen zu können.

Ich habe mich sehr über das große Interesse gefreut, das meiner Studie von allen Seiten entgegengebracht wurde. Es schien, als ob meine Arbeit plötzlich ein Bewußtsein von der Privatsphäre ausgelöst hat, das zwar vorher möglicherweise vorhanden, aber fest begraben war und deshalb nie zur Sprache kam. Es geschah mehrmals, daß ich an einer Gruppe von Patienten vorbeiging, die das Thema leidenschaftlich diskutierten. Patienten, Personal, ja sogar die «grünen Damen» (Freiwillige, die für Patienten kleine Dienste übernehmen) erkundigten sich, wo sie denn die Ergebnisse erhalten könnten, und gaben mir vorsorglich ihre Adressen. Ein Patient mit Erfindergeist entwarf sogar einen praktischeren Wandschirm.

Das ganze Projekt war sehr arbeitsaufwendig. Der erste Teil der Datensammlung und Analyse stellte kein Problem dar, weil ich mit der Methode bereits vertraut war. Der zweite Teil war schwieriger zu bewältigen, und ich mußte mehrere Experten zu Rate ziehen. Da ich zu der Zeit wenig theoretisches statistisches Wissen besaß und ich zudem eine andere Sprache (Englisch) verwenden mußte, fand ich die einzelnen statistischen Schritte sowie das Niederschreiben der quantitativen Ergebnisse schwierig. Der schwierigste Teil der Dissertation, und das hing wieder mit der Sprache zusammen, war das Schreiben der Interpretation. Es war nicht zu schwer, die Daten zu interpretieren. Wenn ich allerdings meine Gedanken auf ein mehr abstraktes und theoretisches Niveau heben mußte, fehlte mir das Vokabular. Nach vielen erfolglosen Versuchen des Erfindens, Konstruierens und Manipulierens der Sätze war ich manchmal geneigt, eine Idee völlig wegzulassen. Allerdings genoß ich während des ganzen Projekts die einzelnen Arbeitsschritte, die Entscheidungen, die «Kopfarbeit», und am Ende hatte ich eine Menge gelernt durch den Prozeß des Erforschens eines Themas von besonderer Wichtigkeit.

Empfehlungen

Weitere Forschung

Es besteht ein wachsender Bedarf daran, das Konzept der Privatsphäre in Krankenhäusern zu erforschen, und ich hoffe, daß mehr Pflegeforscher dieses Thema aufgreifen und weiterverfolgen. Die vorliegende Studie warf mehr Fragen auf als sie beantwortete. Entsprechend der induktiven Ansatzes dieses Projekts müssen noch viel mehr Daten gesammelt werden, die dann deduktiv getestet werden können. Ähnliche Studien in anderen Krankenhäusern mit anderen Einzugsgebieten sind ebenso wichtig wie die Untersuchung der Privatsphäre in bestimmten Spezialgebieten, wie Intensivstationen, Entbindungsstationen, urologischen Abteilungen usw. Die Auswirkungen der gegenwärtigen Krankenhausarchitektur auf die Bedürfnisse nach Privatsphäre müssen studiert werden. Nicht genug wissen wir über das Gefühl der Abhängigkeit im Krankenhaus. Wie Patienten ihr Territorium, ihren persönlichen Raum, Berührung und andere verwandte Konzepte empfinden, konnte nur sehr oberflächlich in dieser Arbeit behandelt werden. Ein möglicher Wandel des Bedürfnisses nach Privatsphäre durch die verschiedenen Stadien des Kennenlernprozesses zwischen Patient und Pflegeperson muß noch untersucht werden. Außerdem sollte eine Identifizierung und Klassifikation von Reaktionen auf die Verletzung der Privatsphäre im Krankenhaus und der Mechanismen zu ihrem Schutz verfolgt werden.

Wenn man den Schwerpunkt von den Patienten wegverlagert, ist es sicher sinnvoll zu untersuchen, wie Besucher ihre Privatsphäre mit den besuchten Patienten empfinden. Die Ansichten von Pflegepersonen und Ärzten zur Privatsphäre von Patienten ist im Moment noch unbekannt, ebenso wie die Berücksichtigung der Privatsphäre deren Aktionen beeinflußt. Nur ein paar Richtungen sind hier erwähnt, die Möglichkeiten sind fast unbegrenzt.

Ausbildung, Management, Praxis

«Ein angemessenes Testen von Schlußfolgerungen, die von beschreibenden Studien stammen, ist notwendig bevor die direkte Anwendung in der Praxis stattfinden kann» (Gioiella, 1978:43). Diesen Rat berücksichtigend können alle Empfehlungen, die auf dieser Studie beruhen, nicht entgültig sein.

Obwohl wenig über die Privatsphäre von Patienten bekannt ist, sollten die generellen Konzepte von Privatsphäre, Territorialität, persönlichem Raum und verwandten Themen im Lehrplan eingeschlossen werden. «Krankenpflege, als eine Wissenschaft, hat das Ziel, diejenigen zu verstehen, die wir pflegen, damit wir wissen, wie wir sie pflegen müssen» (Lynch-Sauer, 1985:105–106). Das Ziel sollte es sein, sich des Problems bewußt zu werden und mögliche Lösungen anzubieten, wie sie z.B. von Baumgart-Fütterer (1991) vorgeschlagen wurden. Der Einfluß des Verhaltens der Stationsleitung auf Pflegepersonen und insbesondere Pflegeschüler darf nicht unterschätzt werden. Die gegenwärtigen Ergebnisse betonten den großen Bedarf nach Wandschirmen, die von den Patienten für individuelle Zwecke verwendet werden können. Es scheint nicht verfrüht, die Anschaffung und den tatsächlichen Einsatz von praktischen Wandschirmen zu fordern. Bevor mehr und detailliertere Forschungsergebnisse zur Verfügung stehen, scheint es angemessen anzunehmen, daß die Patienten, die wir pflegen (und «wir» bezieht sich hier auf alle, die in Gesundheitsberufen arbeiten), ihre Privatsphäre auf das höchste schätzen und wir unsere Praktiken dementsprechend abwandeln müssen.

Anhang

1. Der Interviewleitfaden

Datum: ....
Station: .... Alter: .... Geschlecht: w/m
Tag des Aufenthalts: .... Anzahl der Betten: ......
Familiengröße: .... Mobilität: j/n

Allgemeines

– Was verstehen Sie unter Ihrer Privatsphäre?
– Unterschied Privatsphäre zu Hause und im Krankenhaus
– Reaktion auf Verletzung der Privatsphäre
– Unterschied, wer in die Privatsphäre eindringt?
– Reaktion auf Verletzung der Privatsphäre anderer
– Hat sich das Bedürfnis nach Privatsphäre während des KH-Aufenthaltes
  geändert?

Bloßstellen der Identität

– Patientenname an Bett, Tür, Tafeln, OP-Plänen
– Befragtwerden in Gegenwart anderer
– Privatsphäre mit Besuchern
– Diskussion von Diagnose und Therapie während der Visite
– unaufgeforderte Besuche von Geistlichen

Entblößen des Körpers

– sanitäre Einrichtungen, Waschen, Toiletten
– Körperpflege durchgeführt von Pflegekräften anderen Geschlechts
– offene Hemden
– Wandschirme, Vorhänge
– Freimachen für Untersuchungen, Verbände usw.

Territorialität

Wahrnehmung
– wie groß ist das Territorium um Ihr Bett?
– was gehört dazu?

- welche Raumgröße wird bevorzugt?
- wie groß ist Familiengemeinschaft?
- persönliche Gegenstände sicher aufbewahrt?

Eindringen in das Territorium

- offene Tür, Blicken anderer ausgesetzt?
- Öffnen der Tür ohne Anzuklopfen
- Bett nahe bei Schrank oder Waschbecken, Verkehrsknotenpunkt
- Gegenstände anderer (auch Infusionsständer usw.) im eigenen Territorium
  oder auf dem Bett (Mäntel, Besucher)
- Handtücher hängen zu dicht, Waschkonsole überfüllt
- auf dem Bett sitzen
- Bett «einschieben»
- häufiges Verlegen und Anpassen an neues Territorium
- Fenster öffnen/schließen ohne zu fragen

Umgang mit persönlichen Gegenständen

- Nachttisch abwischen, Neuarrangieren der Gegenstände
- Suchen nach Gegenständen
- Möbel entfernen ohne zu fragen
- Rollstuhl «ausleihen»
- Nachttisch zu weit entfernt

Persönlicher Raum

- Berührung durch Pflegepersonal
  • absichtlich: Hand halten bei Gesprächen
  • unabsichtlich: (je nach Pflegetätigkeit) Behandlung, über den Patienten
    beugen beim Bettenmachen, gegen Gesicht atmen
- Behandlung intimer Bereich

Abschluß

- Wenn Sie eine Sache ändern könnten?
- Möchten Sie noch etwas zufügen?

2. Interviewte PatientInnen

Pat.	Geschlecht	Alter	Station	Aufenthaltsdauer	Betten-zahl	mobil	Gebäude
01	m	53	chir.	5 Tage	4	ja	Neubau
02	w	72	intern.	5 Tage	2	ja	Neubau
03	m	70	intern.	7 Tage	3	ja	Altbau
04	w	61	intern.	3 Tage	4	ja	Neubau
05	m	21	chir.	6 Wochen	4	z. T.	Altbau
06	m	46	intern	4 Tage	2	ja	Altbau
07	m	41	chir.	4 Tage	2	ja	Neubau
08	w	80	chir.	5 Monate	2	z.T.	Neubau
09	m	83	chir.	4 Wochen	2	ja	Neubau
10	m	51	intern.	3 Tage	4	ja	Neubau
11	m	80	intern.	6 Tage	2	nein	Altbau
12	w	71	chir.	4 Tage	2	z.T.	Neubau
13	w	31	chir.	4 Tage	2	ja	Neubau
14	w	46	onkol.	4 Tage	3 + 1	ja	Altbau
15	m	80	chir.	38 Tage	2	nein	Altbau
16	w	27	chir.	10 Tage	1	z.T.	Altbau
17	m	51	chir.	26 Tage	1	nein	Altbau
18	w	33	inter.	7 Tage	2	ja	Neubau
19	m	67	chir.	5 Tage	1	ja	Neubau
20	w	79	onkol.	18 Tage	2	nein	Altbau

3. Der Fragebogen

Liebe Patientin, lieber Patient,
dies ist Ihr Fragebogen, mit dem Sie am Pflegeforschungsprojekt zum Thema «Privatsphäre im Krankenhaus» teilnehmen können. Sie finden auf diesem Bogen eine Auflistung von Aussagen von Patienten. Nach jeder Aussage haben Sie die Wahl zwischen fünf Wertungen. Wenn Sie z.B. der Aussage voll zustimmen, kreuzen Sie bitte die Spalte «ich stimme voll zu» an. Wenn Sie überhaupt nicht der Meinung sind, die die Aussage darstellt, kreuzen Sie «ich stimme überhaupt nicht zu» an. Bitte versuchen Sie nach Möglichkeit, die mittlere Spalte «habe keine Meinung» zu vermeiden.

Bitte bedenken Sie, daß es keine «richtigen» oder «falschen» Antworten gibt. Es ist Ihre Meinung, die zählt.

Beispiel:

	ich stimme voll zu	ich stimme zu	ich habe keine Meinung	ich stimme nicht zu	ich stimme überhaupt nicht zu
Es stört mich, wenn ich von Fremden angefaßt werde.	×				

Sollten Sie sehr der Meinung sein, daß es Sie stört, von Fremden angefaßt zu werden, müßten Sie in diesem Fall «ich stimme voll zu» ankreuzen.

Persönliche Angaben

Geschlecht ....
Alter ....
Tag des Krankenhausaufenthalts ....
Anzahl der Betten im Zimmer ....
Station ....
Altbau/Neubau ....

222

Es ist peinlich, im Krankenhaus als Patient erkannt zu werden
Es macht nichts, wenn Patientennamen an Bett oder Tür stehen
Es geht niemanden etwas an, daß ich im Krankenhaus bin
Mir wäre es lieber, wenn ich vor anderen Patienten nicht über meine Privatangelegenheiten sprechen müßte
Es stört mich nicht, wenn Fremde/Besucher Information über mich erhalten
Ich höre Angaben anderer Patienten, und die hören meine, es gleicht sich aus
Ich erfahre gerne, was den anderen Patienten in meinem Zimmer fehlt
Es ist schwierig, Privates mit Besuchern zu besprechen
Besucher anderer Patienten gehen mir auf die Nerven
Ein Telefongespräch im Zimmer zieht die Aufmerksamkeit der anderen Patienten auf sich, ob sie wollen oder nicht
Man weiß nie, ob und wie das Personal über einen redet
Patienten müssen damit rechnen, daß sie zu jeder Zeit zur Verfügung stehen müssen
Als Patient kann man sich nie zurückziehen
Die Privatsphäre im Krankenhaus ist eingeschränkt, weil man sich nach bestimmten Vorschriften richten muß
Ich denke mir oft, ich wäre im Krankenhaus gerne besser informiert
Ich habe keine Probleme mit der Hygiene bei gemeinschaftlich genutzten Einrichtungen
Es stört mich nicht, die Toiletten mit anderen Patienten zu teilen
Man hat keine Kontrolle darüber, welche Leute die Toilette benutzen
Ein Waschbecken im Zimmer reicht für die Zeit im Krankenhaus völlig aus
Ich würde immer versuchen, ein Zimmer mit Naßzelle zu bekommen
Es ist unangenehm, gewaschen zu werden
Eines der schlimmsten Dinge, die mir passieren könnten, wäre Intimpflege durch einen anderen Menschen
Es stört mich nicht, Bettschüssel oder Nachtstuhl zu benutzen, weil jeder einmal in die Situation kommen kann
Das schlimmste für mich wäre es, den Nachtstuhl im Beisein anderer Patienten zu benutzen
Ich würde alles tun, um Bettschüssel oder Nachtstuhl zu vermeiden

Geruch und Geräusche sind noch peinlicher als das Sitzen auf dem Nachtstuhl selbst

Es stört mich nicht, wenn jeder den Inhalt von Urinbeuteln usw. sehen kann

Ich mache keinen Unterschied zwischen Schwester und Pfleger, wenn es um die Hilfe bei persönlichen Verrichtungen geht

Ich finde es besser, wenn persönliche Dinge von einer Pflegeperson meines Geschlechts verrichtet werden

Es stört mich nicht, wenn ich von einer Pflegeperson anderen Geschlechts gewaschen werde

Wandschirme sollten viel häufiger verwendet werden

Wandschirme sind nicht nötig, da in einem Zimmer entweder nur Männer oder nur Frauen sind

Man kann nie sicher sein, ob nicht doch jemand zuschaut

Für Untersuchungen oder Verbandswechsel braucht man keinen Sichtschutz, da wir ja doch alle gleich aussehen

Mir ist es sehr unangenehm, mich vor anderen auszuziehen

Es stört mich, daß man im Krankenhaus immer damit rechnen muß, daß die Tür aufgeht

Ich würde kein größeres Zimmer als ein Zweibettzimmer wollen

Ich hoffe, ich bekomme kein zusätzliches Bett in mein Zimmer

Pflegepersonen sollten anklopfen, wenn sie ins Zimmer kommen

Je mehr Patienten in einem Raum sind, desto weniger Privatsphäre hat man

Anklopfen nützt überhaupt nichts, wenn nicht auf Antwort gewartet wird

Ich mag es nicht, daß meine Toilettensachen praktisch für jeden zugänglich sind

Ich möchte nicht, daß Pflegepersonen ohne Zustimmung meinen Nachttisch oder Schrank öffnen

Es stört mich generell, wenn jemand auf meinem Bett sitzt

Nur Familienmitglieder dürfen auf meinem Bett sitzten

Ich habe die Betten gerne weiter auseinander, weil man nie weiß, welche Krankheiten andere haben

Ich brauche viel Platz um mein Bett herum

Es ist peinlich, von anderen abhängig zu sein

Patienten sollen sich nicht so anstellen, egal wie unangenehm manches sein mag

Im Krankenhaus muß man viel über sich ergehen lassen, egal wie peinlich es ist
Je kränker man ist desto weniger kümmert man sich um Schamgefühl oder Peinlichkeiten
Patienten sind gezwungen, Dinge zu tun, die sie nie in der Öffentlichkeit tun würden
Wenn ich ein gutes Beispiel gebe im Beachten der Privatsphäre anderer, dann werden andere meine Privatsphäre wahren
Wenn das Verhältnis unter den Patienten gut ist, ist es nicht so schlimm, wenn die Privatsphäre verletzt wird
Die eigene Privatsphäre muß zurückstehen, wenn andere Patienten zu berücksichtigen sind
In bestimmten Dingen, wie z.B. dem Öffnen der Fenster, muß man sich nach den anderen Patienten richten
Wenn meine Privatsphäre verletzt wird, beschwere ich mich nicht, aber innerlich ärgere ich mich
Beschweren nützt nichts, da sich niemand darum kümmern würde
Patienten sollten sich viel mehr beschweren, wenn ihre Privatsphäre verletzt wird

Vielen Dank für Ihre Teilnahme an der Umfrage!

Literatur

Aasterud, M. (1962): Defenses Against Anxiety in the Nurse-Patient-Relationship. Nursing Forum: *1*, 35–59

Allekian, C. (1973): Intrusions of Territory and Personal Space: An Anxiety-Inducing Factor for Hospitalized Persons – An Exploratory Study. Nursing Research: *22*, 3, 236–241

Altman I. (1975): The Environment and Social Behavior. Privacy, Personal Space, Territory, Crowding. Brooks/Cole: Monterey

Altman, I. (1977): Privacy Regulations: Culturally Universal or Culturally Specific? Journal of Social Issues: *33*, 3, 66–84

Altman, I. & Chemers, M. (1980): Culture and Environment. Brooks/Cole Publishing Company: Monterey

Altman, I. & Haythorn, W. (1967): The Ecology of Isolated Groups. Behavioral Science: *12*, 169–182

Apsler, R. (1975): Effects of Embarrassment on Behavior Toward Others. Journal of Personality and Social Psychology: *32*, 1, 145–153

Archea J. (1977): The Place of Architectural Factors in Behavioral Theories of Privacy. Journal of Social Issues: *33*, 3, 116–137

Ashenhurst, B. (1978): The Privacy Paradox. THE LAMP: *35*, 9, 32–35

Barnett, K. (1972): A Theoretical Construct of the Concepts of Touch as They Relate to Nursing. Nursing Research: *21*, 2, 102–110

Barron, A. (1990): The Right to Personal Space. Nursing Times: *86*, 27, 28–32

Bates, A. (1964): Privacy – A Useful Concept? Social Forces: *42*, 429–434

Bauer, I. (1991): Nurses' and Patients' Perceptions of the First Hour of the Morning Shift in a Hospital in the Federal Republic of Germany. Master-Dissertation. University of Wales College of Medicine: Cardiff

Bauer, I. (1994a): Patient's Privacy. Avebury: London

Bauer, I. (1994b): Das Rangordnen als geeignete Methode für die Pflegeforschung – eine praktische Anleitung zur Datensammlung und Analyse. Pflege: *7*, 153–158

Baumgart-Fütterer, I. (1991): Umgang mit dem Schamgefühl der Patienten. Krankenpflege-Journal: *29*, 7/8, 296–301

van den Berg, J. (1972a): A Different Existence. Duquesne University Press: Pittsburgh

van den Berg, J. (1972b): The Psychology of the Sickbed. Humanities Press: New York

Bloch, D. (1970): Privacy, in: Carlson, C. (eds.) Behavioral concepts & nursing intervention. Lippincott: Philadelphia

Bockmon, D. & Riemen, D. (1987): Qualitative versus quantitative nursing research. Holistic Nursing Practice: *2*, 1, 71–75

Boettcher, E. (1985): Boundary Marking. Journal of Psychosocial Nursing: *23*, 8, 25–30

Bond, J. (1974): The construction of a scale to measure nurses' attitudes. International Journal of Nursing Studies: *11*, 2, 75–84

Brenner, M.; Brown, J. & Canter, D. (eds.) (1985): The Research Interview: uses and approaches. Academic Press: London

Brill, A. (1990): Nobody's Business: Paradoxes of Privacy. Addison-Wesley: Reading

Brink, P. (1976): Critique of «Privacy and the Hospitalization Experience». Communicating Nursing Research: *7*, 172–180

Brink, P. (1991): Issues of Reliability and Validity, in: Morse, J. (eds.) Qualitative Nursing Research. A Contemporary Dialogue. Sage Publications: Newbury Park

Bross, I. (1958): How to Use Ridit Analysis. Biometrics: *14*, 18–38

227

Bryant, C. (1978): Privacy, Privatisation and Self-Determination, in: Young, J. (eds.) Privacy. John Wiley & Sons: Chichester

Bulmer, M. (ed.) (1982): Social Research Ethics. Macmillan: London

Burch, R. (1989): On Phenomenology and its Practices. Phenomenology and Pedagogy: 7, 187–217

Burgess, R. (1984): In the Field. An Introduction to Field Research. Unwin Hyman: London

Burns, N. & Grove, S. (1987): The Practice of Nursing Research. Saunders: Philadelphia

Burton, A. & Heller, L. (1964): The Touching of the Body. The Psychoanalytic Review: 51, 1, 122–134

Buss, A. (1980): Self-Consciousness and Social Anxiety. W.H. Freeman & Company: San Francisco

Buss, A.; Iscoe, I. & Buss, E. (1979): The development of embarrassment. The Journal of Psychology: 103, 227–230

Canter, D. (1984): The environmental context of nursing: looking beyond the ward, in: Skevington, S. (eds.) Understanding Nurses; The Social Psychology of Nursing. John Wiley & Sons: Chichester

Canter, S. & Canter, D. (1979): Building for Therapy, in: Canter, D. & Canter, S. (eds.) Designing for Therapeutic Environments. A Review of Research. John Wiley & Sons: Chichester

Cantrell, T. (1978): Privacy – The Medical Problems, in: Young, J. (eds.) Privacy. John Wiley & Sons: Chichester

Cartwright, A. (1964): Human Relations and Hospital Care. Routledges & Kegan Paul: London

Cavallin, B. & Houston, B. (1980): Aggressiveness, Maladjustment, Body Experience and the Protective Function of Personal Space. Journal of Clinical Psychology: 36, 1, 170–176

Cavan, S. (1977): Book Review of Douglas, J. (1976) Investigative Social Research. American Journal of Sociology: 83, 809–811

Chesla, C. (1992): When Qualitative and Quantitative Findings Do Not Converge. Western Journal of Nursing Research: 14, 5, 681–685

Clade, H. (1989): Langzeitstudie der Meinungsforscher: «Die Krankenhäuser sind besser als ihr Ruf». Krankenhaus Umschau: 58, 6, 488–496

Cohen, M. (1987): A Historical Overview of the Phenomenologic Movement. IMAGE: Journal of Nursing Scholarship: 19, 1, 31–34

Colaizzi, P. (1978): Psychological research as the phenomenologist views it, in: Valle, R. and King, M. (eds.) Existential-phenomenological alternatives for psychology. Oxford University Press: New York

Conover, W. (1980): Practical Nonparametric Statistics. John Wiley & Sons: New York

Cooper, K. (1984): Territorial Behavior Among the Institutionalized. A Nursing Perspective. Journal of Psychosocial Nursing: 22, 12, 6–11

Cormack, D. (1991): The Research Process in Nursing. Blackwell Scientific Publications: Oxford

Counsel and Care (1991): Not Such Private Places. Councel and Care: London

Cowles, K. (1988): Issues in Qualitative Research on Sensitive Topics. Western Journal of Nursing Research: 10, 2, 163–179

Crano, W. & Brewer, M. (1986): Principles and Methods of Social Research. Allyn and Bacon: Boston

Creighton, H. (1985): Right of Privacy: Limit. Nursing Management: 16, 3, 15–17

Davidson, L. (1990): A Room of Their Own? Nursing Times: 86, 27, 32–33

Davis, A. (1978): The Phenomenological Approach in Nursing Research, in: Chaska, N. (eds.) The Nursing Profession. Views through the Mist. McGraw-Hill: New York

Davis, J. (1984): Don't Fence Me In. American Journal of Nursing: 84, 9, 1141, 1143

Dean, J. & Whyte, W. (1958): "How Do You Know If the Informant is Telling the Truth?" Human Organization: 17, 2, 34–38

De Augustinis, J.; Isani, R. & Kumler, F. (1963): Ward Study: The Meaning of Touch in Interpersonal Communication, in: Burd, S. & Marshall, M. (eds.) Some Clinical Approaches to
Psychiatric Nursing. Macmillan: New York

Denzin, N. (1978): The Research Act. McGraw-Hill: New York

Denzin, N. (1989): Interpretive Interactionism. Sage Publications: Newbury Park

Dobson, S. (1991): Transcultural Nursing. Scutari Press: London

Dubin, R. (1978): Theory Building. The Free Press, Macmillan: New York

Duffy, M. (1987): Methodological Triangulation: A Vehicle for Merging Quantitative and
Qualitative Research Methods. IMAGE: Journal of Nursing Scholarship: 19, 3, 130–133

Duke, M. & Novicki, S. (1972): A New Measure and Social-Learning Model for Interpersonal Distance. Journal of Experimental Research in Personality: 6, 119–132

Durr, C. (1971): Hands that Help... but How? Nursing Forum: 10, 4, 392–400

Edelmann, R. (1981) Embarrassment: the State of Research. Current Psychological Reviews:
1, 125–137

Edelmann, R. (1985): Social Embarrassment: An Analysis of the Process. Journal of Social
and Personal Relationships: 2, 195–213

Edelmann, R. & Hampson, S. (1979): Changes in non-verbal behaviour during embarrassment. British Journal of Social and Clinical Psychology: 18, 385–390

Edwards, A. (1957): Techniques of Attitude Scale Construction. Appleton-Century-Crofts:
New York

Elliott, J. (1982): Living in Hospital. King Edward's Hospital Fund for London.

Emerson, J. (1973): Behavior in Private Places: Sustaining Definitions of Reality in Gyneco-
logical Examinations, in: Wertz, R. (eds.) Readings on Ethical and Social Issues in Biome-
dicine. Prentice-Hall: Englewood Cliffs

English, J. & Morse, J. (1988): The "difficult" elderly patient: adjustment or maladjustment?
International Journal of Nursing Studies: 25, 1, 23–39

Ernst, M. & Schwartz, A. (1962): Privacy, The Right to Be Let Alone. Macmillan: New York

Esser, A.; Chamberlain, A.; Chapple, E. & Kline N. (1965): Territoriality of Patients on a
Research Ward. Recent Advances in Biological Psychiatry: 7, 37–44

Etzioni, A. (1968): Basic Human Needs, Alienation and Inauthenticity. American Sociological Review: 33, 6, 870–885

Evans, G. & Howard, R. (1973): Personal Space. Psychological Bulletin: 80, 4, 334–344

Fawcett, J. & Downs, F. (1992): The Relationship of Theory and Research. F. A. Davis: Philadelphia

Felipe, N. & Sommer. R. (1966): Invasions of Personal Space. Social Problems: 14, 2,
206–214

Field, P. (1981): A phenomenological look at giving an injection. Journal of Advanced Nursing: 6, 291–296

Field, P. & Morse, J. (1985): Nursing Research: The Application of Qualitative Approaches.
Croom Helm: London

Fielding, N. & Fielding, J. (1986): Linking Data. Sage Publications: Beverly Hills

Fields, C. (1977): A Growing Problem for Researchers: Protecting Privacy. The Chronicle of
Higher Education: 14, 10, 1 and 15

Fischer, C. (1971): Toward the Structure of Privacy: Implications for Psychological Assess-
ment, in: Giorgi, A., Fischer, W. & von Ekartsberg, R. (eds.) Duquesne Studies in Phenomenological Psychology: Volume I. Duquesne University Press: Pittsburgh

Fleiss, J. (1981): Statistical Methods for Rates and Proportions. Wiley & Sons: New York

Foster, J. (1992): Starting SPSS/PC+. A beginner's guide to data analysis. Sigma Press:
Wilmslow

Freidson, E. (1970): Profession of Medicine. Dodd, Mead & Company: New York

French, K. (1979): Some Anxieties of elective surgery patients and the desire for reassurance
and information, in: Oborne, D., Gruneberg, M. & Eiser, J. (eds.) Research in Psychology
and Medicine, Vol. II. Academic Press: London

French, K. (1981): Methodological considerations in hospital patient opinion surveys. International Journal of Nursing Studies: *18*, 1, 7–32

Freud, S. (1960): Group Psychology and the Analysis of the Ego. Bantam Books: New York

Friedman, M. (1937): The Use of Ranks to Avoid the Assumption of Normality Implicit in the Analysis of Variance. Journal of the American Statistical Association: *32*, 675–701

Frude, N. (1987): A Guide to SPSS/PC+. Macmillan Education: Basingstoke

Gainsborough, H. (1970): Privacy and Patient Care. British Hospital Journal and Social Service Review: April *24*, 751–752

Geden, E. & Begeman, A. (1981): Personal Preferences of Hospitalized Adults. Research in Nursing and Health: *4*, 2, 237–241

George, J. & Quattrone, M. (1985): Search for patient identification: An invasion of privacy? Journal of Emergency Nursing: *11*, 6, 335–336

Gifford, R. (1987): Environmental Psychology, Principles and Practice. Allyn and Bacon: Boston

Giger, J. & Davidhizar, R. (1990): Culture and Space. Advancing Clinical Care: *5*, 6, 8–11

Gioiella, E. (1978): The Relationships Between Slowness of Response, State Anxiety, Social Isolation and Self-Esteem, and Preferred Personal Space in the Elderly. Journal of Gerontological Nursing: *4*, 1, 40–43

Giorgi, A. (1975): An Application of Phenomenological Method in Psychology. Duquesne Studies in Phenomenological Psychology: *2*, 82–103

Giorgi, A. (1986): Theoretical Justification for the Use of Descriptions in Psychological Research, in: Ashworth, P.; Giorgi, A. & de Koning, A. (eds.) Qualitative Research in Psychology. Duquesne University Press: Pittsburgh

Glaser, B. & Strauss, A. (1967): The Discovery of Grounded Theory: strategies for qualitative research. Aldine de Gruyter: New York

Globig, K.-F. (1991): Das humane Krankenhaus als Verwaltungsaufgabe. Krankenhaus Umschau: *60*, 4, 275–286

Goffman, E. (1959): The Presentation of Self in Everyday Life. Pelican Books: London

Goffman, E. (1961): Asylums. Peregrine Books: London

Goffman, E. (1963): Behavior in public places: notes on the social organization of gatherings. The Free Press of Glencoe: New York

Goffman, E. (1971): Relations in Public. Basic Books: New York

Goodwin, L. & Goodwin, W. (1984): Qualitative Vs. Quantitative Research or Qualitative and Quantitative Research? Nursing Research: *33*, 6, 378–380

Guilford, J. (1954): Psychometric Methods. McGraw-Hill: New York

Hackworth, J. (1976): Relationship between Spatial Density and Sensory Overload, Personal Space, and Systolic and Diastolic Blood Pressure. Perceptual and Motor Skills: *43*, 867–872

Hagan, T. (1986): Interviewing the Downtrodden, in: Ashworth, P.; Giorgi, A. & de Koning, A. (eds.) Qualitative Research in Psychology. Duquesne University Press: Pittsburgh

Hall, E. (1959): The Silent Language. Doubleday: New York

Hall, E. (1966): The Hidden Dimension. The Bodley Head: London

Hall, E. & Whyte W. (1976): Intercultural Communication: A Guide to Men of Action, in: Brink, P. (eds.) Transcultural Nursing. A Book of Readings. Prentice-Hall: Englewood Cliffs

Hays, W. (1973): Statistics for the Social Sciences. Holt, Rinehart & Winston: London

Hayter, J. (1981): Territoriality as a universal need. Journal of Advanced Nursing: *6*, 79–85

Heidegger, M. (1929): Sein und Zeit. Niemeyer: Halle a.d.S.

Heidt, P. (1981): Effect of Therapeutic Touch on Anxiety Level of Hospitalized Patients. Nursing Research: *30*, 1, 32–37

Heidt, P. (1991): Helping patients to rest: Clinical studies in therapeutic touch. Holistic Nursing Practice: *5*, 4, 57–66

Helber, A. (1991): Der «schwierige» Patient. Deutsche Krankenpflegezeitschrift: *44*, 10, 733–737

230

Hinchliff, S. (1986): Teaching Clinical Nursing. Churchill Livingstone: Edinburgh

Hodgson, H. (1975): Patients and Privacy. The Hospital and Health Service Review: 1971, 44–46

Holahan, C. & Wandersman, A. (1987): The Community Psychology Perspective in Environmental Psychology, in: Stokol, D. & Altman, I. (eds.) Handbook of Environmental Psychology, Vol. I and II. John Wiley & Sons: New York

Horowitz, M. (1965): Human Spatial Behavior. American Journal of Psychotherapy: 19, 20–28

Hubeli, E. (1989): Das andere Krankenzimmer. Werk, Bauen + Wohnen: 43, 4, 4–8

Husserl, E. (1976): Ideen zu einer reinen Phänomenologie und phänomenologischen Philosophie. Erster Band. Allgemeine Einführung in die reine Phänomenologie, in: Schuhmann, K. (eds.) Husserliana Band III/1. Martinus Nijhoff: Den Haag

Hutchinson, S. & Wilson, H. (1992): Validity Threats in Scheduled Semistructured Research Interviews. Nursing Research: 41, 2, 117–119

Hycner, R. (1985): Some Guidelines for the Phenomenological Analysis of Interview Data. Human Studies: 8, 279–303

Ingham, R. (1987): Privacy and Psychology, in: Young, J. (eds.) Privacy. John Wiley & Sons: Chichester

Jaco, E. (1979): Patients, Physicians and Illness. A Scourcebook in Behavioural Science and Health. The Free Press: London

Jick, T. (1979): Mixing Qualitative and Quantitative Methods: Triangulation in Action. Administrative Science Quarterly: 24, 602–611

Johnson, F. (1979): Response to Territorial Intrusion by Nursing Home Residents. Advances in Nursing Science: 1, 4, 21–34

Johnston, J. (1988): Preserving Privacy and Confidentiality for the Emergency Patient. Emergency Nursing Reports: 3, 4, 1–8

Jones, E. & Kay, M. (1992): Instrumentation in Cross-Cultural Research. Nursing Research: 41, 3, 186–188

Juchli, L. (1991): Krankenpflege. Thieme: Stuttgart

van Kaam, A. (1959): Phenomenal Analysis: Exemplified by a Study of the Experience of "Really Feeling Understood". Journal of Individual Psychology: 15, 66–72

van Kaam, A. (1969): Existential Foundation of Psychology. Doubleday: New York

Kelly, M. & May, D. (1982): Good and bad patients: a review of the literature and a theoretical critique. Journal of Advanced Nursing: 7, 147–156

Kenny, C. & Canter, D. (1979): Evaluating Acute General Hospitals, in: Canter, D. & Canter, S. (eds.) Designing for Therapeutic Environments. A Review of Research. John Wiley & Sons: Chichester

Kerlinger, F. (1986): Foundations of Behavioral Research. CBS Publishing Japan Ltd: New York

Kerr, J. (1982): An Overview of Theory and Research Related to Space Use in Hospitals. Western Journal of Nursing Research: 4, 4, 395–405

Kerr, J. (1985): Space Use, Privacy, and Territoriality. Western Journal of Nursing Research: 7, 2, 199–219

Kidder, L. & Judd, C. (1986): Research Methods in Social Relations. CSB Publishing Japan Ltd.: New York

Knaak, P. (1984): Phenomenological Research. Western Journal of Nursing Research: 6, 1, 107–114

Knafl, K. & Howard, M. (1984): Interpreting and Reporting Qualitative Research. Research in Nursing and Health: 7, 17–24

Kornfeld, D. (1977): The Hospital Environment: Its Impact on the Patient, in: Moos, R. (eds.) Coping with physical illness. Plenum: New York

Kvale, S. (1983): The Qualitative Research Interview: A Phenomenological and A Hermeneutical Mode of Understanding. Journal of Phenomenological Psychology: 14, 2, 171–196

Lane, P. (1989): Nurse-Client Perceptions: The Double Standard of Touch. Issues in Mental Health Nursing: *10*, 1, 1–13

Lange, S. (1970): Shame, in: Carlson, C. (eds.) Behavioral concepts & nursing intervention. Lippincott: Philadelphia

Laufer, R. & Wolfe, M. (1977): Privacy as a Concept and a Social Issue: A Multidimensional Developmental Theory. Journal of Social Issues: *33*, 3, 22–42

Lawler, J. (1991): Behind the Screens. Churchill Livingstone: Melbourne

Lazarus, R. (1966): Psychological stress and the coping process. McGraw Hill: New York

LeCompte, M. & Goetz, J. (1982): Problems of reliability and validity in ethnographic research. Review of Educational Research: *52*, 1, 31–60

Lee, D. (1959): Freedom and Culture. Prentice-Hall: Englewood Cliffs

Leininger, M. (1985): Qualitative Research Methods in Nursing. Grune and Stratton: Orlando

Levine, M. (1968): Knock Before Entering the Personal Space Bubbles – Part II. CHART: *65*, 82–84

Likert, R. (1932): A Technique for the Measurement of Attitudes. Archives of Psychology (No. 140). Columbia University Press: New York

Little, K. (1965): Personal Space. Journal of Experimental Social Psychology: *1*, 3, 237–247

Locsin, A. (1984): The Concept of Touch. Philippine Journal of Nursing: *54*, 4, 114–123, 140

Lofland, J. & Lofland, L. (1984): Analyzing social settings: a guide to qualitative observation and analysis. Wadsworth: Belmont

Long, G. (1984): Psychological Tension and Closeness to Others: Stress and Interpersonal Distance Preference. The Journal of Psychology: *117*, 143–146

Lorber, J. (1979): Good Patients and Problem Patients: Conformity and Deviance in a General Hospital, in: Jaco, E. (eds.) Patients, Physicians, and Illness. The Free Press: New York

Lorensen, M. (1983): Effects of Touch in Patients during a Crisis Situation in Hospital, in: Wilson-Barnett, J. (eds.) Nursing Research. John Wiley & Sons: Chichester

Louis, M. (1981) Personal Space Boundary Needs of Elderly Persons: An Empirical Study. Journal of Gerontological Nursing: *7*, 7, 395–400

Lyman, S. & Scott, M. (1967): Territoriality: A Neglected Sociological Dimension. Social Problems: *15*, 2, 236–249

Lynch-Sauer, J. (1985): Using a Phenomenological Research Method to Study Nursing Phenomena, in: Leininger, M. (1985): Qualitative Research Methods in Nursing. Grune and Stratton: Orlando

MacCormick, D. (1974): Privacy: A Problem of Definition? British Journal of Law and Society: *1*, 1, 75–78

MacGregor, F. (1967): Uncooperative Patients: Some Cultural Interpretations. American Journal of Nursing: *67*, 1, 88–91

Mallon-Palmer, M. (1980): Personal space theories: lessons for nurses. The Australian Nurses' Journal: *10*, 5, 36–38

van Manen, M. (1990): Researching Lived Experience. Human Science for an Action Sensitive Pedagogy. The Althouse Press: Ontario

Marshall, C. & Rossman, G. (1989): Designing Qualitative Research. Sage Publications: Newbury Park

Marx, M.; Werner, P. & Cohen-Mansfield, J. (1989): Agitation and Touch in the Nursing Home. Psychological Reports: *64*, 1019–1026

McBride, G.; King, M. & James, J. (1965): Social Proximity Effects on Galvanic Skin Responses in Adult Humans. The Journal of Psychology: *61*, 153–157

McCloskey, H. (1971): The Political Ideal of Privacy. Philosophical Quarterly: *21*, 303–314

McDowell, I. & Newell, C. (1987): Measuring Health: A Guide to Rating Scales and Questionnaires. Oxford University Press: New York

McElroy, J. & Middlemist, R. (1983): Personal Space, Crowding, and the Interference Model of Test Anxiety. Psychological Reports: *53*, 2, 419–424

McGuire, M. & Polsky, R. (1983): Sociospatial Behavioral Relationships Among Hospitalized Psychiatric Patients. Psychiary Research: *8*, 3, 225–236

McLaughlin, F. & Marascuilo, L. (1990): Advanced Nursing and Health Care Research. W.B. Saunders: Philadelphia

Mead, G. (1934): Mind, Self, & Society. The University of Chicago Press: Chicago

Meijer, M. (1992): Nurses' view on the general hospital nursing environment. Master-Dissertation. University of Wales College of Medicine: Cardiff

Meisenhelder, J. (1982): Boundaries of Personal Space. Image: *14*, 1, 16–19

Menzies, I. (1970): The Functioning of Social Systems as a Defence Against Anxiety. Tavistock: London

Mercer, L. (1966): Touch: comfort or threat? Perspectives in Psychiatric Care: *4*, 3, 20–25

Merleau-Ponty, M. (1962): The Phenomenology of Perception. Routledge & Kegan Paul: London

Merry, S. (1981): Defensible Space Undefended. Social Factors in Crime Control Through Environmental Design. Urban Affairs Quarterly: *16*, 4, 397–422

Milligan, M. (1987): When the lack of privacy gets to your patient. RN: *50*, 3, 17–18

Minckley, B. (1968): Space and Place in Patient Care. American Journal of Nursing: *68*, 3, 510–516

Morgan, C. (1986): Ensuring Dignity and Self Esteem for Patients and Clients. The Professional Nurse: *2*, 1, 12–14

Morse, J. (1991): Qualitative Nursing Research. A Contemporary Dialogue. Sage Publications: Newbury Park

Moser, C. & Kalton, G. (1971): Survey Methods in Social Investigation. Heinemann Educational Books: London

Mulaik, J.; Megenity, J.; Cannon, R.; Chance, K; Cannella, K.; Garland, L. & Gilead, M. (1991): Patients' Perceptions of Nurses' Use of Touch. Western Journal of Nursing Research: *13*, 3, 306–323

Munhall, P. & Oiler, C. (eds.) (1986): Nursing Research, A Qualitative Perspective. Appleton-Century-Crofts: Norwalk

Nehring, V. & Geach, B. (1973): Patients' Evaluation of Their Care. Why They Don't Complain. Nursing Outlook: *21*, 5, 317–321

Nelson, M. & Paluck, R. (1980): Territorial Markings, Self-Concept, and Mental Status of the Institutionalized Elderly. The Gerontologist: *20*, 1, 96–98

Neufert, E. (1979): Bauentwurfslehre. Vieweg & Sohn: Braunschweig

Nieswiadomy, R. (1987): Foundations of Nursing Research. Appleton/Lange: Norwalk

Norušis, M. (1988): The SPSS guide to data analysis for SPSS/PC+. SPSS: Chicago

Nuffield Provincial Hospital Trusts (1955): Studies in the Functions and Design of Hospitals. Oxford University Press: London

Nunnally, J. (1978): Psychometric Theory. McGraw-Hill: New York

Oiler, C. (1982): The Phenomenological Approach in Nursing Research. Nursing Research: *31*, 3, 178–181

Oiler, C. (1986): Phenomenology: The Method, in: Munhall, P. & Oiler, C. (eds.) Nursing Research: A Qualitative Perspective. Appleton-Century-Crofts: Norwalk

Oland, L. (1978): The Need for Territoriality, in: Yura, H. & Walsh, M. (eds.) Human Needs and the Nursing Process. Appleton- Century-Crofts: New York

Oliver, S. & Redfern S. (1991): Interpersonal communication between nurses and elderly patients: refinement of an observation schedule. Journal of Advanced Nursing: *16*, 30–38

Omery, A. (1983): Phenomenology: a method for nursing research. Advances in Nursing Science: *5*, 2, 49–63

O'Neal, E.; Brunault, M.; Marquis, J. & Carifio, M. (1979): Anger and the Body-Buffer Zone. The Journal of Social Psychology: *108*, 135–136

Oppenheim, A. (1992): Questionnaire Design, Interviewing and Attitude Measurement. Pinter: London

Pallikkathayil, L. & Morgan, S. (1991): Phenomenology as a Method for Conducting Clinical Research. Applied Nursing Research: *4*, 4, 195–200

Pan American Health Organization (1983): Quantitative and Qualitative methods: A Choice or a Combination? Epidemiological Bulletin: *4*, 2, 12–13

Parse, R.; Coyne, A. & Smith, M. (1985): Nursing Research. Qualitative Methods. Brady Communications Comp: Bowie, Maryland

Parsons, T. (1951): The Social System. Routledge & Kegan Paul: London

Phillips, J. (1979): An Exploration of Perception of Body Boundary, Personal Space, and Body Size in Elderly Persons. Perceptual and Motor Skills: *48*, 1, 299–308

Pluckhan, M. (1968): SPACE: The Silent Language. Nursing Forum: *7*, 4, 386–397

Polit, D. & Hungler, B. (1987): Nursing Research, Principles and Methods. Lippincott: Philadelphia

Polit, D. & Hungler, B. (1989): Essentials of Nursing Research. Lippincott: Philadelphia

Polkinghorne, D. (1989): Phenomenological Research Methods, in: Valle, R. and Halling, S. (eds) Existential-phenomenological Perspectives in Psychology. Plenum: New York

Pomeroy, W. (1963): The Reluctant Respondent. Public Opinion Quarterly: *27*, 287–293

Prescott, P. & Soeken, K. (1989): The Potential Uses of Pilot Work. Nursing Research: *38*, 1, 60–62

Price, D. & Barrell, J. (1980): An Experiential Approach with Quantitative Methods: A Research Paradigm. Journal of Humanistic Psychology: *20*, 3, 75–95

Ramos, M. (1989): Some Ethical Implications of Qualitative Research. Research in Nursing & Health: *12*, 1, 57–63

Raphael, W. (1973): Patients and Their Hospitals. King Edward's Hospital Fund for London

Raphael, W. (1974): Just an Ordinary Patient. King Edward's Hospital Fund for London

Raphael, W. (1979): Old people in hospital. King Edward's Hospital Fund for London

Raphael, W. & Peers, V. (1972): Psychiatric Hospitals Viewed by Their Patients. King Edward's Hospital Fund: London

Rawnsley, M. (1980): The Concept of Privacy. Advances in Nursing Science: *2*, 2, 25–31

Reid, F. (1976): Space, Territory and Psychiatry. Mental Health and Society: *3*, 77–91

Reinharz, S. (1983): Phenomenology as a Dynamic Process. Phenomenology and Pedagogy: *1*, 77–79

Reizenstein, J. (1982): Hospital Design and Human Behavior: a Review of the Recent Literature, in: Baum, A. & Singer, J. (eds.) Advances in environmental psychology: Vol. 4. Environment and health. Erlbaum: Hillsdale

Riemen, D. (1986): The Essential Structure of a Caring Interaction: Doing Phenomenology, in: Munhall, P. & Oiler, C. (eds) Nursing Research: A Qualitative Perspective. Appleton-Century-Crofts: Norwalk

Ritter, J. (1972): (eds.) Historisches Wörterbuch der Philosophie. Schwabe: Basel/Stuttgart

Ritter, S. & von Eiff, W. (1988): Krankenhaussanierung. Ecomed: Landsberg

Roberts, J. & Gregor, T. (1971): Privacy: A Cultural View, in: Pennock, J. & Chapman, J. (eds.) Privacy. Atherton Press: New York

Roberts, S. (1986): Behavioral Concepts and the Critically Ill Patient. Appleton-Century-Crofts: Norwalk

Robinson, L. (1979): A Therapeutic Paradox – To Support Intimacy and Regression or Privacy and Autonomy. Journal of Psychiatric Nursing: *17*, 10, 19–23

Roosa, W. (1982): Territory and Privacy. Residents' Views: Findings of a survey. Geriatric Nursing: *3*, 4, 241–243

Roper, N.; Logan, W. & Tierney, A. (1990): The Elements of Nursing. Churchill Livingstone: Edinburgh

Rosenbaum, J. (1988): Validity in Qualitative Research. Nursing Papers/Perspectives en nursing: *19*, 3, 55–66

Rosengren, W. & DeVault S. (1963): The Sociology of Time and Space in an Obstetrical Hospital, in: Freidson, E. (eds.) The Hospital in Modern Society. The Free Press: New York

Rosenhan, D. (1973): On Being Sane in Insane Places. Science: *179*, 250–258

Rosnow, R. & Rosenthal, R. (1970): Volunteer Effects in Behavioral Research, in: Newcomb, T. (eds.) New Directions in Psychology, Vol. 4. Holt & Rinehart: Englewood Cliffs

Royal Commission on the National Health Service (1979): Report. Her Majesty's Stationery Office: London

Salsberry, P. (1989): Phenomenological Research in Nursing. Commentary: Fundamental Issues. Nursing Science Quarterly: 2, 1, 9–13

Sarosi, G. (1968): A Critical Theory: The Nurse as a Fully Human Person. Nursing Forum: 7, 4, 349–364

Sartre, J.-P. (1943): L' être et le néant. Essai d'ontologie phénoménologique. Gallimard: Paris

Schatzman, L. & Strauss, A. (1973): Field Research; Strategies for a Natural Sociology. Prentice-Hall: Englewood Cliffs

Schultz, E. (1977): Privacy: the forgotten need. The Canadian Nurse: 73, 7, 33–34

Schuster, E. (1976 a): Privacy and the Hospitalization Experience. Communicating Nursing Research: 7, 153–171

Schuster, E. (1976 b): Privacy, the Patient and Hospitalization. Social Science and Medicine: 10, 245–248

Schutz, A. (1970): On Phenomenology and Social Relations. University of Chicago Press: Chicago

Schwartz, B. (1968): The Social Psychology of Privacy. The American Journal of Sociology: 73, 741–752

Sebba, R. & Churchman, A. (1983): Territories and Territoriality in the Home. Environment and Behavior: 15, 2, 191–210

Seelye, A. (1982): Hospital ward layout and nurse staffing. Journal of Advanced Nursing: 7, 195–201

Seligman, M. (1975): Helplessness. On Depression, Development and Death. W.H. Freeman & Company: San Francisco

Shields, P.; Morrison, P. & Hart, D. (1988): Consumer satisfaction on a psychiatric ward. Journal of Advanced Nursing: 13, 396–400

Shumaker, S. & Reizenstein, J. (1982): Environmental factors affecting inpatient stress in acute care hospitals, in: Evans G. (eds.) Environmental Stress. Cambridge University Press: New York

Slocumb, E. & Cole, F. (1991): A Practical Approach to Content Validation. Applied Nursing Research: 4, 4, 192–195

Smith, B. & Cantrell, P. (1988): Distance In Nurse-Patient Encounters. Journal of Psychosocial Nursing: 26, 2, 22–26

Smith, H. (1981): Strategies of Social Research. Prentice-Hall: Englewood Cliffs

Smith, L. (1992): Ethical issues in interviewing. Journal of Advanced Nursing: 17, 1, 98–103

Sommer, B. & Sommer, R. (1991): A Practical Guide To Behavioral Research. Oxford University Press: New York

Sommer, R. (1959): Studies in Personal Space. Sociometry: 22, 247–260

Sommer, R. (1969): Personal Space: The Behavioral Basis of Design. Prentice-Hall: Englewood Cliffs

Sommer, R. & Dewar, R. (1963): The Physical Environment of the Ward, in: Freidson, E. (eds.) The Hospital in Modern Society. The Free Press: New York

Spiegelberg, H. (1982): The Phenomenological Movement. A Historical Introduction. Martinus Nijhoff Publishers: The Hague

Spinelli, E. (1989): The Interpreted World. An Introduction to Phenomenological Psychology. Sage Publications: London

Stockwell, F. (1984): The Unpopular Patient. Croom Helm: London

Stratton, J. (1981): Personal Space Preferences of Hospital Children for Nurses, Doctors, Family Members and Strangers. University of Missouri: Columbia

Sundstrom, E. & Altman, I. (1974): Field Study of Territorial Behavior and Dominance. Journal of Personality and Social Psychology: 30, 1, 115–124

Sundstrom, E. & Altman, I. (1976): Interpersonal Relationships and Personal Space: Research Review and Theoretical Model. Human Ecology: 4, 1, 47–67

Sundstrom, E.; Herbert, R. & Brown, D. (1982): Privacy and communication in an open-plan office: A case study. Environment and Behavior: *14,* 379–392

Swanson-Kauffman, K. & Schonwald, E. (1988): Phenomenology, in: Sarter, B. (eds.) Paths to Knowledge. Innovative Research Methods for Nursing. National League for Nursing: New York

Tate, J. (1980): The Need for Personal Space in Institutions for the Elderly. Journal of Gerontological Nursing: *6,* 8, 439–449

Taylor, S. & Bogdan, R. (1984): Introduction to qualitative research methods: the search for meanings. John Wiley and Sons: New York

Thayer, S. (1988): Close Encounters. Psychology Today: March, 31–36

Thorndike, R. (1963): Reliability, in: Anastasi, A. (ed.) (1966): Testing Problems in Perspective. American Council on Education: Washington

Treece, E. & Treece, J. (1986): Elements of Research in Nursing. C.V. Mosby Company: St. Louis

Trierweiler, R. (1978): Personal Space and its effects on an elderly individual in a long-term care institution. Journal of Gerontological Nursing: *4,* 5, 21–23

Tungpalan, L. (1982): Proxemics and the Nurse. Academy of Nursing of the Philippines Papers: *17,* 1–2, 12–17

Valle, R.; King, M. & Halling, S. (1989): An Introduction to Existential-Phenomenological Thought in Psychology, in: Valle, R. and Halling, S. (eds.) Existential-Phenomenological Perspectives in Psychology. Plenum Press: New York

Velecky, L. (1978): The Concept of Privacy, in: Young, J. (eds.) Privacy. John Wiley & Sons: Chichester

Viguers, R. (1959): Be kind to «impossible» patients – they're scared. The Modern Hospital: *92,* 1, 70–71

Visotsky, H; Hamburg, D.; Goss, M. & Lebovits, B. (1961): Coping behavior under extreme stress. Archives of General Psychiatry: *5,* 423–448

Vousden, M. (1987): Private Lives. Nursing Times: *83,* 24, 41–43

Wainwright, P. (1985): Impact of hospital architecture on the patient in pain, in: Copp, L. (eds.) Perspectives on Pain. Churchill Livingstone: Edinburgh

Waltz, C.; Strickland, O. & Lenz, E. (1991): Measurement in Nursing Research. F. A. Davis Company: Philadelphia

Warren, S. & Brandeis, L. (1890): The Right To Privacy. Harvard Law Review: *4,* 5, 193–220

Webb, E.; Campbell, D.; Schwartz, R. & Sechrest, L. (1966): Unobtrusive Measures. Non-reactive Research in Social Sciences. Rand McNally College Publishing Company: Chicago

Weiss, S. (1979): The Language of Touch. Nursing Research: *28,* 2, 76–80

Wertz, F. (1983): Some Constituents of Descriptive Psychological Reflection. Human Studies: 6, 35–51

Wertz, F. (1985): Method and Findings in a Phenomenological Psychological Study of a Complex Life-Event: Being Criminally Victimized, in: Giorgi, A. (eds.) Phenomenology and Psychological Research. Duquesne University Press: Pittsburgh

Wertz, F. (1986) The Question of the Reliability of Psychological Research. Journal of Phenomenological Psychology: *17,* 2, 181–205

Westin, A. (1967): Privacy and Freedom. Atheneum: New York

Willcocks, D.; Peace, S. & Kellaher, L. (1987): Private Lives in Public Places. Tavistock Publications: London

Williams, M. (1988): The Physical Environment and Patient Care. Annual Review of Nursing Research: *6,* 3, 61–84

Williamson, C. (1992): Whose Standards? Consumer and Professional Standards in Health Care. Open University Press: Buckingham

Wilson, H. & Hutchinson, S. (1991): Triangulation of Qualitative Methods: Heideggerian Hermeneutics and Grounded Theory. Qualitative Health Research: *1,* 2, 263–276

Winogrond, I. (1981): A Comparison of Interpersonal Distancing Behavior in Young and Elderly Adults. International Journal of Aging and Human Development: *13,* 1, 53–60

Wondolowski, C. & Davis, D. (1991): The Lived Experience of Health in the Oldest Old: A Phenomenological Study. Nursing Science Quarterly: *4*, 3, 113–118

Young, J. (1978): Introduction: A Look at Privacy, in: Young, J. (eds.) Privacy. John Wiley & Sons: Chichester

Younger, K. (1972): Report of the Committee on Privacy. Her Majesty's Stationery Office: London

Youngman, M. (1978): Designing and Analysing Questionnaires. TRC: Oxford

Zimring, C.; Carpman, J. & Michelson, W. (1987): Design for Special Populations: Mentally Retarded Persons, Children, Hospital Visitors, in: Stokol, D. & Altman, I. (eds.) Handbook of Environmental Psychology, Vol. I and II. John Wiley & Sons: New York

Marilynn E. Doenges / Mary Frances
Moorhouse

Pflegediagnosen und Maßnahmen

Unter Mitarbeit einer Expertengruppe
von Annina Hänny aus dem Amerikanischen übersetzt. Nachdruck 1996 der 2.,
ergänzten Auflage 1994, 536 Seiten,
flexibler Kunststoffeinband
Fr. 78.– / DM 79.– / öS 616.–
(ISBN 3-456-82487-4)

Patricia Benner

Stufen zur Pflege- kompetenz

From Novice to Expert

Aus dem Englischen übersetzt von
Matthias Wengenroth. Mit einem
Vorwort zur deutschen Ausgabe von
A. Kesselring. Nachdruck 1995 der
1. Auflage 1994, 292 Seiten, kartoniert
Fr. 53.– / DM 54.– / öS 421.–
(ISBN 3-456-82305-3)

Lucille Elizabeth Notter / Jacqueline
Rose Hott

Grundlagen der Pflegeforschung

Mit einem Vorwort von Harriet
H. Werley. Aus dem Amerikanischen
übersetzt von Irmela Erckenbrecht.
2. Auflage 1994, X + 149 Seiten, kartoniert
Fr. 49.80 / DM 49.80 / öS 389.–
(ISBN 3-456-82490-4)

Doris Schiemann

Postnatales Rooming-in

**Eine empirische Untersuchung –
Konsequenzen für die Praxis**

1994, 322 Seiten, 13 Tabellen, kartoniert
Fr. 57.– / DM 59.– / öS 460.–
(ISBN 3-456-82464-5)

Silvia Käppeli (Herausgeberin)

Pflegekonzepte

Gesundheits-, entwicklungs- und krankheitsbezogene Erfahrungen

Vorwort von H. Anderegg-Tschudin. Mit Beiträgen von R. Fuog, H. Hirter-Meister,
S. Käppeli, G. Lind-Keel, F. Maier, E. Scherrer-Richartz, M. Schürpf, M. Soder,
C. Stadelmann-Buser, V. Weigelt.
Nachdruck 1994 der 1. Auflage 1993, 200 Seiten, kartoniert
Fr. 63.– / DM 64.– / öS 499.– (ISBN 3-456-82297-9)

 Verlag Hans Huber
Bern Göttingen Toronto Seattle

Barbara Dätwyler / Jürg Baillod

Mit-Leidenschaft – Krankenschwestern sprechen über ihren Beruf

1995, 174 Seiten, kartoniert
Fr. 39.80 / DM 39.80 / öS 311.–
(ISBN 3-456-82598-6)

Krankenschwestern erzählen über ihren Beruf und ihr Leben: Daraus entsteht ein vielgestaltiges Bild über den Pflegeberuf und über Frauen, die ihre tägliche Arbeit zum Teil mit dem Gefühl innerer Berufung, zum Teil mit kritischer Distanz zu den Arbeitsbedingungen, aber immer mit viel Engagement ausüben.

Donna M. Corr / Charles A. Corr
(Herausgeber)

Gerontologische Pflege

Herausforderung in einer alternden Gesellschaft

Aus dem Amerikanischen übersetzt von Irmela Erckenbrecht.
1992, XIII + 430 Seiten, 3 Abbildungen, 26 Tabellen, kartoniert
Fr. 67.– / DM 68.– / öS 531.–
(ISBN 3-456-82140-9)

Terry T. Fulmer / Mary K. Walker
(Herausgeber)

Intensivpflege älterer Menschen

Aus dem Amerikanischen übersetzt von Irmela Erckenbrecht. 1994,
367 Seiten, 12 Abbildungen, 40 Tabellen, kartoniert
Fr. 68.– / DM 69.– / öS 538.–
(ISBN 3-456-82435-1)

Peter Eschmann / Gerhard Kocher / Eusebius Spescha (Herausgeber)

Ambulante Krankenpflege Spitex-Handbuch

2., überarbeitete und ergänzte Auflage. 1996, etwa 380 Seiten, Abbildungen, Tabellen, kartoniert etwa Fr. 66.– / etwa DM 69.– / etwa öS 538.–
(ISBN 3-456-82689-3)

Jacqueline Fawcett

Pflegemodelle im Überblick

Aus dem Amerikanischen von Irmela Erckenbrecht.
1996, 658 Seiten, 7 Abbildungen, 21 Tabellen kartoniert
Fr. 79.– / DM 84.– / öS 655.–
(ISBN 3-456-82684-2)

Verlag Hans Huber
Bern Göttingen Toronto Seattle